Objetivos de Tratamiento y Documentación
de Terapia Ocupacional

Objetivos de Tratamiento y Documentación de Terapia Ocupacional

Método práctico para su elaboración

Mariel Pellegrini Spangenberg

Profesora Titular y Directora de la Licenciatura en Terapia Ocupacional, Instituto Universitario del Gran Rosario, Argentina.

Terapista Ocupacional por la Escuela Nacional de Terapia Ocupacional, Buenos Aires, Argentina.

Coordinadora de Grupos por la Asociación Argentina de Psicología y Psicoterapia de Grupo.

Docente de Posgrado, Especialización de Terapia Ocupacional en Comunidad, Universidad Nacional de Quilmes, Argentina.

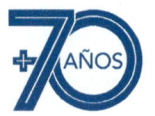 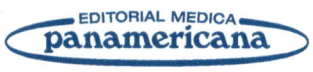

Desde 1953 formando Profesionales de la Salud

Buenos Aires - Bogotá - Madrid - México
www.medicapanamericana.com

Los editores han hecho todos los esfuerzos para localizar a los poseedores del *copyright* del material fuente utilizado. Si inadvertidamente hubieran omitido alguno, con gusto harán los arreglos necesarios en la primera oportunidad que se les presente para tal fin.

Gracias por comprar el original. Este libro es el fruto del esfuerzo de profesionales que, con su dedicación en el arte y la ciencia de curar o enseñar, han encontrado tiempo para escribir esta obra.

Respetar la propiedad intelectual es evitar reproducir, descargar, distribuir o compartir estos contenidos a través de cualquier medio sin el permiso del autor y del editor.

Las ciencias de la salud están en permanente cambio. A medida que las nuevas investigaciones y la experiencia clínica amplían nuestro conocimiento, se requieren modificaciones en las modalidades terapéuticas y en los tratamientos farmacológicos. Los autores de esta obra han verificado toda la información con fuentes confiables para asegurarse de que esta sea completa y acorde con los estándares aceptados en el momento de la publicación. Sin embargo, en vista de la posibilidad de un error humano o de cambios en las ciencias de la salud, ni los autores, ni la editorial o cualquier otra persona implicada en la preparación o la publicación de este trabajo garantizan que la totalidad de la información aquí contenida sea exacta o completa, y no se responsabilizan de errores u omisiones o de los resultados obtenidos del uso de esta información. Se aconseja a los lectores confirmarla con otras fuentes. Por ejemplo, y en particular, se recomienda a los lectores revisar el prospecto de cada fármaco que planean administrar para cerciorarse de que la información contenida en este libro sea correcta y que no se hayan producido cambios en las dosis sugeridas o en las contraindicaciones para su administración. Esta recomendación cobra especial importancia con relación a fármacos nuevos o de uso infrecuente.

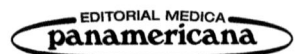

Visite nuestra página web:
http://www.medicapanamericana.com

ARGENTINA
Maipú, 1300, piso 3 (C1006ACT)
Ciudad Autónoma de Buenos Aires, Argentina
Tel.: (54-11) 5031-6919
e-mail: cinfo@medicapanamericana.com

COLOMBIA
Carrera 7a A n° 69-19 - Bogotá DC - Colombia
Tel.: (57-1) 235-4068
e-mail: infomp@medicapanamericana.com.co

ESPAÑA
Sauceda, 10, 5ª planta - 28050 Madrid, España
Tel.: (34-91) 131 78 00
e-mail: info@medicapanamericana.es

MÉXICO
Av. Miguel de Cervantes Saavedra, n° 233, piso 8, oficina 801
Col. Granada, Alcaldía Miguel Hidalgo
C.P. 11520, Ciudad de México, México
Tel.: (5255) 5250-0664
e-mail: infomp@medicapanamericana.com.mx

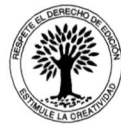

Prefacio

La elaboración de objetivos de tratamiento y la documentación en terapia ocupacional son actividades cotidianas para profesionales, docentes y estudiantes de la disciplina. Estas tareas son fundamentales para planificar y comunicar el proceso terapéutico, así como para reflejar la filosofía del profesional de terapia ocupacional.

Sin embargo, al analizar historias clínicas o documentos de intervención, es común encontrar estilos diversos que no siempre reflejan criterios coherentes con la identidad de la profesión. En mi experiencia como docente de la disciplina, he constatado que muchos profesionales adquieren estas habilidades de manera empírica o a través de modelos poco sistematizados. Las respuestas habituales a preguntas como «¿cómo aprendió a elaborar objetivos de tratamiento?», «¿cómo adquirió la habilidad de escribir informes y documentación profesional?» o «en una escala del 1 al 10, ¿qué grado de seguridad tiene en sus objetivos y en su estilo de documentación clínica?» evidencian la necesidad de contar con criterios, herramientas claras y métodos estructurados para abordar estas tareas de manera efectiva.

Este libro surge como respuesta a estas necesidades. Su propósito es proporcionar un enfoque sistemático para la redacción de objetivos de tratamiento y documentación clínica en terapia ocupacional, integrando el marco teórico del profesional. En cada capítulo, se abordan herramientas metodológicas claras que guían al lector en la redacción de los objetivos y la documentación centrada en la persona, sus ocupaciones y su entorno, reflejando tanto el arte como la ciencia de la profesión. Este libro tiene como objetivo ofrecer un método práctico y sistematizado para la elaboración de objetivos de tratamiento en terapia ocupacional centrados en la persona.

La obra está dividida en dos secciones principales. La primera sección se dedica a la elaboración de objetivos de tratamiento y consta de cuatro capítulos, que van desde los criterios generales hasta los métodos específicos, como los basados en acrónimos (RHUMBA, SMART, COAST, ABCDE, MARROC) o el uso de la Escala de Logro de Objetivos (GAS). Además, se incluyen objetivos enfocados en las áreas de competencia y dominio, abarcando ocupaciones, patrones de desempeño, habilidades y destrezas, factores personales e identidad ocupacional, con atención al apoyo de terceros requerido y el tiempo estimado para su logro y renovación.

La segunda sección, centrada en la documentación del proceso de intervención, incluye tres capítulos, que abarcan desde las técnicas y principios generales de la documentación profesional de terapia ocupacional hasta la elaboración de registros específicos para las etapas de evaluación, intervención y seguimiento. Se presentan herramientas actuales, como los registros electrónicos y el uso de la inteligencia artificial como apoyo para la escritura, integradas con los marcos éticos y teóricos de la profesión.

Cada capítulo incluye ejemplos prácticos, y en la versión digital se proporcionan más ejemplos y ejercicios prácticos de aplicación, con guías de autocorrección o resolución. Estos recursos permiten a los lectores aplicar lo aprendido, desarrollar un estilo propio y fortalecer sus habilidades profesionales.

El libro está dirigido a profesionales que buscan perfeccionar sus habilidades, a docentes universitarios de la disciplina interesados en incorporar un enfoque sistemático, claro y práctico para la redacción de objetivos de tratamiento y documentación clínica centrada en la persona y la ocupación en contexto, así como a estudiantes que se inician en la redacción profesional.

Espero que esta obra inspire y empodere a los integrantes de la disciplina de terapia ocupacional, para que su escritura profesional sea un reflejo de su práctica, respetuosa con las personas asistidas y sus familias, y contribuya al fortalecimiento y el reconocimiento de nuestra disciplina en los diversos contextos en los que se desarrolla.

Mariel Pellegrini

Agradecimientos

Quiero expresar mi más profundo agradecimiento a los estudiantes de terapia ocupacional, cuya dedicación y entusiasmo enriquecen nuestra disciplina día a día. A los docentes y colegas, por su continuo compromiso con la formación y el desarrollo de la terapia ocupacional, así como por compartir su valiosa experiencia y conocimiento.

A las personas asistidas y sus familias, quienes, con su ejemplo, nos enseñan constantemente el verdadero significado de la ocupación e inspiran nuestro deseo de mejorar. A las instituciones que, con su respeto a la disciplina y su apoyo, contribuyen al crecimiento y fortalecimiento de nuestra profesión.

Mi agradecimiento más especial va dirigido a Edith, mi madre, quien me enseñó desde siempre el valor del estudio y el esfuerzo. Finalmente, quiero agradecer a Matías, mi compañero de vida, por su amor, apoyo y comprensión. A mis queridas hijas, Olivia y Clara, quienes, con su alegría y su visión única de la vida, me recuerdan la importancia de soñar, ser perseverante y encontrar belleza en los pequeños momentos.

Este trabajo es el reflejo de mi compromiso y amor por la terapia ocupacional, una disciplina que me ha acompañado y motivado a lo largo de mi carrera. Gracias a la dedicación y la pasión con las que la ejerzo, espero poder contribuir al desarrollo y el fortalecimiento de esta noble profesión.

Mariel Pellegrini

Índice

Elaboración de objetivos de tratamiento

I

Criterios generales de los objetivos centrados en la persona $\qquad$ 1

 OBJETIVOS

- Identificar las características y los componentes esenciales de los objetivos de tratamiento centrados en la persona en terapia ocupacional.
- Explicar los principios clave de la redacción de objetivos en el contexto de la terapia ocupacional.
- Analizar la influencia de los modelos y los marcos de referencia en la formulación de objetivos e informes en terapia ocupacional.
- Distinguir los diferentes tipos de objetivos (a largo plazo, a corto plazo y metas) y su función en el proceso terapéutico.
- Describir los componentes y las partes fundamentales de los objetivos a largo y a corto plazos.
- Reconocer las características específicas que hacen que un objetivo a corto plazo sea claro, medible y alcanzable.
- Aplicar métodos de redacción de objetivos basados en acrónimos, como RHUMBA, SMART, COAST, ABCDE y MARROC.

CARACTERÍSTICAS Y COMPONENTES DE LOS OBJETIVOS CENTRADOS EN LA PERSONA

La planificación y la elaboración de objetivos de tratamiento están incluidas en el proceso de intervención de terapia ocupacional. Dicho proceso se inicia con la evaluación de la persona, para conocer su perfil ocupacional y analizar su desempeño (American Occupational Therapy Association [AOTA], 2020). Pellegrini (2012) sostiene que la evaluación tiene como objetivo central identificar el nivel funcional, las limitaciones, las fortalezas, los apoyos requeridos, los roles, las rutinas, los hábitos, las destrezas y habilidades, los valores, los intereses, las metas, la identidad ocupacional, entre otros. Con esta base de conocimientos centrados en la persona da comienzo el primer paso del proceso de intervención profesional: la planificación de objetivos, para luego continuar con la aplicación de la intervención y la revisión de esta.

La planificación de objetivos guía las acciones que se desarrollarán en colaboración con la persona asistida durante el proceso de intervención. Es importante destacar que el marco teórico o modelo que sustenta la práctica del terapeuta ocupacional influye significativamente en cómo se identifican y priorizan esos objetivos. Este enfoque puede variar según el contexto de la práctica y el perfil profesional del terapeuta, ya que cada marco ofrece una perspectiva única para comprender y abordar las necesidades ocupacionales. Sin embargo, independientemente del enfoque, todos los profesionales deben realizar una evaluación integral que contemple las necesidades complejas y multifacéticas de cada persona en su contexto particular, asegurando una intervención centrada en el significado y la relevancia para la vida del individuo.

Como señala Pellegrini (2007), las ocupaciones desempeñadas por las personas incluyen dos dimensiones: una visible, que es observable y tangible, y una invisible, que abarca aspectos subjetivos y simbólicos. Para desarrollar un plan de tratamiento holístico e integral, es esencial que los datos recopilados del perfil y el análisis del desempeño ocupacional contengan ambas dimensiones. La dimensión visible se centra en aspectos como qué hace la persona, cómo lo hace, dónde lo hace y qué apoyos requiere. Por otro lado, la dimensión invisible incluye elementos como los valores, las creencias, la imagen de sí mismo, el autoconcepto, la autovaloración, la espiritualidad y las prioridades de la persona para su participación ocupacional (Pellegrini, 2012).

Un enfoque integrado asegura que la planificación de los objetivos no solo aborde las necesidades observables, sino también las motivaciones profundas y los significados personales, lo que resulta esencial para una intervención verdaderamente centrada en la persona.

Con la información obtenida durante el proceso de evaluación, el terapeuta ocupacional adquiere una visión completa e integral de la persona asistida. Este análisis permite interpretar los datos para identificar los apoyos necesarios, las fortalezas, las potencialidades, los intereses, así como los obstáculos y las limitaciones que afectan al desempeño ocupacional en sus diversos contextos. A partir de esta comprensión, la intervención comienza con la elaboración del plan de tratamiento, un proceso colaborativo que incluye identificar, priorizar, seleccionar y elaborar los objetivos terapéuticos. Estos objetivos deben reflejar no solo las necesidades detectadas, sino también los intereses y las prioridades de la persona, asegurando que la intervención sea significativa, relevante y centrada en lo que la persona valora y desea lograr en su vida diaria.

Antes de empezar a desarrollar y profundizar en la redacción de objetivos de intervención profesional en terapia ocupacional, se invita al lector a que realice la **actividad 1-1**, que consiste en redactar un objetivo de tratamiento como habitualmente lo realiza en su proceso de intervención. Más adelante se trabajará sobre la revisión de dicho objetivo. Es de suma importancia tenerlo hecho para poder utilizarlo como punto de partida y base del desarrollo de sus conocimientos en este tema.

Para iniciar el aprendizaje de la redacción de los objetivos de tratamiento es importante realizar una revisión de los términos que se utilizan al escribirlos, debido a que muchas veces se emplean sin considerar lo que significan en el contexto del plan de tratamiento. La Clasificación Internacional del Funcionamiento, de la Discapacidad y de la Salud (CIF) 2001 constituye el marco conceptual de la Organización Mundial de la Salud (OMS) para una nueva comprensión del funcionamiento, la discapacidad y la salud. Es una clasificación universal que establece un marco y lenguaje estandarizados para describir la salud y las dimensiones relacionadas con ella. La CIF logra la superación de conceptos de amplia utilización sanitaria, como bienestar, estado de salud o calidad de vida relacionada con la salud, y abre una nueva línea de enseñanza y aprendizaje en todas las especialidades y estudios de formación integral. Tradicionalmente, la salud y la discapacidad se han definido como conceptos excluyentes. La CIF establece que todas las personas pueden experimentar, en un momento determinado de su vida, un deterioro de la salud y, por lo tanto, cierto grado de discapacidad. Así, salud y discapacidad se extienden por igual a lo largo del *continuum* de nuestra vida y de todas sus facetas y no son, por lo tanto, categorías separadas. Fernández-López *et al.* (2009) sostienen que la CIF es un potencial marco conceptual para clarificar y organizar un universo interrelacionado de conceptos que tienen que ver con la salud, como son bienestar, estado de salud, autonomía y calidad de vida relacionada con la salud, y que contribuyen a la comprensión de la salud humana. Este paradigma actual está basado, pues, en la participación y la inclusión que conjuntamente incluyen el concepto de autonomía y participación social.

En este sentido, conviene revisar algunos conceptos como autonomía e independencia. Durante el período reduccionista, en la formación y el ejercicio profesional de terapia ocupacional se utilizaba el término *independencia* para referirse a la capacidad funcional de la persona para realizar las ocupaciones y las actividades de la vida diaria sin ayuda. Sin embargo, al analizar el significado de la palabra *indepen-*

dencia según la Real Academia Española, esta la define como no depender de otro, lo cual puede resultar contradictorio en el paradigma actual de la terapia ocupacional.

Ferland (2004) plantea que la independencia, entendida como no necesitar de nada ni de nadie, es difícil de aplicar a la experiencia humana, ya que somos seres sociales. Desde su perspectiva, un bebé no podría sobrevivir sin el apoyo y el cuidado de otro ser humano. En cambio, el concepto de autonomía resulta más adecuado, ya que implica la capacidad de una persona para tomar decisiones y realizar acciones, aunque en muchas ocasiones esto requiera el apoyo de otros. Pellegrini (2012) subraya que la terapia ocupacional debe adaptar y graduar las actividades para identificar el grado de apoyo necesario, ya sea de objetos o personas, en la búsqueda de la autonomía del individuo en su desempeño. La autora recalca que la autonomía no es sinónimo de independencia total, ya que la intervención de terceros puede ser necesaria para que una persona pueda desempeñar ciertas actividades de manera autónoma. Puntualiza que la autonomía implica el apoyo de terceros, la graduación y la adaptación de las actividades. Todos podemos ser autónomos sin ser independientes, es decir, necesitamos el apoyo de terceros para realizar actividades. El profesional de terapia ocupacional debe poder identificar el grado de autonomía de la persona en un determinado contexto y momento del tratamiento. Un ejemplo claro de cómo la autonomía puede implicar el apoyo de terceros es el uso de gafas o lentes para leer. En este caso, aunque la persona puede realizar la actividad de leer de manera autónoma, depende de un objeto (las gafas) para poder realizarla. De manera similar, el apoyo de otra persona para levantar una caja pesada también ilustra cómo se puede lograr autonomía en una actividad mediante el uso de un apoyo externo. Estos ejemplos demuestran que la autonomía no requiere necesariamente independencia total, sino que puede implicar el uso de recursos o la ayuda de otros para realizar las ocupaciones de manera funcional. Este concepto se alinea con lo que proponen autores como Ferland (2004) y Pellegrini (2012),

quienes destacan la importancia de reconocer el apoyo necesario en el proceso de intervención terapéutica para promover la autonomía sin caer en la contradicción de la independencia absoluta.

El principio de autonomía requiere el respeto a la capacidad de decisión de las personas, así como el derecho a que se respete su voluntad en todo lo relacionado con su vida y bienestar. Este principio es fundamental en terapia ocupacional y se refleja a lo largo de todo el libro mediante el enfoque de objetivos centrados en la persona. En este contexto, la autonomía no solo implica la libertad de tomar decisiones, sino también la capacidad de participar activamente en las actividades significativas para la persona.

Así, el concepto de autonomía en terapia ocupacional está vinculado al desafío adecuado de las actividades que se ofrecen. Estas actividades deben ser alcanzables, valoradas y significativas para la persona, de manera que se favorezca su participación activa y se respeten sus intereses y capacidades. Como señalan autores como Ferland (2004) y Pellegrini (2012), la autonomía se construye en la interacción entre las capacidades de la persona y los apoyos disponibles, ya sean materiales, sociales o emocionales, para lograr una participación plena y satisfactoria en las actividades de la vida diaria.

Imagínese una persona diagnosticada con esquizofrenia que trabaja todos los días, pero tiene dificultades para despertarse por la mañana. Esta persona depende del apoyo de un familiar que la llama por teléfono por las mañanas para que logre levantarse. Gracias a este apoyo, la persona logra llegar puntualmente a su trabajo y cumplir con la exigencia de su rol laboral. Este ejemplo muestra cómo el apoyo de terceros facilita la autonomía, un concepto que a veces es más fácilmente comprendido en el contexto de una disfunción física. Por ejemplo, si una persona diestra sufre una amputación de su brazo dominante, los terapeutas ocupacionales la entrenan en el uso y la higiene de prótesis, permitiéndole desempeñar sus actividades de manera autónoma con la ayuda de un objeto (la prótesis). Sin embargo, en el campo de la salud mental, a menudo los profesionales no consideran que las personas también pueden necesitar ese tipo de apoyos para lograr autonomía. A veces, se espera que el individuo alcance un nivel de desempeño «ideal» sin reconocer que el apoyo de terceros es esencial. Esto puede llevar a la elaboración de objetivos poco realistas, similares a esperar que un brazo «crezca» de nuevo sin intervención. Por lo tanto, es crucial entender que la participación ocupacional puede ser considerada autónoma tanto si se realiza de manera individual como con la asistencia de otros. Las personas pueden vivir de manera autónoma sin importar la cantidad de ayuda que reciban para completar sus ocupaciones. Como sostiene Pellegrini (2016), la autonomía se relaciona con el desafío justo de la actividad, que está determinado por el tipo de apoyo que la persona requiere. Estos apoyos pueden ser graduados o adaptados según las necesidades de la persona. Por ejemplo, se puede utilizar un cuchillo-tenedor para comer o un pictograma como recordatorio de la actividad esperada (como lavarse las manos). Además, el apoyo de terceros puede variar en intensidad, desde un recordatorio verbal («recuerda sacar la basura») hasta la demostración de una acción o incluso la realización conjunta de la actividad. Pellegrini (2012) clasifica estos apoyos en tres niveles: bajo, medio y alto, según el tipo de asistencia requerida, que puede estar relacionada con objetos, tareas o personas. En este sentido, se puede considerar bajo apoyo cuando se requiere un recordatorio verbal, apoyo medio cuando se demuestra cómo realizar una tarea y alto apoyo cuando la persona necesita que se realice la actividad con ella.

El marco de trabajo de la AOTA (2020) refuerza que la participación ocupacional puede considerarse autónoma tanto si se realiza de manera independiente como con asistencia de otros. Además, reconoce que la autonomía no depende de la cantidad de asistencia, sino de la capacidad de la persona para completar sus ocupaciones, ya sea por sí misma, en un entorno adaptado, con el uso de dispositivos o estrategias alternativas, o bajo la supervisión de otros. Asimismo, otros autores, como Sames (2015), definen los niveles de apoyo en función del porcentaje de asistencia reque-

rida: apoyo alto cuando la asistencia supera el 75 %, apoyo moderado entre el 25 y el 74 %, y apoyo mínimo cuando la asistencia es inferior al 24 %.

En síntesis, en este paradigma de inclusión y participación social se habla de autonomía, y no de independencia; se utiliza *graduación de la actividad* cuando la persona puede desarrollar las habilidades requeridas para ese desempeño; en cambio, si existe una limitación para desarrollar habilidades, de manera temporaria o permanente, se considera la adaptación de la actividad. Una persona es autónoma tanto si requiere un apoyo de terceros bajo, mediano o alto. La terapia ocupacional utiliza actividades y ocupaciones significativas con el propósito de facilitar la participación ocupacional, el bienestar, la calidad de vida, la realización personal y la inclusión social y cultural de la persona. El desempeño de esas actividades y ocupaciones puede ser ejecutado con apoyo de terceros o sin él, es decir, puede ser realizado de manera autónoma. El *Occupational therapy practice framework: domain and process*, 4ª ed., 2020, de la AOTA (Marco de trabajo para la práctica de la terapia ocupacional: dominio y proceso, 4ª ed., 2020) sustenta que los objetivos de tratamiento son el primer paso del plan de intervención. Este plan se basa en los datos obtenidos en el proceso de evaluación (perfil ocupacional y análisis de desempeño) por parte del profesional de terapia ocupacional. En el plan inicial, siempre que sea posible, se establecen los objetivos junto con la persona (o, en el caso de los niños, con sus padres) y se describen los tipos de intervención que se utilizarán para alcanzarlos. Estos objetivos se agrupan en objetivos a largo y a corto plazo. Los objetivos a largo plazo describen lo que se espera que la persona haga en 6 meses o 1 año (Pellegrini, 2012; Sames, 2015). Es decir, se plantea el tiempo de las intervenciones de terapia ocupacional durante los próximos 6-12 meses de tratamiento. En cambio, los objetivos a corto plazo describen lo que la persona podrá hacer en un período corto de tiempo, aproximadamente en las próximas 4-8 semanas de tratamiento (Sames, 2015) (**Tabla 1-1**). Si el tiempo de tratamiento es menor de 4 semanas,

Tabla 1-1. Referencia del tiempo de los objetivos	
Objetivos a largo plazo	6-12 meses
Objetivos a corto plazo	4-8 semanas/ 1-2 meses
Metas u objetivos	Menor de 4 semanas

se habla directamente de objetivos o metas sin necesidad de planificar a largo y a corto plazo. Más adelante se describirán qué son los objetivos a largo plazo y corto plazo, y la relación entre ellos.

REDACCIÓN DE LOS OBJETIVOS DE TRATAMIENTO EN TERAPIA OCUPACIONAL

La redacción de los objetivos se debe iniciar siempre con un verbo o acción en infinitivo que represente lo que esa persona va a lograr hacer cuando alcance el objetivo. Como se trata de objetivos centrados en la persona, se utilizan verbos como desarrollar, incrementar, mante-

ner, etc. A modo de referencia, en la **tabla 1-2** se incluye una lista de verbos recomendados para la formulación de objetivos centrados en la persona, así como aquellos verbos relacionados con la ocupación que no se aconseja utilizar en los planes de tratamiento para usuarios. Esta distinción es fundamental para asegurar que los objetivos sean alcanzables, medibles y realmente orientados al bienestar y las necesidades individuales de cada persona, contribuyendo de manera efectiva a su participación ocupacional. Un objetivo centrado en la persona representa lo que esa persona logrará hacer al alcanzar el objetivo con apoyo de terceros o sin él. En el caso de verbos que representan actividades autorreferenciadas, como, por ejemplo, vestirse, se utiliza el «se» pronominal. Algunos de estos verbos exigen la presencia de los pronombres para conjugarse y no se usan sin ellos (arrepentirse, atreverse, adueñarse, abstenerse, etc.); sin embargo, otros verbos existen sin el pronombre, pero este les suma algún matiz (dormir/dormirse, ir/irse, salir/salirse, vestir/vestirse, etc.). Este último se puede utilizar en el inicio del objetivo (aquí, este «se» no tiene

Tabla 1-2. Listado de verbos recomendados y no recomendados para la formulación de objetivos centrados en la persona		
Verbos centrados en la persona (recomendados)		Verbos centrados en la ocupación (no recomendados)
• Desarrollar • Incrementar • Mantener • Reducir • Disminuir • Aumentar • Ampliar • Acrecentar • Elegir • Extender • Explorar • Participar • Priorizar • Identificar • Desempeñar • Prevenir • Jugar • Colaborar • Planificar	• Localizar • Secuenciar • Compartir • Mostrar • Obtener • Seguir • Atender • Permitir • Remover • Demostrar • Adaptar • Finalizar • Comunicar • Expresar • Realizar • Resolver • Sostener • Reconocer • Comer	• Estimular • Facilitar • Favorecer • Fomentar • Observar • Potenciar • Promover • Propiciar • Maximizar • Optimizar

función sintáctica y se analiza como parte del verbo).

En cambio, hay verbos que reflejan lo que la ocupación ofrece si se realiza; por eso se habla de verbos centrados en la ocupación: estos no expresan lo que la persona va a alcanzar a hacer al lograr el objetivo (Pellegrini, 2012). Por ello es importante identificar los verbos que hay que evitar, como fomentar, estimular, facilitar, maximizar, regular, propiciar, promover, favorecer, etc. Estas acciones pueden representar algunas de las estrategias que el terapeuta utilizará para que la persona asistida pueda alcanzar el objetivo. Por ejemplo, el profesional realizará ejercicios que faciliten el desempeño de la función. Si estos se emplean en un objetivo de tratamiento centrado en la persona, reflejarían que se espera que la persona *se fomente, se estimule* o *se facilite*. Las estrategias propuestas como tratamiento van a facilitar, fomentar o estimular el nivel funcional de la persona, pero este no es el objetivo del tratamiento, sino un medio para alcanzarlo. Sin embargo, si se está redactando un objetivo centrado en la ocupación o un programa ocupacional, estos verbos se pueden usar, ya que los objetivos centrados en la ocupación reflejan lo que la participación en ese programa u ocupación ayudará a lograr. Por ejemplo, si se organiza un programa de actividades de ocio y tiempo libre, en la justificación se refleja para qué sirve ese programa de ocio y tiempo libre. Entonces sería correcto redactar como objetivo, por ejemplo, facilitar destrezas de socialización. Participar en las actividades de ocio va a facilitar el desarrollo de esas destrezas. Es sumamente importante reflexionar siempre sobre el verbo elegido para cada objetivo de tratamiento centrado en la persona (v. **Tabla 1-2**).

MARCO TEÓRICO DE ORGANIZACIÓN DEL RAZONAMIENTO PROFESIONAL DE TERAPIA OCUPACIONAL

El marco de trabajo de terapia ocupacional 2020 (AOTA) describe los conceptos centrales que fundamentan el ejercicio de la terapia ocupacional, el entendimiento común de los principios básicos y la contribución distintiva de la profesión. En este libro se utiliza como marco teórico que organiza el razonamiento profesional, y puede articularse con cualquier modelo teórico o marco de referencia que el profesional utilice. De manera simple, el marco de trabajo se puede visualizar como el marco de un cuadro: dentro de ese marco están incluidas dos partes. La primera parte, denominada *competencia* o *dominio*, incluye lo que los terapeutas ocupacionales estudian, conocen y analizan, así como sus competencias e incumbencias profesionales. La segunda parte –proceso de terapia ocupacional– describe las etapas de la planificación y la intervención profesional, que se resumen en la **tabla 1-3**.

El Marco de trabajo para la práctica de terapia ocupacional: dominio y proceso (AOTA, 2020) proporciona una descripción detallada del dominio y el proceso que guían la práctica de la terapia ocupacional. En este capítulo se abordará lo expuesto en dicho marco, presentando de manera general su enfoque y destacando cómo sus lineamientos pueden aplicarse en la planificación de objetivos. Para ello, conviene hacer un repaso general de este marco, ya que constituye el fundamento del razonamiento que guía este manual. En primer lugar, se presenta el área de dominio o competencia, que abarca las ocupaciones (como las actividades de la vida diaria [AVD], las actividades de la vida diaria instrumentales [AVDI], la gestión de la salud, el descanso y el sueño, el juego, el ocio y el esparcimiento, la educación, el trabajo y la participación social), los contextos (factores ambientales y personales), los patrones de desempeño (hábitos, rutinas, roles y rituales), las habilidades o destrezas del desempeño (motoras, de procesamiento y de comunicación), así como los factores de la persona (valores, creencias, espiritualidad, funciones y estructuras). En segundo lugar, el marco detalla las diferentes etapas del proceso de terapia ocupacional, que incluyen la evaluación, el uso de ocupaciones en la intervención y la medición de los resultados. Estos resultados representan la meta de la intervención profesional, integrando así el ejercicio y el razonamiento del terapeuta ocupacional en el marco teórico de su práctica.

Tabla 1-3. Adaptación del Marco de trabajo para la práctica de terapia ocupacional: dominio y proceso

Dominio				
Ocupación	**Contextos**	**Patrones del desempeño**	**Destrezas**	**Factores de la persona**
• AVDI • Gestión de la salud • Descanso y sueño • Juego • Ocio • Educación • Trabajo • Participación social	• Factores ambientales • Factores personales	• Hábitos • Rutinas • Roles • Rituales	• Motoras • Procesamiento • Comunicación	• Valores, creencias y espiritualidad • Funciones y estructuras

Proceso			
Uso de ocupaciones	**Evaluación**	**Intervención**	**Resultados**
• Servicios ofrecidos • Gestión en organizaciones y sistemas • Ocupación y análisis de actividad • Razonamiento clínico y profesional • Uso terapéutico del yo	• Perfil ocupacional • Análisis de desempeño • Síntesis de evaluación	• Plan • Implementación • Revisión	• Desempeño ocupacional • Progreso • Incremento • Prevención • Salud y bienestar físico • Calidad de vida • Participación • Competencia de rol • Bienestar • Justicia ocupacional

Tomado de American Occupational Therapy Association (2020). AVDI: actividades de la vida diaria instrumentales.

IMPACTO DE LOS MODELOS Y LOS MARCOS DE REFERENCIA EN LA REDACCIÓN DE OBJETIVOS E INFORMES DE TERAPIA OCUPACIONAL

Según el modelo o marco teórico en el cual el profesional sostenga su intervención, pondrá el acento para iniciar el proceso desde un enfoque de arriba hacia abajo *(up-down)* o de abajo hacia arriba *(down-up)*. El marco de trabajo de terapia ocupacional (AOTA, 2020) y la CIF (2001) recomiendan que la intervención se realice de arriba hacia abajo. Pero ¿qué quiere decir esto? *De arriba hacia abajo* se utiliza cuando la evaluación y la intervención se inician pensando en la participación social, las ocupaciones en contextos, los roles ocupacionales y los patrones de desempeño. En cambio, el enfoque *de abajo hacia arriba* se usa cuando todo el proceso y el razonamiento profesional comienzan con los factores de la persona y cómo estos influyen en las destrezas y las habilidades de desempeño para realizar una ocupación en contexto y un patrón de desempeño. Igualmente es importante reconocer que ambos enfoques hacen un recorrido completo; por ejemplo, si el enfoque del terapeuta es de arriba hacia abajo, utiliza evaluaciones que comienzan por los roles ocupacionales, la rutina diaria, la participación social, las ocupaciones, entre otros. Pero, si durante el proceso de evaluación o intervención tiene dudas o identifica alguna limitación o dificultad que puede estar relacionada con factores de la persona (abajo), incluirá evaluaciones específicas de esos factores. Por ejemplo, se comienza el proceso de evaluación de una persona adulta mayor evaluando su desempeño ocupacional en las actividades de higiene personal, pero durante la valoración el profesional identifica dificultades en la comprensión de las consignas y decide hacer una evaluación específica de la función cognitiva.

Es decir, el profesional comenzó por arriba (AVD) y luego siguió hacia abajo (factores de la persona: función cognitiva). Por otro lado, un ejemplo de enfoque de abajo hacia arriba es la evaluación de un niño de 5 años que es derivado a terapia ocupacional por dificultades en el vestido. El terapeuta formado en integración sensorial puede comenzar su evaluación desde abajo, identificando factores de la persona (funciones y estructuras, como praxis, percepción somatosensorial, habilidades sensoriomotoras, entre otras), para luego ver qué impacto tiene el tratamiento sobre estos factores en las AVD, el juego, etc. O sea, el terapeuta inició desde abajo (funciones y estructuras) y luego siguió hacia arriba (ocupaciones). Es posible pensar estos enfoques como uno solo, es decir, como un continuo de razonamiento durante todo el proceso de terapia ocupacional, que se denominaría *enfoque de curvas*. Esto permite al profesional comenzar y continuar el proceso de tratamiento de manera dinámica e integral, poniendo el acento bien en las ocupaciones, los contextos y los factores de la persona, bien en las habilidades, las destrezas y los factores de la persona, es decir, subir y bajar según sea conveniente para la persona asistida.

El proceso de terapia ocupacional permite a los profesionales y personas asistidas mantener su enfoque en los resultados identificados de manera fluida y dinámica. El proceso puede verse influido por el contexto de la prestación del servicio, por ejemplo, la frecuencia, los requisitos de pago, entre otros; sin embargo, el enfoque principal siempre está en la ocupación. Los profesionales de terapia ocupacional se focalizan en el uso terapéutico de ocupaciones para promover la salud, el bienestar y la participación en la vida. Los problemas, las limitaciones y las preocupaciones se contemplan desde una perspectiva ocupacional y se definen como problemas o riesgos en el desempeño ocupacional. El proceso de terapia ocupacional incluye tres etapas centrales: la *evaluación*, la *intervención* y los *resultados*.

Pellegrini (2012) describe el proceso de evaluación como el medio del que se sirve el terapeuta a fin de obtener e interpretar los datos necesarios para comprender a una persona o situación. Incluye la determinación del perfil ocupacional y el análisis del desempeño ocupacional. También se puede definir como el modo de reunir información sobre el paciente y su desempeño ocupacional, información necesaria para identificar su nivel de función o disfunción ocupacional relacionada con sus roles de vida. El perfil ocupacional aporta información sobre el paciente y sus necesidades, sus problemas y sus preocupaciones respecto a su desempeño en las áreas de ocupación. El análisis del desempeño ocupacional se centra en reunir e interpretar información utilizando instrumentos de valoración diseñados para observar, medir y examinar los factores que apoyan o limitan dicho desempeño ocupacional. El terapeuta ocupacional, luego de realizar la evaluación, utiliza la información obtenida y los principios teóricos para planificar la intervención.

La meta de la intervención en terapia ocupacional es facilitar la participación en ocupaciones deseadas, necesarias o esperadas. En relación con las *ocupaciones deseadas*, por ejemplo, el plan de intervención está basado en las ocupaciones que la persona manifiesta deseo o interés en realizar. Claramente esta es la situación ideal, ya que la persona asistida elije, en base a sus intereses y prioridades, hacia dónde va el plan de intervención. Pero es sabido que muchas veces, debido al momento de la evolución de la enfermedad, la persona no está en condiciones de elegir hacia dónde debe ir el tratamiento (p. ej., en casos de pacientes agudos, depresiones profundas, etapas iniciales de duelo, estado de la enfermedad, enfermedades degenerativas cognitivas, entre otros), por lo que en ese momento el terapeuta, desde un dilema ético, debe «elegir temporariamente» por la persona. Ese «temporariamente» se revisará en cada paso del tratamiento, pero lo importante es que los profesionales tengan presente que un tratamiento centrado en la persona incluye que esta sea partícipe central de su tratamiento. En los casos en que esta elección no es posible, el terapeuta utilizará todos los datos de la evaluación para apoyar sus elecciones en los valores, los intereses y la historia ocupacional de la persona, a fin de ofrecer ocupaciones que sean potencialmente significativas y relevantes para ella. En cuanto a las *ocupaciones necesarias*, un ejemplo de estas sería el caso de una persona que está pronta a tener el alta de la institución para regresar a vivir sola en su casa. En esta etapa se pueden priorizar las ocupaciones necesarias para su vida cotidiana en el plan de tratamiento. Por último, el plan puede estar dirigido a *ocupaciones esperadas* como, por ejemplo, en un encuadre laboral donde lo que se espera es que la persona trabaje. Así, la meta de la intervención de terapia ocupacional centrada en la persona se dirige hacia estas tres opciones: las ocupaciones deseadas, las necesarias o las esperadas. Claramente esto centra la intervención hacia los resultados esperados del proceso de terapia ocupacional.

Los resultados, que describen las metas de lo que las personas pueden lograr mediante la intervención de terapia ocupacional, son multifacéticos y pueden ocurrir en todos los aspectos del dominio de interés. Los resultados deben medirse con los mismos métodos utilizados en la evaluación y determinarse mediante la comparación del estado del cliente en la evaluación con el estado del cliente al momento del alta o la transición. Existen medidas específicas adoptadas por los terapeutas ocupacionales, en colaboración con las personas/grupos/familias/poblaciones, que guían los resultados esperados del proceso de terapia ocupacional. Según la AOTA (2020), estos resultados pueden agruparse en: el desempeño ocupacional; el progreso del nivel funcional; el incremento de una función; la prevención primaria y promoción de la salud; la salud y bienestar físico; la calidad de vida; la participación social; la competencia de rol ocupacional, y el bienestar y la justicia ocupacional.

Ahora bien, conviene centrarse en la etapa de la intervención dentro del proceso de terapia ocupacional, que contiene el plan de intervención con los objetivos de tratamiento. Los pasos de la intervención incluyen la revisión de los resultados de las evaluaciones, la identificación de problemas (y sus causas, cuando sea posible), la identificación de las fortalezas, la motivación, los valores, las creencias hacia el tratamiento, la definición de *objetivos a largo y a corto plazo* (en orden de prioridad o importancia de urgen-

cia), la identificación de los principios de tratamiento, la implementación de la intervención y la revisión de esta (Pellegrini, 2012).

OBJETIVOS FUNCIONALES EN TERAPIA OCUPACIONAL

Los objetivos del plan de tratamiento deben ser escritos de manera que *describan* lo más claramente posible *lo que la persona va a hacer*. Además, deben seguir una lógica con los problemas que fueron seleccionados por la persona/familia (cuando corresponda) y el equipo como importantes. Esto incluye *priorizar* según el criterio que se considere, por ejemplo, la urgencia, el contexto, los tiempos, entre otros. Cuanto más específica sea la descripción del problema, más fácil será escribir los objetivos correspondientes.

A fin de revisar y reflexionar sobre este aspecto, a continuación se describe un posible recorrido de razonamiento profesional utilizando algunos casos:

a. El Sr. Juan X. tiene baja autoestima.
b. La Sra. Julia M. tiene un pobre sentido de realidad.

Estos problemas son confusos, ya que no describen el *comportamiento* de las personas (ni nada medible u observable), sino un estado interno que no se puede verificar. Estos podrían convertirse en un problema de comportamiento específico si se agregara alguna evidencia observable; por ejemplo, el Sr. Juan X. tiene baja autoestima, como se evidencia por su falta de higiene y ropa manchada. Sin embargo, es cuestionable, en esta presentación más orientada al comportamiento, si dicho comportamiento refleja baja autoestima o quizás otra cosa. Por ello, son preferibles las descripciones que contienen *comportamientos observables* a aquellas que reflejan problemas intrapsíquicos. A continuación, se presentan algunos ejemplos que coinciden con este criterio:

a. El Sr. Juan X. presenta pobre higiene, como se evidencia por su cabello sucio, su ropa manchada y su olor corporal.

b. La Sra. Julia M. no tiene intereses regulares de esparcimiento excepto mirar televisión y beber.

c. La Sra. Melina L. ha sido despedida de varios trabajos, como resultado de sus peleas y discusiones con sus superiores.

Una vez que los problemas han sido adecuadamente descritos como comportamientos ocupacionales, los objetivos correspondientes pueden redactarse. Los objetivos de tratamiento deben expresarse en términos que describan cómo el paciente/cliente/persona va a proceder o qué es lo que hará una vez que los objetivos hayan sido alcanzados. Así, es posible redactar los objetivos a largo y a corto plazo:

• Objetivos a largo plazo (OLP): incrementar el desempeño de las AVD.
• Objetivos a corto plazo (OCP): desarrollar las destrezas en actividades de arreglo personal, higiene oral y baño/ducha.

En ambos casos se debe explicitar el objetivo concreto (qué hará la persona), la frecuencia, el apoyo utilizado y el tiempo que llevará alcanzar dicho objetivo.

TIPOS DE OBJETIVOS

Como se mencionó antes, los objetivos de un plan de tratamiento centrado en la persona se organizan en objetivos a largo y a corto plazo. Se considera a largo plazo un período de tiempo que oscila entre 6 y 12 meses, y a corto plazo, entre 4 y 8 semanas. Si un objetivo es inferior a 4 semanas, se denomina *meta* u *objetivo*. Este último muchas veces está marcado por el tipo de contexto o encuadre de tratamiento, como, por ejemplo, una internación a corto plazo.

Objetivos a largo plazo

Los OLP son el resultado esperado de las tareas, las habilidades o las destrezas que se logrará alcanzar en un período de tiempo que no supera los 12 meses. Se expresa en acciones de la siguiente manera: aumentar, disminuir, mejorar, completar, desarrollar, participar, incremen-

tar, etc. De forma simbólica, se puede pensar que los OLP son el «paraguas» que contiene los OCP. En un plan de tratamiento centrado en la persona, el número de OLP no debe superar los dos objetivos. Cabe recordar que los OLP son renovables y están basados en la priorización de temas que la persona debe trabajar.

Objetivos a corto plazo

Los OCP constituyen los pequeños pasos que se necesita hacer para lograr el desarrollo de los OLP. Deben ser alcanzados en un período corto de tiempo y se expresan en términos descriptivos y medibles.

Metas

Las metas (o, directamente, los objetivos) se utilizan en los casos en que el tiempo de tratamiento, ya sea por el encuadre o el tiempo autorizado de intervención, es inferior a 4 semanas.

COMPONENTES Y PARTES DE LOS OBJETIVOS

La base de un plan de tratamiento realista se refleja en el criterio de priorización del razonamiento profesional, es decir, de todo lo identificado en la evaluación como «¿por dónde se debe comenzar?». Lo ideal es que la persona asistida sea parte de este proceso de elección y priorización de los objetivos de tratamiento que quiere trabajar en primer lugar, en una etapa posterior, así como aquellos que desea descartar. En la infancia, la toma de decisiones recae sobre los padres o las personas a cargo. La intervención centrada en la persona ubica al usuario como eje de todo el proceso de dicha intervención; sin embargo, en la práctica clínica cotidiana, a menudo hay situaciones y etapas en las que la persona no está en condiciones de elegir, ya sea por un estado confusional, desconocimiento, necesidad de apoyo para la toma de decisiones, entre otros. En todos los casos en que la persona o su familia no puedan participar en la elección de los objetivos, el terapeuta estará en un dilema ético, como es decidir temporariamente por la persona asistida, acción en la que la ciencia y el arte del profesional «se ponen sobre la mesa» de manera consciente. Esta decisión está basada en la evidencia disponible y desde cualidades terapéuticas que nutren el arte de la terapia ocupacional, como la empatía, la humildad y la sensibilidad. Teniendo estas consideraciones claras, el terapeuta prioriza qué objetivos va a trabajar en este tiempo de tratamiento y los redacta.

Componentes de los objetivos a largo plazo

Los OLP comienzan con un verbo en infinitivo, seguido por la actividad u ocupación que se planifica trabajar, como, por ejemplo: realizar AVD, desarrollar habilidades de escritura, cuidar una mascota, desarrollar habilidades de manejo del dinero, etc. Como se evidencia, los OLP son amplios e incluyen varias actividades o pasos que hay que seguir para alcanzar dichos objetivos. Como se mencionó antes, si el tiempo de tratamiento es inferior a 4 semanas, se habla de objetivos o metas, es decir, no se discrimina entre objetivos a largo y a corto plazo. En este caso, los objetivos o metas se redactan igual que los OLP. A continuación, se muestra un ejemplo de redacción.

 Ejemplo de objetivo o meta

Verbo en infinitivo, seguido por la actividad u ocupación que se planifica trabajar. Por ejemplo:
• OLP: incrementar las habilidades de las AVD.

Componentes de los objetivos a corto plazo

Hemphill *et al.* (2001) sostienen que los OCP son los pasos que se deben completar para alcanzar el OLP, es decir, están siempre relacionados con algún OLP que los ampare. Los componentes identificados por estos autores pueden describirse como partes que integran el OCP. Corresponde empezar, como en el caso de los OLP, por un verbo en infinitivo que manifieste el comportamiento de la tarea que la persona asistida quiere realizar. Este com-

portamiento se acompaña del segundo componente, que es el grado de autonomía de esa persona para realizar la actividad. La autonomía, como se explicó anteriormente, se clasifica en apoyo bajo o mínimo; mediano, y alto o máximo. En el caso que la persona no requiera una estrategia de apoyo específica, este componente puede no figurar o escribir directamente «autónomo». El tercer componente es la descripción de la frecuencia de ese comportamiento, es decir, cuántas veces se espera que se realice. Este va seguido del cuarto componente, el parámetro de la frecuencia, que describe el criterio que se espera alcanzar para poder pasar al próximo nivel de desempeño. Por ejemplo, si la frecuencia del desempeño es que la persona realice la actividad 1 vez o 5 veces, se debe detallar el parámetro de medición, es decir, 1 vez por día, 5 veces por semana, el 50 % del tiempo (el parámetro sería el 100 %), el 20 % de la sesión (el parámetro sería la duración de la sesión). Finalmente, el último componente del OCP incluye el tiempo. Este se refiere a la proyección de cuánto tiempo llevará para que la persona alcance ese objetivo. Cabe recordar que los OCP no superan las 8 semanas.

A continuación, se describe un ejemplo de caso:

• OLP: desarrollar habilidades de arreglo personal.
• OCP:
  – Comportamiento en la tarea: desarrollar habilidades de peinado del cabello.
  – Condición del desempeño: con mínimo apoyo de terceros.
  – Frecuencia o duración: 1 vez al día.
  – Criterio para pasar al próximo nivel de desempeño: 3 de 7 días a la semana.
  – Tiempo: durante o al cabo de 2 meses (u 8 semanas).

Así, en este caso, el OCP sería: desarrollar habilidades de peinado del cabello con mínimo apoyo de terceros, 1 vez al día, 3 de 7 días a la semana, durante 2 meses.

En la **tabla 1-4** se recogen los componentes centrales de los OCP centrados en la persona.

Tabla 1-4. Componentes centrales de los objetivos a corto plazo centrados en la persona
1. Comportamiento en la tarea
Especifica el comportamiento de la tarea que debe ser realizada. Debe ser escrito en términos observables y positivos, siguiendo el modelo del objetivo a largo plazo (p. ej., incrementar el arreglo personal en el hogar)
2. Condición del desempeño
Describe qué y cómo un individuo demostrará el logro del objetivo, es decir, luego de explicar qué se espera lograr, se debe especificar el apoyo de terceros que requiere para lograr dicho objetivo (p. ej., con mínimo apoyo)
3. Frecuencia o duración
Especifica con qué frecuencia o durante cuánto tiempo tiene que ocurrir el comportamiento (p. ej., 2 veces)
4. Criterio para pasar al próximo nivel de desempeño
Determina qué pasos deben completarse antes de que el siguiente comportamiento u objetivo pueda ser llevado a cabo (p. ej., a la semana o cada 7 días)
5. Tiempo
Determina cuándo debería ser completado el comportamiento (p. ej., durante 6 semanas)
Objetivo a corto plazo
Incrementar el arreglo personal en el hogar con mínimo apoyo, 2 veces a la semana durante 6 semanas

Pellegrini (2012) presenta las características que los OCP centrados en la persona en terapia ocupacional deben cumplir. Estos deben ser medibles, alcanzables, relevantes, renovables, ocupacionales y comprensibles.

Un objetivo es *relevante* si refleja la situación de la vida de la persona y sus metas futuras, y es importante para su bienestar. Es *comprensible* si está escrito en un lenguaje sencillo, con términos observables y es fácilmente claro para el lector. Es *medible* si contiene un criterio para alcanzarlo. El mejor criterio es presentarlo en términos cuantitativos (números), en lugar de cualitativos. Por ejemplo, «bañarse 1 vez al día» es más medible que «tener una adecuada higiene». El concepto de medible también incluye el tiempo estimado para alcanzar el objetivo. Un objetivo es *ocupacional* si está focalizado en un comportamiento, en lo que la persona debe *hacer* para realizar o lograr dicho objetivo. Es *alcanzable* si es algo que la persona es capaz de cumplir dentro de un período de tiempo razonablemente corto (de 6 a 12 meses para los OLP; de 4 a 8 semanas para los OCP, y menos de 4 semanas para las metas u objetivos). Esta característica de alcanzable justifica por qué se habla de OLP y de OCP, y no de

objetivos generales y específicos. Finalmente, el último criterio que debe cumplir un objetivo es ser *renovable*, si se alcanza en las semanas establecidas y se renueva (**Tabla 1-5**). Así, se habla de un plan de intervención dinámico, que acompaña el proceso terapéutico. En el antiguo paradigma centrado en la discapacidad, como era el reduccionismo, se utilizaban objetivos generales y específicos. En el paradigma actual de la inclusión y la participación social, los objetivos tienen que cumplir con los criterios mencionados antes, y las palabras o términos empleados deben reflejar dichos criterios, más allá del formato o método que se elija para su redacción (estos aspectos se desarrollarán con mayor profundidad en capítulos posteriores de esta publicación); por ejemplo, la señora M. será capaz de: identificar dos tareas de su rol de madre de un niño en edad preescolar, con bajo apoyo de terceros, al menos 2 de 7 veces, durante 6 semanas.

MÉTODOS DE REDACCIÓN DE OBJETIVOS BASADOS EN ACRÓNIMOS O SIGLAS

Hasta el momento se han descrito los criterios generales, los componentes y los términos que

Tabla 1-5. Características de los objetivos centrados en la persona	
Relevante	Refleja las necesidades, intereses y metas de la vida de la persona
Comprensible	Escrito en términos observables
Medible	Cuantificable. Contiene los criterios para alcanzar el objetivo
Ocupacional	El foco está en lo que el paciente debe hacer para lograr el objetivo
Alcanzable	Es un objetivo que la persona puede alcanzar en un tiempo determinado (corto)
Renovable	Si el objetivo se logra en el tiempo planificado, se puede renovar

un objetivo debe cumplir. A continuación, se presentan cuatro formatos que identifican las *características* que deben cumplir los objetivos basados en acrónimos. Estos acrónimos son: RHUMBA, SMART, COAST, ABCDE y MARROC.

Los cuatro primeros son acrónimos de palabras en inglés, y el quinto en español; todos se usan como reglas mnemotécnicas, es decir, palabras cortas y fáciles de recordar y relacionar para memorizar conceptos con más facilidad. El primero, RHUMBA, fue creado por McClain (1991) y Perinchief (1998). Originalmente se escribía RUMBA, pero en el año 2001, con la incorporación del tiempo y el alcance, se añadió el componente de tiempo *(how long)* y, desde ese momento, la regla se escribe RHUMBA.

RHUMBA

Este acrónimo significa:

- R: *relevant* (relevante, relacionado).
- H: *how long* (cuánto tiempo).
- U: *understable* (comprensible).
- M: *measurable* (medible).
- B: *behavioral* (comportamiento).
- A: *achievable* (alcanzable).

Relevante/relacionado *(relevant)*. El objetivo debe relacionarse con algo identificado como importante y significativo para la persona asistida. Para que un objetivo sea *relevante*, este debe responder de forma afirmativa a las siguientes preguntas: ¿es realmente importante en la vida de la persona en este momento? y

¿constituirá una diferencia en la vida de la persona? El componente *relacionado* implica que el objetivo sea congruente y tenga una relación clara con las ocupaciones identificadas durante el proceso de evaluación que necesitan intervención, la declaración del objetivo en sí y las estrategias de intervención utilizadas para facilitar el alcance del objetivo.

Cuánto tiempo *(how long)*. El objetivo tiene que alcanzarse en una estimación realista de tiempo. De ser necesario, pasado el tiempo establecido, los objetivos se pueden renovar.

Comprensible *(understable)*. El objetivo debe tener sentido para el lector, es decir, debe ser claro, simple y fácil de entender; gramaticalmente correcto, y escrito con precisión y libre de jerga.

Medible *(measurable)*. Por lo general, el objetivo debe estar expresado como una declaración cuantitativa, es decir, que identifique cuándo se sabe que el objetivo se cumplió. Está claro que un objetivo no se cumple solo por haber finalizado el plazo de tiempo, sino por haber alcanzado una medida de la función, ya sea progreso, mantenimiento, entre otros. Algunos parámetros de medición contienen la frecuencia, la precisión, el nivel de eficiencia, la consistencia, el grado, la velocidad, el nivel de independencia o la duración (McClain, 1991; Perinchief, 1998).

Comportamiento *(behavioral)*. El objetivo tiene que describir el comportamiento ocupacional o la conducta esperada y, de esta manera, reflejar el objetivo central de la terapia ocupacional.

Alcanzable *(achievable)*. Significa que el objetivo es factible y razonable y, por ello, es altamente probable que se cumpla en el plazo establecido.

SMART

El segundo acrónimo para redactar objetivos es el formato SMART:

- S: *specific* (específico).
- M: *mesurable* (medible).
- A: *achievable* (alcanzable).
- R: *realistic* (realista).
- T: *timed* (limitado en el tiempo).

El concepto de los objetivos SMART fue introducido por George T. Doran en 1981. Originalmente, este acrónimo representaba los siguientes objetivos: específicos, medibles, asignables, realistas y con tiempo determinado. Con el correr de los años, algunas variaciones han reemplazado «asignables» por «alcanzables» y «realistas» por «relevantes», adaptando el modelo a distintos contextos. Angier (1995) señala que estos objetivos SMART significan que son específicos, medibles, orientados a la acción, realistas y oportunos. Meyer (2002) los describe como representativos de lo específico, medibles, alcanzables, realistas y tangibles. Sames (2015) establece que SMART implica *S* de significativo (y simple), *M* de medible, *A* de alcanzable, *R* de relacionado y *T* de limitado en el tiempo. A continuación, se describen estos objetivos.

Significativo/específico. Indica que, al lograr este objetivo, se marcará una diferencia relevante en la vida de la persona. Esto implica que el terapeuta ocupacional conoce las fortalezas y las necesidades de dicha persona, es decir, conoce qué es más importante para ella o refleja que los objetivos se han planificado con la persona.

Medible. Al igual que en RHUMBA, «medible» expresa que es un objetivo que se puede valorar. Por ejemplo, ponerse las medias, servir la mesa, vestirse con mínimo apoyo, revisar su cronograma diario 2 veces al día, etc. Estas frases no representan la redacción completa del objetivo, pero se mencionan para enfatizar el componente de medición. Un error frecuente que se puede identificar en la redacción de objetivos es utilizar expresiones de metas sin cuantificar e indicar qué tan grande va a ser ese logro. Por ejemplo, mejorar la precisión al medir ingredientes secos en las recetas: ¿cuánta mejora es suficiente para considerar que se logró este objetivo? En cambio, sería diferente si el objetivo se hace medible, por ejemplo: medir 2 ingredientes secos en las recetas con mediano apoyo de terceros (en este caso, el apoyo mediano puede ser el uso de una balanza de cocina digital, en la que el peso queda visible en la pantalla).

Alcanzable. Tiene el mismo significado que en el formato RHUMBA, es decir, el objetivo debe ser razonable para que la persona pueda lograrlo en el tiempo asignado para ello. Cuando el terapeuta ocupacional comienza a escribir los objetivos, es posible que inicialmente tenga que *adivinar* cuánto tiempo puede llevarle a la persona alcanzar dichos objetivos. A medida que el terapeuta desarrolle experiencia, sus conjeturas serán más precisas.

Relacionado. Representa que el objetivo tiene una conexión clara con las necesidades ocupacionales de la persona y se sustenta con lo que se ha indicado en la evaluación. Al mismo tiempo, refleja la importancia de la relación que deben tener los OLP y los OCP. Estos no tienen relación únicamente con los tiempos, como se ha mencionado antes, sino que también presentan una relación de contenidos entre ambos. Un OLP puede detallarse luego, en un máximo de tres OCP. Por ejemplo, si como OLP se busca trabajar una ocupación de las AVD, estas deben estar nombradas en la redacción. Del OLP se desprenden las actividades que se priorizan en esta etapa del tratamiento, mientras que del OCP se detallan qué AVD se van a trabajar en esta etapa, por ejemplo, el vestido. De esta manera, los OLP (AVD), que requieren más tiempo (de 6 a 12 meses), se relacionan con los OCP (vestido) y los tiempos para alcanzarlos con apoyo o sin él (de 4 a 8 semanas). Una vez que el OCP se haya alcanzado, se pueden renovar las AVD que se van a trabajar en una segunda etapa, por ejemplo, la movilidad funcional.

Limitado en el tiempo. Expresa que el objetivo tiene un punto final cronológico. El terapeuta ocupacional identifica cuándo evaluar si se cumple el objetivo. Si se cumplen los OLP, pueden renovarse o, quizás, es hora de suspender los servicios. Como se describió en el apartado anterior, si se cumple el OCP, es momento de establecer un nuevo OCP que acerque al cliente al OLP. En cambio, si el OCP no se cumple en el tiempo designado, tal vez sea necesario modificarlo o continuarlo.

COAST

Gateley y Borcherding (2012) desarrollaron el formato COAST para la redacción de objetivos. Este formato, que se describe a continuación, es el único que menciona específicamente la ocupación como un elemento de la meta:

- C: *client* (cliente o persona que tiene el comportamiento) (Gateley y Borcherding, 2012). Si se usa el formato COAST, el objetivo se escribe para especificar lo que hará el cliente. Según la AOTA (2020), el cliente puede ser una persona, un grupo o una población.
- O: *occupation* (ocupación). El objetivo se escribe como parte de un programa de terapia ocupacional, que debe reflejar la ocupación que realizará la persona.
- A: *assistance* (asistencia). Representa el nivel de asistencia o apoyo requerido para que el cliente realice la ocupación deseada. La asistencia puede ser mínima o baja, mediana o máxima o alta.
- S: *specific conditions* (condiciones específicas). Son las condiciones que se deben dar para que la persona alcance el objetivo. Estas condiciones pueden incluir modificaciones en el entorno, el equipo o la técnica (Gateley y Borcherding, 2012).
- T: *time* (tiempo). Representa la línea de tiempo para lograr la meta (Gateley y Borcherding, 2012). El cronograma debe ser razonable y alcanzable.

El lector notará que todos estos formatos son similares, pero cada uno aporta alguna condición que completa los componentes que los objetivos deben incluir. Estos componen-tes están centralmente incluidos en los OCP. El formato COAST, que incorpora el nivel de asistencia o apoyo que la persona necesita para alcanzar el objetivo, focaliza la importancia de objetivos centrados en la persona y en las ocupaciones.

ABCDE

Por último, el método ABCDE, utilizado por Kettenbach (2009) y Quinn y Gordon (2003), consiste en:

- A: *actor* (actor/audiencia/persona). Se refiere al individuo que tiene el comportamiento, es decir, se trata de un objetivo centrado en la persona. Esto es fundamental en el momento de elegir con qué verbo iniciar el objetivo. Al principio de este capítulo se detallaron algunos verbos que se refieren a las estrategias que el terapeuta utilizará, como estimular, fomentar, entre otros. Sin embargo, dichos verbos no se emplean cuando se trata de objetivos centrados en la persona. Este componente coincide también con la C de COAST, que se describió antes.
- B: *behavior* (comportamiento). Recuerda que el objetivo es un comportamiento ocupacional observable, es decir, que se puede ver u oír lo que la persona hace o dice. Por lo general, un comportamiento es algo que permite mostrar lo que la persona hace o dice. Algunos ejemplos de comportamiento son alcanzar, vestirse, cargar, demostrar, expresarse, comer o tejer. Los comportamientos representan una acción y, por lo tanto, se expresan como verbos (Kettenbach, 2009). Sin embargo, no todos los verbos representan una acción.
- C: *condition* (condición o circunstancias que sustentan el desempeño). Las circunstancias ayudan a clarificar el objetivo (Kettenbach, 2009). Las condiciones pueden representar los apoyos de terceros requeridos o algo en el ambiente que es necesario que esté presente para que ocurra el comportamiento. Por ejemplo, en el objetivo «desarrollar habilidades de vestido con ropa sin botones», la condición sería que no se utilicen ropas que

requieran abotonado. Por ello, la persona necesita tener acceso a ropa que no requiera abotonado (pantalones con cintura elástica, blusas tipo pulóver) para cumplir con el objetivo. Las condiciones también pueden ser la cantidad de indicación o asistencia necesaria.

- D: *degree* (grado). Esta es la parte medible del objetivo (Kettenbach, 2009) en la que se identifica el porcentaje, el grado u otra característica distintiva del comportamiento. El objetivo debe ser realista, funcional e identificar un encuadre de tiempo específico. «Realista» significa que se puede esperar razonablemente que el cliente logre el objetivo en el marco de tiempo establecido. «Funcional» expresa que el objetivo describe un área de desempeño ocupacional. El encuadre de tiempo establece cuánto realmente se debe esperar para que se cumpla el objetivo. Esto siempre depende de la condición de la persona, la frecuencia y duración de la terapia ocupacional, el conocimiento profesional y la experiencia con personas con condiciones funcionales y ambientales similares a las de la persona asistida.
- E: *expected time* (plazo de tiempo previsto para alcanzar el objetivo). Esta es una variación defendida por Quinn y Gordon (2003) del formato ABCD, la cual agrega la *E*. Estos autores utilizan la misma *A* de actor o audiencia, la *B* de comportamiento, la *C* de condición y la *D* de grado, al igual que

Kettenbach (2009), y agregan la *E*, que significa tiempo esperado. Este componente de plazo de tiempo esperado de un objetivo es una estimación del tiempo que tomará alcanzar la meta, por ejemplo, en el plazo de 1 semana o en 1 mes (Quinn y Gordon, 2003).

Como se mencionó antes, los formatos son parecidos, sin bien todos ellos completan las condiciones que debe tener un OCP redactado correctamente en terapia ocupacional, más allá del marco teórico o modelo que el terapeuta ocupacional utilice en su práctica diaria y contexto. Para finalizar este razonamiento de acrónimos como apoyo de terceros para que el profesional recuerde qué componentes debe tener un OCP, a continuación se describe un acrónimo en español que incluye las características que se presentaron al inicio de este capítulo. El listado de características que Pellegrini (2012) describió establece que el objetivo debe ser *medible, alcanzable, relevante, renovable, ocupacional* y *comprensible*. Con las primeras letras de estas palabras se forma el acrónimo MARROC. En la **tabla 1-6** se comparan los componentes de los distintos métodos acrónimos.

El uso del método de acrónimos para redactar objetivos constituye un apoyo para saber qué deben incluir y qué características han de tener los objetivos de intervención centrados en la persona, pero estos están al servicio del

Tabla 1-6. Comparación de los componentes de los métodos acrónimos

RHUMBA	SMART	ABCDE	COAST	MARROC
• *Relevant/* relevante • *How long/* cuánto tiempo • *Understable/* comprensible • *Measurable/* medible • *Behavioral/* comportamiento • *Achievable/* alcanzable	• Significativo • Medible • Alcanzable • Relacionado • Limitado en el tiempo	• Actor • *Behavior/* comportamiento • *Condition/* condición • *Degree/*grado • *Expected time/* plazo de tiempo previsto	• *Client/*persona • *Occupation/* ocupación • *Assistance/* asistencia • *Specific conditions/* condiciones específicas • *Time/*tiempo	• Medible • Alcanzable • Relevante • Renovable • Ocupacional • Comprensible

plan de intervención. Para facilitar la redacción del OCP y poder comenzar con un verbo en infinitivo que esté centrado en la persona, se puede *pensar*, como apoyo de terceros al terapeuta ocupacional, en la siguiente frase para iniciar la redacción: «Al alcanzar el objetivo propuesto, la persona X logrará desarrollar, alcanzar, incrementar, disminuir, etc.». Esto ayudará al profesional a pensar en los objetivos que la persona asistida quiere alcanzar, sin confundirse con las estrategias que utilizará el mismo profesional, como estimular, fomentar, entre otros.

GUÍA DE REVISIÓN DE LA REDACCIÓN DE OBJETIVOS

Esta guía tiene como finalidad ofrecer un apoyo de terceros al profesional de terapia ocupacional, para el autocontrol de la redacción de los objetivos de tratamiento centrados en la persona. Al inicio de la revisión de los objetivos, puede ser útil revisarlos para completar esta guía. También se puede utilizar en trabajos grupales de estudiantes o terapeutas ocupacionales que estén trabajando en desarrollar sus habilidades y el razonamiento en la elaboración de objetivos basados en el proceso de evaluación. El uso de esta guía es simple y de fácil aplicación: si el objetivo responde positivamente al ítem descrito, se marca la primera columna («Sí»); en cambio, si el ítem no está reflejado en el objetivo, se debe marcar la segunda columna («No»). Una vez que se haya identificado el ítem o los ítems que faltan, el terapeuta puede revisar el manual para examinar y completar los criterios faltantes. De esta manera, la elaboración y la redacción de los objetivos a largo y a corto plazo cumplirán con los criterios requeridos para ser objetivos de terapia ocupacional centrados en la persona. Cabe recordar que la elaboración de objetivos es una habilidad que, como toda habilidad, se desarrolla con práctica y repetición. En la **tabla 1-7** se recoge la Guía de revisión para la redacción de objetivos, diseñada para facilitar la autoevaluación y garantizar que los objetivos sean claros, medibles y centrados en la persona.

Tabla 1-7. Guía de revisión para la redacción de objetivos		
Objetivo a largo plazo	**Sí**	**No**
1. ¿Inicia con un verbo en infinitivo?		
2. ¿Es un verbo centrado en la persona? ¿Representa lo que se espera que haga la persona?		
3. ¿Describe la ocupación esperada?		
4. ¿Es abarcativo, es decir, incluye en su lectura los objetivos a corto plazo?		
Objetivo a corto plazo	**Sí**	**No**
Comportamiento o tarea		
1. ¿Inicia con un verbo en infinitivo?		
2. ¿Es un verbo centrado en la persona? ¿Representa lo que se espera que haga la persona?		
3. ¿Describe el comportamiento, tarea, actividad u ocupación que se espera lograr?		
4. ¿Esta actividad, tarea u ocupación?		
5. ¿Es observable?		
6. ¿Es descriptiva?		
7. ¿Es relevante para la persona?		
8. ¿Se entiende? ¿Es comprensible?		

(Continúa)

Tabla 1-7. Guía de revisión para la redacción de objetivos (*cont.*)		
Objetivo a corto plazo	**Sí**	**No**
Condición del desempeño		
1. ¿Se detalla el grado de autonomía o apoyo requerido para alcanzar el objetivo?		
2. ¿Es alcanzable?		
3. ¿Son necesarios contextos específicos?		
4. ¿Son necesarios apoyos verbales?		
5. ¿Son necesarios apoyos gráficos/escritos/pictogramas?		
6. ¿Se requiere orientación física?		
7. ¿Son necesarias señales táctiles?		
8. ¿Es necesaria la demostración?		
9. ¿Es necesario que el comportamiento se generalice a otro entorno?		
Frecuencia		
1. ¿Se requiere cierta frecuencia?		
2. ¿Se necesita cierta duración?		
3. ¿Se indica la frecuencia o duración?		
Criterio para pasar al próximo nivel de desempeño		
1. ¿Se establece el marco de tiempo?		
2. ¿Se indica el tiempo o fecha de finalización?		
3. ¿Se indican los criterios para pasar al siguiente nivel?		
Tiempo		
1. ¿Se detalla durante cuántas semanas se desarrollará el objetivo?		
2. ¿Se explicita cuántas semanas se tardará en alcanzar el objetivo?		

EJEMPLOS DE OBJETIVOS BASADOS EN ACRÓNIMOS EN DIFERENTES POBLACIONES Y GRUPOS ETARIOS. CASOS, EJEMPLOS Y ACTIVIDADES

 ### Caso 1-1. Julio

Descripción: Julio es un niño con diagnóstico de trastorno del espectro autista (TEA). Cuando sus padres le regañan, él se ríe sin parar y sus padres terminan enojados. El objetivo fue aportado por ellos durante una sesión.

- Objetivo a largo plazo (OLP): expresar sentimientos acordes al momento.
- Objetivo a corto plazo (OCP): responder sin reírse cuando sus padres le regañen, al menos 2 de 5 ocasiones, con apoyo de una tarjeta visual de color rojo, durante 1 mes.

Análisis con el formato SMART:

- **S:** es importante para gestionar sus propias emociones.
- **M:** es medible, dado que tendrá que hacerlo al menos en 2 de cada 5 reprimendas.
- **A:** es un desafío justo; está acostumbrado a utilizar tarjetas de color verde y rojo como apoyo de validación del comportamiento.
- **R:** tiene conexión con el OLP (que sea capaz de gestionar y entender las emociones).
- **T:** durante 1 mes.

Caso 1-2. María

Descripción: María, una joven que concurre al hospital de día, se muestra aislada sin incluirse o participar en actividades grupales.

- **OLP:** desarrollar destrezas para la participación en grupos de pares.
- **OCP:** participar en la organización de las salidas quincenales con alto apoyo de terceros, 2 de 6 sesiones, durante 1 mes.

Análisis con el formato RHUMBA:

- **R:** es importante para facilitar su participación social.
- **H:** durante 1 mes.
- **U:** el desempeño esperado se entiende fácilmente.
- **M:** 2 de 6 sesiones.
- **B:** se describe el comportamiento esperado (que participe en la organización de salidas).
- **A:** cuenta con un alto apoyo para lograr el objetivo, que es claramente alcanzable (participar en, al menos, 2 de 6 sesiones).

 Caso 1-3. Pedro

Descripción: Pedro tiene poca higiene personal, como se evidencia por su olor corporal y ropa sucia.

- **OLP:** incrementar los hábitos de higiene personal.
- **OCP:** desarrollar hábitos de higiene personal, con mediano apoyo de terceros, 2 de 7 días, durante 6 semanas.

Análisis con el formato COAST:

- **C** (*client*/cliente o persona que tiene el comportamiento): Pedro.
- **O** (*occupation*/ocupación): hábitos de higiene.
- **A** (*assistance*/nivel de asistencia o apoyo): nivel mediano de apoyo de terceros.
- **S** (*specific conditions*/condiciones específicas o cómo se debe hacer para alcanzar el objetivo): 2 de 7 días.
- **T** (*time*/tiempo): 6 semanas.

Análisis con el formato ABCDE:

- **A** (actor que hace el comportamiento): Pedro.
- **B** (comportamiento): hábitos de higiene.
- **C** (condición): nivel mediano de apoyo de terceros.
- **D** (cuán bien debe realizarse): 2 de 7 días.
- **E** (plazo): 6 semanas.

Análisis con el formato MARROC:

- **M** (**m**edible): 2 de 7 días.
- **A** (**a**lcanzable): nivel mediano de apoyo de terceros.
- **R** (**r**enovable): 6 semanas.
- **R** (**r**elevante): importante para Pedro y su familia.
- **O** (**o**cupacional): hábitos de higiene.
- **C** (**c**omprensible): es claro para todos (se sabe qué se espera).

En resumen, los objetivos en terapia ocupacional se planifican en objetivos a largo y a corto plazo. Esto implica tiempos y relación entre ellos. Los OCP se desprenden de algún OLP. La cantidad de OLP en un plan de tratamiento es de dos a tres objetivos como máximo. De cada uno de ellos se pueden desprender un máximo de tres OCP. Los verbos utilizados al iniciar los objetivos a largo y a corto plazo deben ser en infinitivo y estar centrados en lo que la persona espera lograr. Todos los OCP deben estar compuestos por todos sus componentes y cumplir con las características que los identifican (**Tabla 1-8**).

Tabla 1-8. Componentes y características de los objetivos			
Tipos de objetivos	**Componentes de los objetivos a largo plazo/metas**	**Componentes de los objetivos a corto plazo**	**Características de los objetivos a corto plazo**
Objetivo a largo plazo: de 6 meses a 1 año	Comportamiento en la ocupación, verbo en infinitivo centrado en la persona, amplio y relacionado con el objetivo a corto plazo	Comportamiento en la tarea o actividad, verbo en infinitivo centrado en la persona (p. ej., realizar)	MARROC: medible, alcanzable, relevante, renovable, ocupacional y compresible
Objetivo a corto plazo: de 4 a 8 semanas		Condición del desempeño, describir el comportamiento que se espera lograr y el grado de apoyo de terceros requerido (p. ej., realizar las compras de alimentación con mínimo apoyo)	SMART: significativo, medible, alcanzable, relacionado y tiempo
Objetivo o meta: menos de 4 semanas		Frecuencia o duración, cuántas veces se espera ese comportamiento (p. ej., 2 veces)	RHUMBA: relevante, tiempo, comprensible, medible, comportamental y alcanzable
		Criterio para pasar al próximo nivel de desempeño (p. ej., a la semana)	COAST: cliente, ocupación, asistencia, condición específica y tiempo
		Tiempo (p. ej., durante 6 semanas)	ABCDE: audiencia, comportamiento, condición, grado, tiempo esperado

A continuación, y a modo de ilustración, se presenta la redacción de un objetivo, junto con el análisis detallado de sus componentes.

 Ejemplo

OLP: desarrollar habilidades de las actividades de la vida diaria instrumentales (AVDI).

- OCP: realizar las compras de alimentación con mínimo apoyo, 2 veces a la semana, durante 6 semanas.

A continuación, se analizan las características según los diferentes formatos de acrónimos:

1. MARROC: medible, alcanzable, relevante, renovable, ocupacional y compresible.

- **M:** 2 veces.
- **A:** con mínimo apoyo.
- **R:** importante para la alimentación y la autonomía de la persona.
- **R:** 6 semanas.
- **O:** compras de alimentación.
- **C:** queda claro para todos.

2. SMART: significativo, medible, alcanzable, relacionado y tiempo.
- **S:** importante.
- **M:** 2 veces.
- **A:** con mínimo apoyo.
- **R:** relacionado con el OLP que incluye las AVDI.
- **T:** 6 semanas.

3. RHUMBA: relevante, tiempo, comprensible, medible, comportamental y alcanzable.

- **R:** importante para la autonomía de la persona.
- **H:** 6 semanas.
- **U:** es claro lo que se espera.
- **M:** 2 veces a la semana.
- **B:** compras de alimentación.
- **A:** con mínimo apoyo.
4. COAST: cliente, ocupación, asistencia, condición específica y tiempo.
    - **C:** «realizar» es un verbo centrado en la persona.
    - **O:** compras.
    - **A:** con mínimo apoyo.
    - **S:** (compras) de alimentación.
    - **T:** 6 semanas.
5. ABCDE: audiencia, comportamiento, condición, grado y tiempo esperado.
    - **A:** «realizar» es un verbo centrado en la persona (es lo que se espera que la persona haga).
    - **B:** compras de alimentación.
    - **C:** con mínimo apoyo.
    - **D:** 2 veces a la semana.
    - **E:** 6 semanas.

ACTIVIDADES

Método de redacción de objetivos basados en las áreas de competencia y dominio de terapia ocupacional: ocupaciones y patrones de desempeño ocupacional

2

 OBJETIVOS

- Identificar las áreas clave de ocupación y redactar objetivos que promuevan la autonomía en actividades diarias.
- Redactar objetivos centrados en patrones de desempeño como hábitos, rutinas y roles ocupacionales.
- Elaborar objetivos que promuevan habilidades y destrezas ocupacionales, adaptados a funciones y estructuras personales.
- Priorizar y medir el progreso en la redacción de objetivos ocupacionales.
- Redactar objetivos personalizados para distintas poblaciones, utilizando ejemplos prácticos y ejercicios aplicados.

REDACCIÓN DE LOS OBJETIVOS DE TERAPIA OCUPACIONAL BASADOS EN LAS OCUPACIONES Y LAS ACTIVIDADES EN CONTEXTOS ESPECÍFICOS

En este capítulo, se presenta el método para la redacción de objetivos en terapia ocupacional, basado en las áreas de competencia y dominio profesional descritas en el Marco de trabajo para la práctica de terapia ocupacional: dominio y proceso de la American Occupational Therapy Association (AOTA, 2020). Dicho marco establece las áreas clave para el desarrollo profesional: ocupaciones, contextos, patrones de desempeño, destrezas y factores personales.

El método propuesto combina dos enfoques esenciales: el enfoque de arriba hacia abajo *(top-down)* y el enfoque de abajo hacia arriba *(bottom-up)*.

- **Enfoque de arriba hacia abajo.** Mediante este enfoque, el tratamiento comienza considerando las ocupaciones o los patrones de desempeño en un contexto específico. Los objetivos se centran en promover la participación ocupacional, facilitando el desem-

peño en actividades significativas y ocupaciones de la vida diaria, así como en hábitos, roles, rituales y rutinas.

- **Enfoque de abajo hacia arriba.** Si bien no se detalla en este apartado, este enfoque complementa el enfoque de arriba hacia abajo, abordando primero las habilidades, las destrezas o los factores personales que sustentan el desempeño funcional.

Ambos enfoques constituyen una base sólida para diseñar intervenciones centradas en las necesidades específicas de cada persona, garantizando que los objetivos formulados promuevan la autonomía, el significado y la efectividad en la práctica profesional.

Como se ha mencionado antes, si se aplica el enfoque *de arriba hacia abajo*, el tratamiento comienza priorizando las ocupaciones o los patrones de desempeño, considerando el contexto en el que se desarrollan. En este caso, los objetivos se enfocan en la participación ocupacional y en el desempeño funcional de actividades significativas, que incluyen hábitos, roles, rituales y rutinas diarias. Por el contrario, si se emplea un enfoque *de abajo hacia arriba*, el tratamiento parte de los factores personales o de las destrezas específicas, como habilidades motoras, de procesamiento o de comunicación social, que influyen directamente en el desempeño ocupacional. Este enfoque es útil cuando el marco teórico y el contexto de intervención priorizan las capacidades subyacentes necesarias para el desempeño efectivo.

A lo largo de este capítulo, se presentarán diversas estrategias para la redacción de objetivos en terapia ocupacional, ajustados a cada contexto de intervención. Así, se empieza trabajando con objetivos fundamentados en el enfoque *de arriba hacia abajo*, comenzando por las ocupaciones, que se agrupan en categorías clave, como, por ejemplo:

- Actividades de la vida diaria (AVD).
- Actividades de la vida diaria instrumentales (AVDI).
- Gestión de la salud.
- Descanso y sueño.
- Juego, ocio, educación, trabajo y participación social.

Cada categoría comprende comportamientos específicos que reflejan el desempeño ocupacional. En los siguientes apartados se presentarán ejemplos prácticos de ocupaciones, comenzando con las AVD. En la **tabla 2-1** se recoge un ejemplo de las actividades y los comportamientos incluidos en una ocupación.

A modo de ejemplo, se presenta el siguiente caso: Sofía tiene dificultades en sus AVD, especialmente en la actividad de baño y ducha. Se salta pasos de la actividad de lavado de su cabello, olvidando enjuagarse el champú y enjabonarse todo el cuerpo (solo lo hace en la parte delantera). En este caso, y respetando todo lo aprendido en el primer capítulo sobre los componentes y las características que debe tener un objetivo de terapia ocupacional, este se puede planificar como se muestra en los siguientes ejemplos:

 Ejemplo 1

Ocupación: actividades de la vida diaria (basado en la tabla 2-1)
- Objetivo a largo plazo (OLP): incrementar las destrezas en las AVD.
- Objetivo a corto plazo (OCP): desarrollar habilidades de baño y ducha, con mínimo apoyo, 2 de 5 veces, durante 5 semanas.

 Ejemplo 2

Actividad baño y ducha (basado en la tabla 2-1)
- OLP: incrementar las destrezas en la actividad baño y ducha.
- OCP: enjabonar y enjuagar todas las partes del cuerpo, con mínimo apoyo, 2 de 5 veces, durante 5 semanas.

Tabla 2-1. Actividades y comportamientos incluidos en una ocupación*		
Ocupación	**Actividad**	**Comportamiento**
Actividades de la vida diaria	Baño y ducha	Obtención y utilización de suministros; enjabonar, enjuagar y secar las partes del cuerpo; mantener la postura para bañarse; moverse de forma adecuada
	Vestido	Seleccionar la ropa y los accesorios teniendo en cuenta la hora del día, el clima y la presentación deseada; obtener la ropa del lugar donde se guarda; vestirse y desvestirse en forma secuencial; abrochar y ajustar la ropa y los zapatos; aplicar y volver a mover dispositivos personales, prótesis o férulas
	Alimentación	Preparar, organizar y llevar alimentos o líquidos del vaso a la boca (incluye autoalimentación y alimentar a otros)

*Para un análisis completo y más detallado, se recomienda consultar la obra *Occupational therapy practice framework: domain and process*, 4ª ed., 2020, de la American Occupational Therapy Association.

Este formato es aún más medible que la opción del ejemplo 1. En el OLP, se utilizó el nombre de la actividad que se desea priorizar, mientras que el OCP se enfocó únicamente en los comportamientos específicos que se trabajarán, como enjabonar y enjuagar, sin abarcar todos los comportamientos que incluye la actividad.

A continuación, se ofrece otro ejemplo de una AVD distinta: Mario tiene dificultades para vestirse acorde al clima y la temperatura del día, lo que le lleva a ir demasiado abrigado al trabajo. Como resultado, su ropa se empapa de sudor, sin que él se dé cuenta de ello.

 Ejemplo

Actividad vestido (basado en la tabla 2-1)
- OLP: desarrollar habilidades de vestido.
- OCP: si se analizan todos los comportamientos relacionados con vestirse, estos incluyen desde la selección de la ropa hasta el abrochado y ajuste de esta. Sin embargo, ¿cuáles son los comportamientos específicos que le resultan difíciles a Mario y cuáles se deberían priorizar? La respuesta sería seleccionar la ropa teniendo en cuenta el clima, con mediano apoyo, 3 de 5 días laborales, durante 4 semanas.

Cabe esperar, a estas alturas del estudio y uso del libro, que el lector haya adquirido un mayor conocimiento y confianza en el proceso de redacción de objetivos. Este aprendizaje le permitirá comprender mejor los elementos esenciales que debe considerar al planificar objetivos, asegurándose así de que estos sean claros, medibles y alcanzables. Al hacerlo, no solo mejorará la calidad de sus objetivos, sino que también facilitará el seguimiento y la evaluación de su progreso a lo largo del tiempo.

A fin de profundizar en el conocimiento y el razonamiento profesional para la redacción de objetivos, es importante considerar las ocupaciones de juego, ocio y voluntariado, recogidas en la **tabla 2-2**. En dicha tabla se observa que, según los niveles de desarrollo de cualquier comportamiento, el primer nivel es siempre el exploratorio, que implica la identificación de habilidades, recursos e intereses (sin necesidad de sostener o desempeñar aún). Una vez que se han identificado, ya sea de manera autónoma o con el apoyo de otros, la persona avanza al siguiente nivel: el de la participación. En esta etapa, se espera que la persona comience a desempeñar ocupaciones de su interés, de acuerdo con sus habilidades, intereses y recursos, identificados

Tabla 2-2. Ocupaciones de juego, ocio y voluntariado		
Ocupación	**Actividad**	**Comportamiento**
Juego	Exploración del juego	Identificar intereses, habilidades y recursos comunitarios de juego
	Participación en el juego	Desempeñar juegos de interés, acordes a las habilidades y los recursos
Ocio	Exploración del ocio	Identificar intereses, habilidades y recursos comunitarios de ocio
	Participación en el ocio	Desempeñar actividades de ocio de interés, acordes a las habilidades y los recursos
Voluntariado	Exploración del voluntariado	Identificar y aprender sobre las causas de la comunidad, las organizaciones y las oportunidades de trabajo no remunerado, de acuerdo con las habilidades personales, los intereses, la localización y el tiempo disponible
	Participación en el voluntariado	Realizar actividades de trabajo no remunerado para el beneficio de personas, causas u organizaciones seleccionadas

antes. Finalmente, el nivel de sostenimiento o consolidación se alcanza cuando la persona adquiere la capacidad de mantener ocupaciones de manera consistente, integrándolas en su rutina diaria y adaptándolas, según sea necesario, para lograr una mayor autonomía. Estos son los niveles de cualquier comportamiento, que van desde la exploración inicial hasta la participación activa y el sostenimiento en el tiempo.

Teniendo en cuenta lo expuesto, las opciones que se pueden utilizar son las siguientes:

- OLP: explorar actividades de juego.
- OCP: identificar, con alto nivel de apoyo, 1 juego de interés por semana, durante 8 semanas.

En este contexto, dado que el OLP es explorar actividades de juego, el OCP debe ser coherente con esta meta y no puede abarcar más. Por lo tanto, no sería adecuado redactar el OCP como «Participar en 2 ocupaciones de juego, con apoyo de terceros, 1 vez por semana, durante 1 mes», ya que la participación implica un nivel de compromiso que supera la etapa exploratoria. Esta secuencia asegura que los OCP se alineen con el OLP (explorar):

- OLP: participar en actividades de ocio.
- OCP: explorar actividades de ocio de interés, con alto apoyo de terceros, 1 vez por semana, durante 6 semanas.

Si transcurridas las 6 semanas la persona ha logrado identificar 2 juegos de interés, con un alto nivel de apoyo, el terapeuta, al evaluar el progreso, considerará que la persona está lista para incrementar su participación. ¿Cómo puede renovarse el objetivo? Es sencillo: debe recordarse el concepto de autonomía presentado en el **capítulo 1** y definir el enfoque que se va a seguir:

- ¿Disminuir el apoyo de terceros?
- ¿Incrementar la cantidad de juegos por semana manteniendo el mismo grado de apoyo? (Es importante destacar que no sería adecuado hacer ambas cosas a la vez, al menos que en la evaluación inicial la cantidad haya sido incorrecta y se haya proporcionado más apoyo del necesario).

Teniendo en cuenta estas consideraciones, el OCP puede renovarse de las siguientes maneras:

- OCP 1: practicar 2 juegos de interés por semana, con un moderado nivel de apoyo, durante 6 semanas.
- OCP 2: practicar 4 juegos de interés por semana, con un alto nivel de apoyo, durante 6 semanas.

A continuación, se considerarán los objetivos relacionados con la ocupación de voluntariado. Para ello, se utilizará un ejemplo basado en una experiencia terapéutica en una institución de salud mental, con personas que padecían trastornos mentales graves, como psicosis crónica. Estas personas llevaban más de 15 años en la institución y no mostraban interés en participar en el espacio de terapia ocupacional, en parte porque ya formaba parte de su historia en la institución. Su rutina diaria se reducía a mirar televisión, comer, bañarse, dormir y caminar sin rumbo en el patio de la institución. Una mañana, al pasar por el comedor de la institución, la terapeuta ocupacional observó que las usuarias comentaban una noticia, que pasaban por la televisión, sobre una gran inundación en una ciudad cercana. Estaban visiblemente afectadas por la situación de las familias, los niños y las personas mayores que habían perdido sus hogares. Entonces, la terapeuta les preguntó si tenían interés en crear algunos objetos, como mantas de abrigo o juguetes para los niños, para enviárselos, encuadrando esta actividad como parte de un programa de voluntariado y enfatizando la importancia de darle un marco específico para dicho fin. Este programa de voluntariado se realizaba físicamente en el mismo espacio de terapia ocupacional, pero, durante el horario en que se llevaba a cabo, un cartel en la puerta decía «Programa de voluntariado». De esta forma, se fue construyendo un espacio donde, en una primera etapa, los objetivos de terapia ocupacional de esas personas estaban orientados a la exploración del voluntariado, y, después de un tiempo, pasaron a centrarse en la participación en el voluntariado. La diferencia clave entre estas etapas es que, en la primera, los objetivos se enfocaban en la exploración, la identificación y el aprendizaje.

Ejemplo

- OLP: participar en ocupaciones de voluntariado.
- OCP:
  - Identificar habilidades, intereses y recursos en actividades no remuneradas, con alto apoyo de terceros, 2 veces a la semana, durante 6 semanas.
  - Participar en actividades de voluntariado, con mediano apoyo de terceros, 2 veces a la semana, durante 8 semanas.

En este ejemplo, se observa que el OLP es amplio e incluye los OCP. Estos pueden establecerse simultáneamente o planificar solo el primero de ellos, para luego renovarlo con el objetivo de participación, una vez que se haya alcanzado. No obstante, si se considera este proceso como un continuo de desarrollo, también es válido escribir ambos objetivos desde el inicio, como en este caso.

A continuación, se comparten otros casos basados en *ocupaciones*, en diferentes poblaciones.

 Caso 2-1. Sofía

Edad: 7 años.

Diagnóstico: retraso en el desarrollo motor fino.

Descripción: Sofía presenta dificultades en la coordinación motriz fina, lo que afecta su capacidad para realizar AVD, como abotonarse la ropa y atarse los cordones de los zapatos. Debido a esto, depende de su familia para realizar dichas actividades, lo que afecta su autoestima y sentido de independencia. La meta es mejorar su autonomía en el vestido.

- OLP: incrementar su capacidad para realizar actividades de vestido.
- OCP: abotonarse una camisa con botones grandes, con mínimo apoyo, en 4 de 5 intentos, en un plazo de 6 semanas.

 Caso 2-2. Lucas

Edad: 14 años.

Diagnóstico: lesión en el plexo braquial derecho.

Descripción: Lucas sufrió una lesión en el plexo braquial derecho tras un accidente de bicicleta, lo que ha limitado la movilidad y la fuerza de su mano y brazo derechos. Esto ha dificultado su capacidad para realizar tareas cotidianas como vestirse, comer con cubiertos y escribir. Lucas se siente frustrado porque depende de los demás para realizar algunas actividades, lo que afecta su autoconfianza y participación en la escuela. El objetivo es mejorar su autonomía en actividades cotidianas.

- OLP: incrementar su capacidad para realizar actividades de vestido.
- OCP: ponerse y quitarse una camiseta, con mínimo apoyo, en 3 de 5 intentos, en un plazo de 4 semanas.

 Caso 2-3. Martín

Edad: 35 años.

Diagnóstico: lesión medular a nivel de C6 incompleta.

Descripción: Martín sufrió una lesión medular a nivel de C6 tras un accidente automovilístico, lo que lo ha dejado con movilidad reducida en las extremidades superiores. Antes del accidente, Martín disfrutaba de la pintura como pasatiempo y actividad de ocio, pero, debido a la lesión, ha tenido dificultades para retomar esta actividad. Se siente frustrado y desea encontrar una manera de volver a disfrutar de la pintura, adaptando sus habilidades actuales. El objetivo es aumentar su participación en actividades de ocio.

- OLP: incrementar su capacidad para participar en actividades de ocio, específicamente en la pintura.
- OCP: utilizar un pincel adaptado para pintar durante al menos 20 minutos, con apoyo mínimo, en un plazo de 6 semanas.

Caso 2-4. Ana

Edad: 79 años.

Diagnóstico: demencia leve.

Descripción: Ana ha sido diagnosticada con demencia leve, lo que ha comenzado a afectar su memoria y capacidad para participar en actividades cotidianas y de ocio que solía disfrutar, como la jardinería. A pesar de su diagnóstico, Ana aún muestra interés en el cuidado de sus plantas, pero necesita apoyo para recordar los pasos y organizarse. Su familia ha notado que esta actividad la calma y mejora su bienestar emocional. El objetivo es mantener su participación en esta actividad significativa para su vida.

- OLP: incrementar su capacidad para participar en actividades de jardinería de manera adaptada y con apoyo.
- OCP: realizar el riego de plantas utilizando una lista de pasos visual, con mínimo apoyo verbal, en 4 de 5 oportunidades, durante las próximas 6 semanas.

Caso 2-5. Pablo

Edad: 70 años.

Diagnóstico: amputación de la pierna izquierda debido a complicaciones por la diabetes.

Descripción: Pablo es un hombre de 70 años que sufrió una amputación de su pierna izquierda debido a complicaciones por la diabetes. Desde la amputación, ha tenido dificultades para adaptarse a su nueva condición y ha perdido la motivación para realizar actividades de autocuidado, como el manejo de su higiene personal y el cuidado de su prótesis. Vive solo, pero su hija lo visita regularmente para ayudarle. Juan necesita desarrollar nuevos hábitos que le permitan mantener su autonomía y adaptarse a su prótesis.

- OLP: restablecer hábitos de autocuidado y fomentar su independencia en el manejo de la prótesis y la higiene personal.
- OCP:
  - Limpiar y cuidar la prótesis diariamente, con apoyo de su hija, al menos 5 de 7 días, durante 4 semanas.
  - Ducharse utilizando un asiento de ducha y productos adaptados, con supervisión mínima, al menos 4 de 7 días, durante 4 semanas.
  - Realizar ejercicios de fortalecimiento y movilidad para mejorar la integración de la prótesis en su rutina diaria, con la ayuda de un fisioterapeuta, al menos 2 veces a la semana, durante 4 semanas.

REDACCIÓN DE OBJETIVOS BASADOS EN LAS ÁREAS DE COMPETENCIA Y DOMINIO DE TERAPIA OCUPACIONAL: OCUPACIONES Y PATRONES DE DESEMPEÑO OCUPACIONAL

Una vez abordados los objetivos centrados en ocupaciones, a continuación se describe un nuevo enfoque: la elaboración de objetivos basados en patrones de desempeño. Estos abarcan hábitos cotidianos, rutinas diarias, roles ocupacionales y rituales, los cuales son esenciales para sostener y mejorar la competencia ocupacional a largo plazo. Los patrones de desempeño se refieren a los comportamientos repetitivos y organizados que las personas desarrollan a lo largo del tiempo para realizar sus actividades cotidianas de manera efectiva. Estos patrones permiten estructurar la vida diaria y sostener la participación en ocupaciones significativas. Los principales patrones de desempeño incluyen:

- **Hábitos:** son comportamientos automáticos que se repiten regularmente en la vida diaria, facilitando la eficiencia en la realización de actividades. Por ejemplo, cepillarse los dientes al levantarse o guardar siempre las llaves en el mismo lugar.
- **Rutinas:** se refieren a secuencias de actividades que estructuran la vida diaria y brindan continuidad. Estas pueden ser tanto personales como familiares, e incluyen acciones como la rutina de trabajo o los pasos que alguien sigue cada noche antes de dormir.
- **Roles ocupacionales:** son las expectativas sociales que una persona asume en diferentes contextos, como el rol de estudiante, trabajador, cuidador o miembro de una familia. Estos roles varían a lo largo de la vida y

ayudan a dar sentido y dirección a las ocupaciones.

- **Rituales:** son hábitos cargados de un significado más profundo, como acciones simbólicas y significativas que refuerzan la identidad personal o comunitaria. A diferencia de los hábitos cotidianos, que se realizan de manera automática, los rituales conectan a las personas con sus creencias, valores o tradiciones, como celebrar eventos importantes en familia (cumpleaños, brindis, casamientos) o realizar acciones que transcienden lo rutinario por su valor emocional o cultural.

Cada uno de estos patrones de desempeño es fundamental para mantener una vida organizada, significativa y coherente con los valores y las metas de la persona.

GUÍA DE PRIORIZACIÓN Y REDACCIÓN DE OBJETIVOS OCUPACIONALES

A continuación, se presentan una serie de ejemplos de redacción de objetivos centrados en los hábitos, las rutinas, los roles ocupacionales y los rituales.

 ### Ejemplo de hábitos

- OLP: desarrollar hábitos de higiene personal.
- OCP: tomar una ducha, con mínimo apoyo (recordatorio), 1 vez por día, 5 de 7 días, durante 1 mes.

 ### Ejemplo de hábitos

- OLP: incorporar hábitos de seguridad en la movilidad comunitaria.
- OCP: mirar a ambos lados antes de cruzar una calle, con mínimo apoyo, 3 de 5 veces, durante 1 mes.

 ### Ejemplo de rutinas

- OLP: organizar una rutina funcional.
- OCP:
  - Desempeñar una secuencia para ir al baño, bañarse, atender la higiene y vestirse, con mínimo apoyo, 4 de 7 mañanas, durante 6 semanas.

  - Realizar la secuencia de pasos necesarios en la preparación de la comida, sin apoyo, 5 de 7 comidas, durante 4 semanas.

 ### Ejemplo de rutinas

- OLP: establecer y mantener una rutina diaria que promueva el equilibrio y el bienestar emocional.
- OCP:
  - Planificar una rutina matutina, con apoyo mínimo, que incluya actividades de autocuidado y preparación para el día, y seguirla al menos 4 de 7 días, durante 2 semanas.
  - Implementar una rutina nocturna, con apoyo mínimo, que incorpore actividades relajantes antes de dormir, y adherirse a ella al menos 5 de 7 noches, durante 3 semanas.

 ### Ejemplo de roles ocupacionales

- OLP: desarrollar el rol de amigo.
- OCP:
  - Identificar valores del rol de amigo, con alto apoyo de terceros, en 2 de 4 sesiones, durante 1 mes.
  - Participar en actividades facilitadoras del rol de amigo, con mediano apoyo, 1 vez al mes, durante 2 meses.

 ### Ejemplo de rol ocupacional de estudiante

- OLP: desempeñar de manera efectiva el rol ocupacional de estudiante, gestionando el tiempo y cumpliendo con las demandas académicas.
- OCP:
  - Establecer un horario de estudio, con apoyo mínimo, y adherirse a él al menos 4 de 5 días hábiles, durante 4 semanas.
  - Completar asignaciones dentro de los plazos establecidos, con apoyo mínimo de recordatorios, para 2 asignaturas, durante 1 mes.

 ### Ejemplo de rituales

- OLP: recuperar rituales/actividades espiritualmente significativas.
- OCP:
  - Preparar recetas significativas en días festivos (cumpleaños, fiestas religiosas), con mediano apoyo de terceros, 1 de cada 3 fechas, durante 8 semanas.

– Identificar comportamientos significativos (meditar, escuchar música), con alto apoyo, 1 vez a la semana, durante 1 mes.

 Ejemplo de rituales

• OLP: participar activamente en celebraciones de cumpleaños.

• OCP:

– Asistir a su propia fiesta de cumpleaños, con un número limitado de invitados (familia y amigos cercanos), durante al menos 1 hora, con el apoyo de un adulto, el día de su cumpleaños.
– Participar en al menos 2 rituales de la celebración, como el canto de «Feliz cumpleaños» y el corte del pastel, con apoyo emocional, durante la fiesta.

EJEMPLOS DE OBJETIVOS BASADOS EN LAS OCUPACIONES Y LOS PATRONES DE DESEMPEÑO, EN DIFERENTES POBLACIONES Y GRUPOS ETARIOS A TRAVÉS DE CASOS

 ### Caso 2-6. Lucía: hábitos

Edad: 8 años.

Diagnóstico: trastorno por déficit de atención e hiperactividad (TDAH).

Descripción: Lucía es una niña de 8 años, diagnosticada con TDAH, lo que le provoca dificultades para concentrarse y seguir rutinas. Sus hábitos de higiene personal y cuidado diario no son consistentes; a menudo se olvida de cepillarse los dientes, lavarse las manos antes de comer y ducharse regularmente. Sus padres están preocupados por su higiene personal y desean ayudarla a desarrollar hábitos más saludables y constantes.

• OLP: desarrollar hábitos de higiene personal consistentes.

• OCP:

– Cepillarse los dientes después de cada comida, con un recordatorio visual (una cartulina con dibujos de cepillos de dientes) y apoyo verbal, al menos 5 de 7 días, durante 4 semanas.
– Ducharse sola, con un temporizador que le indique el momento de comenzar, al menos 3 veces a la semana, durante 4 semanas.
– Lavarse las manos antes de cada comida, utilizando un gráfico de hábitos que indique cuándo debe lavarse las manos, al menos 5 de 7 días, durante 4 semanas.
– Lavarse las manos antes y después de las comidas, usando un recordatorio visual en la cocina y en el baño, al menos 5 de 7 días, durante 4 semanas.

 ### Caso 2-7. Javier: hábitos

Edad: 24 años.

Diagnóstico: esquizofrenia.

Descripción: Javier es un joven de 24 años, diagnosticado con esquizofrenia. Experimenta síntomas como alucinaciones y desorganización del pensamiento, lo que afecta su capacidad para mantener una rutina diaria y realizar actividades de autocuidado. Su familia está preocupada por su bienestar y desea ayudarle a desarrollar hábitos saludables que le permitan mejorar su autonomía y calidad de vida.

• OLP: aumentar la autonomía en actividades de autocuidado y promover hábitos saludables en la vida diaria.

• OCP:

– Establecer una rutina diaria para el cuidado personal, que incluya cepillarse los dientes y ducharse, utilizando un horario visual, al menos 5 de 7 días, durante 4 semanas.
– Participar en una actividad de ejercicio ligero (como caminar en el parque) con un amigo o familiar, al menos 3 veces a la semana, durante 4 semanas.

Caso 2-8. Laura: hábitos

Edad: 52 años.

Diagnóstico: accidente cerebrovascular (ACV) isquémico.

Descripción: Laura es una mujer de 52 años que sufrió un ACV isquémico hace 6 meses, lo que le ha dejado debilidad en el lado derecho de su cuerpo y dificultades para realizar AVD, como vestirse, asearse y preparar comidas. Laura desea recuperar su independencia y establecer hábitos diarios que le permitan retomar sus actividades cotidianas con el menor apoyo posible.

- OLP: mejorar la autonomía en AVD y fomentar hábitos de autocuidado.
- OCP:
  - Vestirse sola, utilizando ayudas como ganchos y cierres de velcro, con apoyo verbal mínimo, al menos 4 de 7 días, durante 4 semanas.
  - Ducharse de manera independiente, utilizando un asiento de ducha y productos adaptados (como jabones líquidos y esponjas), al menos 3 veces a la semana, durante 4 semanas.

 Caso 2-9. Antonio: hábitos

Edad: 82 años.

Diagnóstico: demencia de tipo Alzheimer.

Descripción: Antonio es un hombre de 82 años, diagnosticado con demencia de tipo Alzheimer. Ha experimentado pérdida de memoria y confusión, lo que ha afectado su capacidad para realizar actividades diarias de manera independiente. Su esposa está preocupada por su higiene personal y su bienestar emocional, y desea establecer rutinas que le ayuden a mantener su autonomía y calidad de vida.

- OLP: mantener la higiene personal y la rutina diaria con el fin de promover el bienestar y la autonomía.
- OCP:
  - Cepillarse los dientes con la ayuda de un gráfico visual que muestre los pasos del proceso, al menos 5 de 7 días, durante 4 semanas.
  - Ducharse con la ayuda de su esposa, utilizando un asiento de ducha y productos de higiene simples, al menos 3 veces a la semana, durante 4 semanas.

LISTADOS DE COMPORTAMIENTOS OCUPACIONALES RELACIONADOS CON ACTIVIDADES DE LA VIDA COTIDIANA

A continuación, se presentan unos listados de comportamientos ocupacionales diseñados para guiar al profesional de terapia ocupacional en la identificación de habilidades relacionadas con el consumo de alimentos, organizadas desde los niveles más básicos de desarrollo hasta los más complejos, necesarios para lograr la autonomía. Además de obtener e ingerir alimentos, es fundamental que una persona pueda seleccionar el tipo y la calidad de estos para mantener una alimentación saludable. Estas actividades también están influidas por normas sociales y culturales, las cuales pueden impactar en la aceptación e integración de un individuo en un grupo. Estos listados permitirán al lector identificar el comportamiento que refleje el nivel funcional del paciente y, a partir de ello, incorporar los componentes clave para la redacción de OCP centrados en la persona,

como se explicó en el **capítulo 1**. Estos listados constituyen un alto apoyo de terceros para los terapeutas, ya que brindan ideas de comportamientos, verbos, entre otros aspectos.

Comportamientos relacionados con la alimentación, el consumo de alimentos y los modales sociales

Comportamientos ocupacionales relacionados con la alimentación

- Discriminación de alimentos:
  - Identificar y distinguir entre elementos comestibles y no comestibles.
- Habilidades iniciales de alimentación:
  - Abrir la boca en respuesta al estímulo de alimentarse.
  - Tragar alimentos sin derramar.
  - Tragar líquidos sin derramar.
- Uso de utensilios y herramientas:
  - Tomar líquidos con una pajita.
  - Beber de una copa sin derramar.
  - Llevarse la copa a la boca sin derramar.

- Destrezas manuales y motoras para comer:
  - Tomar alimentos con los dedos cuando sea apropiado.
  - Comer alimentos sólidos con una cuchara sin derramar.
  - Comer alimentos sólidos con un tenedor sin derramar.
  - Seleccionar los cubiertos apropiados para comer (cuchillo, tenedor, cuchara).
- Control al comer:
  - Tomar una cantidad adecuada de alimentos con los cubiertos para masticar correctamente y evitar atragantarse.
- Habilidades avanzadas:
  - Cortar alimentos con un cuchillo de mesa de manera segura.

 Ejemplo

Identificar y distinguir entre elementos comestibles y no comestibles, con mediano apoyo, 2 de 5 alimentos, al cabo de 4 semanas.

Comportamientos ocupacionales relacionados con los modales en la mesa

- Preparación antes de la comida:
  - Lavarse las manos con jabón antes de las comidas.
  - Secarse las manos usando una toalla.
- Modales básicos durante la comida:
  - Sentarse recto en la mesa.
  - Quitar los codos de la mesa durante la comida.
  - Masticar con la boca cerrada.
  - Hablar sin alimentos en la boca.
  - Masticar y tragar los alimentos antes de responder o conversar.
  - Comer a un ritmo normal, evitando apresurarse o demorarse excesivamente.
- Uso adecuado de utensilios y servilletas:
  - Reconocer cuándo usar una servilleta.
  - Colocarse la servilleta en el regazo antes de comer.
  - Limpiarse la boca con la servilleta cuando sea necesario.
- Interacción social en la mesa:
  - Pasar los alimentos a otros cuando sea requerido.

- Pedir alimentos a otros de manera adecuada.
  - Tomar una cantidad apropiada de porciones de la fuente, evitando excesos.
  - Conversar de temas adecuados durante la comida.
- Cierre de la actividad:
  - Excusarse de manera adecuada al levantarse de la mesa.

 Ejemplo

Limpiarse la boca con la servilleta cuando sea necesario, sin apoyo, 2 de 3 comidas, durante 1 mes.

Comportamientos ocupacionales relacionados con la preparación de alimentos

- Preparación inicial:
  - Preparar la mesa colocando los cubiertos de manera apropiada.
  - Lavar los alimentos antes de comer.
  - Pelar vegetales de manera segura.
  - Cortar vegetales usando un cuchillo de cocina de forma segura.
  - Abrir envases, tarros o latas con abrelatas (eléctrico o manual) sin derramar.
  - Usar un destapador de manera adecuada.
  - Encender y apagar el gas de la placa de la cocina/horno de forma consciente y segura.
- Preparación básica de alimentos:
  - Hacer un bocadillo.
  - Preparar un bol con cereal fresco.
  - Hacer café (instantáneo o en cafetera).
  - Cascar un huevo sin derramar.
  - Volcar agua caliente en una taza de manera segura.
  - Preparar alimentos simples, como huevos, sopa o pasta.
  - Cocinar alimentos congelados siguiendo las instrucciones (para microondas u horno).
- Cocina segura:
  - Usar manoplas de cocina para prevenir quemaduras.
  - Usar ropa segura al cocinar (evitar las bufandas u otros elementos riesgosos).

- Freír de manera segura y pasar cuidadosamente el aceite a un contenedor.
- Cocer alimentos en la placa de la cocina de manera cuidadosa.
• Uso de electrodomésticos:
  - Usar una tostadora.
  - Usar una freidora eléctrica.
  - Usar un horno o un microondas.
  - Usar una batidora eléctrica.
• Habilidades avanzadas de cocina:
  - Seguir y cocinar una receta simple (3 ingredientes).
  - Seguir y cocinar una receta más compleja (5 ingredientes).
  - Usar vasos o cucharas medidoras para seguir una receta de cocina.
  - Preparar alimentos siguiendo instrucciones de un libro de cocina o de un programa de televisión.
• Planificación y organización:
  - Preparar una lista de la compra con 3 alimentos esenciales.
  - Preparar una lista de la compra más extensa (hasta 10 alimentos).
  - Planificar, preparar y servir una comida para 2 personas.
  - Planificar y preparar una comida balanceada para uno mismo.

 Ejemplo

Preparar alimentos simples, como huevos, sopa o pasta, sin apoyo, 2 de 5 comidas, durante 1 mes.

Comportamientos ocupacionales relacionados con la limpieza después de las comidas

• Limpieza de platos y utensilios:
  - Retirar los platos usados de la mesa.
  - Tirar los restos de comida de los platos.
  - Enjuagar los platos con agua antes de colocarlos en el lavaplatos o fregarlos.
  - Enjabonar los platos y utensilios.
  - Enjuagar los platos y utensilios.
  - Colocar los platos en un escurridor o secarlos con un paño.
  - Guardar los platos en el armario.
• Uso del lavaplatos:
  - Cargar el lavaplatos correctamente.

- Colocar el detergente en el lugar apropiado del lavaplatos.
- Operar los controles del lavaplatos.
• Limpieza general de la cocina:
  - Limpiar la mesa y la encimera con una esponja o trapo húmedo.
  - Limpiar el fregadero de la cocina con los limpiadores adecuados.
  - Limpiar con un trapo los electrodomésticos (placa de la cocina, nevera, microondas, cafetera o tostadora).
  - Limpiar el piso de la cocina para retirar salpicaduras de comida.
• Gestión de sobras y residuos:
  - Guardar la comida sobrante en contenedores y refrigerarla si es necesario.
  - Vaciar el cubo de la basura y colocarle una bolsa nueva.
  - Sacar la basura y depositarla en el lugar correspondiente.

 Ejemplo

Vaciar el cubo de la basura y colocarle una bolsa nueva, con mínimo apoyo, 3 veces por semana, durante 1 mes.

Comportamientos ocupacionales relacionados con la higiene personal

• Conocimiento y planificación de la higiene:
  - Identificar la frecuencia adecuada para bañarse.
  - Reconocer el olor corporal como indicador de higiene.
  - Identificar cuándo es necesario bañarse.
• Preparación para el baño o ducha:
  - Buscar los elementos necesarios para la ducha (jabón, champú, toallas, etc.).
  - Regular la temperatura del agua antes de bañarse.
  - Colocar la alfombrilla de baño y las toallas.
• Higiene durante el baño o ducha:
  - Iniciar el baño (en la ducha o la bañera).
  - Enjabonarse y lavarse todo el cuerpo (usando una esponja).
  - Enjuagarse todo el cuerpo.
  - Secarse el cuerpo cuidadosamente después del baño.

- Cuidado después del baño:
  - Aplicarse desodorante después del baño.
  - Recoger y guardar los elementos utilizados.
  - Colocar la ropa interior y la ropa sucia en el cesto de la ropa sucia.
- Limpieza de manos:
  - Reconocer cuándo lavarse las manos (antes de comer, cuando están sucias, después de ir al lavabo).
  - Iniciar el lavado de las manos antes de comer.
  - Lavarse las manos cuando sea necesario.

 Ejemplo

Lavarse las manos antes de comer, con mínimo apoyo, 2 veces por día, durante 6 semanas.

Comportamientos ocupacionales relacionados con el cuidado dental

- Frecuencia y planificación del cuidado dental:
  - Identificar la frecuencia apropiada del cepillado (después de las comidas, antes de dormir, etc.).
  - Iniciar el cuidado dental (cepillado o uso de dentadura).
- Cepillado dental:
  - Aplicar pasta dental antes de cepillarse.
  - Cepillar todas las superficies de los dientes (anterior, posterior, laterales) y también la lengua.
  - Enjuagarse la boca después del cepillado.
  - Enjuagar el cepillo después de usarlo.
- Uso de hilo dental y cuidado adicional:
  - Usar hilo dental de manera adecuada.
  - Lavarse la boca cuando sea necesario.
- Cuidado de la dentadura (si aplica):
  - Quitar la dentadura y colocarla en la copa.
  - Cepillar la dentadura de manera minuciosa.
  - Colocarse la dentadura correctamente en la boca después del cepillado.

 Ejemplo

Cepillar la dentadura de manera minuciosa, con mínimo apoyo, 2 veces por día, durante 6 semanas.

Comportamientos ocupacionales relacionados con los cuidados menstruales

- Conocimiento sobre el ciclo menstrual:
  - Demostrar el conocimiento de cuándo comienza el ciclo menstrual.
- Uso adecuado de productos menstruales:
  - Demostrar el conocimiento sobre el uso de tampones, toallitas, etc.
  - Cambiar el tampón/toallita/copa menstrual cuando sea necesario.
  - Disponer correctamente del tampón/toallita/copa menstrual.
- Higiene personal durante el ciclo:
  - Lavarse las manos antes/después de manipular tampones/toallitas/copa menstrual.
  - Higienizar los genitales después de manipular tampones/toallitas/copa menstrual.
  - Demostrar el conocimiento de la necesidad de bañarse con mayor frecuencia durante el período.

 Ejemplo

Lavarse las manos después de manipular tampones, de forma autónoma, 2 veces por día, durante 6 semanas.

Comportamientos ocupacionales relacionados con el cuidado de las uñas

- Conocimiento sobre el cuidado de las uñas:
  - Demostrar el conocimiento de cuándo cortarse las uñas.
  - Demostrar el conocimiento de cuándo arreglarse las uñas.
- Cuidado y arreglo de las uñas:
  - Iniciar el lavado de las uñas.
  - Iniciar el arreglo de las uñas de las manos y los pies.
  - Pintarse las uñas de manera correcta y atractiva.
  - Quitar el esmalte de uñas cuando se haya estropeado.

 Ejemplo

Iniciar el lavado de las uñas, de forma autónoma, 3 veces por semana, durante 6 semanas.

Comportamientos ocupacionales relacionados con el mantenimiento del espacio personal

- Organización y cuidado de las pertenencias:
  - Colocar las pertenencias y la vestimenta en su lugar cuando no las esté usando.
  - Colocar diversos objetos en el lugar correcto después de usarlos (revistas, papeles, juguetes, etc.).
- Cuidado de la ropa y artículos personales:
  - Asegurar que la ropa, toallas y sábanas estén limpias y disponibles.
  - Identificar cuándo el jabón necesita ser reemplazado y hacerlo.
  - Identificar cuándo la pasta de dientes necesita ser reemplazada y hacerlo.
  - Identificar cuándo el cepillo de dientes necesita ser reemplazado y hacerlo.
  - Identificar cuándo los pañuelos de papel necesitan ser reemplazados y hacerlo.
  - Identificar cuándo los accesorios de limpieza necesitan ser reemplazados y hacerlo.
- Mantenimiento del espacio:
  - Limpiar la encimera y la superficie de los electrodomésticos.
  - Identificar cuándo sacar la basura y hacerlo.
  - Identificar cuándo el papel higiénico necesita ser reemplazado y hacerlo.

 Ejemplo

Asegurar que la ropa, toallas y sábanas estén limpias y disponibles, con mediano apoyo, 3 veces por semana, durante 6 semanas.

Comportamientos ocupacionales relacionados con la limpieza de la casa

- Identificación de las áreas que hay que limpiar:
  - Identificar cuándo los muebles, los cuadros y la pantalla del televisor necesitan ser limpiados.
- Obtención y uso de accesorios de limpieza:
  - Obtener los accesorios de limpieza (paños, lustradores y otros elementos necesarios).
  - Leer las indicaciones de los lustradores.

- Limpieza de superficies:
  - Retirar los artículos de la superficie que se ha de limpiar.
  - Pasar el limpiador sobre la superficie de los muebles.
  - Limpiar la superficie con un paño.
- Almacenamiento:
  - Guardar los accesorios después de su uso.

 Ejemplo

Retirar los artículos de la superficie que se va a limpiar, con mediano apoyo, 3 veces por semana, durante 6 semanas.

Comportamientos ocupacionales relacionados con la limpieza del baño

- Identificación de la necesidad de limpieza:
  - Identificar cuándo el baño necesita ser limpiado.
- Obtención de los elementos de limpieza:
  - Obtener los productos de limpieza (esponja, detergente, etc.).
- Aplicación del producto de limpieza:
  - Mojar la esponja y escurrir.
  - Aplicar el producto de limpieza en la esponja o directamente sobre el depósito del váter y la tapa.
  - Aplicar el producto limpiador en el asiento y en la parte externa del váter, y también bajo la tapa.
- Limpieza del baño:
  - Limpiar con la esponja el asiento, debajo de este, así como la parte externa del váter.
  - Enjuagar con la esponja y secar.
- Limpieza interna del váter:
  - Colocar productos limpiadores en el interior del váter.
  - Usar un cepillo para la limpieza interna del váter.
  - Hacer correr el agua después de la limpieza.
- Almacenaje y limpieza de los utensilios:
  - Enjuagar la esponja y el cepillo después de su uso.
  - Guardar los utensilios de limpieza después de su uso.

Ejemplo

Enjuagar la esponja y el cepillo después de su uso, con mínimo apoyo, 2 veces por día, durante 6 semanas.

Comportamientos ocupacionales relacionados con hacer la cama

- Identificación de la necesidad de hacer la cama:
  - Identificar cuándo hacer la cama.
- Preparación de la cama:
  - Sacar las almohadas de la cama.
  - Alisar las sábanas con las manos.
- Colocación de la sábana:
  - Poner la sábana sobre el colchón.
  - Alisar cualquier arruga que esté en la sábana.
- Colocación de la manta:
  - Poner una manta sobre la cama.
  - Alisar con las manos las arrugas de la manta.
  - Colocar la manta sobre la sábana y, en los pies del colchón, plegarla y colocarla debajo, si es necesario.
- Colocación de las almohadas y el cobertor:
  - Ubicar las almohadas sobre la cama.
  - Colocar el cobertor.
  - Alinear el cobertor y alisar las arrugas.
- Finalización:
  - Plegar el cobertor y darle forma sobre la almohada.

 Ejemplo

Alisar con las manos las arrugas de la manta, con mínimo apoyo, 2 veces por día, durante 6 semanas.

Comportamientos ocupacionales relacionados con cambiar las sábanas

- Identificación de la necesidad de cambiar las sábanas:
  - Identificar cuándo las sábanas deben ser cambiadas.
- Retirar las sábanas sucias:
  - Arrojar al suelo las sábanas sucias y las mantas de la cama.

- Disposición de las sábanas sucias:
  - Colocar las sábanas sucias en el cesto de la ropa sucia.
- Colocación de las sábanas limpias:
  - Obtener un juego de sábanas limpias.
  - Colocar las sábanas limpias sobre la cama.

 Ejemplo

Identificar cuándo las sábanas deben ser cambiadas, con mínimo apoyo, 2 veces por día, durante 6 semanas.

Comportamientos ocupacionales vinculados al ocio y el esparcimiento

Comportamientos ocupacionales relacionados con la planificación de ocio/esparcimiento

- Identificación de actividades recreativas:
  - Identificar actividades recreacionales que se puedan realizar en la comunidad.
  - Identificar actividades recreativas que requieran la participación de otros (p. ej., bailar).
  - Identificar actividades recreativas que no requieran la participación de otros.
  - Identificar actividades recreativas que impliquen un costo económico.
  - Identificar actividades recreativas que sean gratuitas.
  - Identificar actividades recreativas que requieran equipamiento (p. ej., tenis, golf).
- Identificación de recursos sociales:
  - Identificar clubes u organizaciones sociales para su posible participación.
- Preferencias personales en actividades recreativas:
  - Identificar actividades recreacionales preferidas de una lista.
  - Identificar pasatiempos preferidos.
  - Identificar actividades preferidas como espectador.
  - Identificar juegos de mesa preferidos.
- Preferencias en actividades deportivas y artísticas:
  - Identificar preferencias de participación en actividades deportivas.
  - Identificar preferencias de participación en actividades de artes y ciencias.

– Identificar preferencias musicales.
- Ocio y entretenimiento:
  – Identificar programas de televisión preferidos.
  – Buscar actividades de esparcimiento/ocio.

 Ejemplo

Identificar pasatiempos preferidos, con mediano apoyo, 1 pasatiempo por mes, durante 2 meses.

Comportamientos ocupacionales en actividades de ocio y esparcimiento

- Gestión del tiempo:
  – Discriminar el tiempo de trabajo y el tiempo libre.
  – Establecer un horario con los tiempos libres.
- Selección y realización de actividades:
  – Elegir actividades de ocio actuales.
  – Iniciar actividades de esparcimiento.
  – Ocuparse de elegir actividades de ocio.
  – Finalizar las actividades de ocio a tiempo.
- Organización y cuidado posterior:
  – Ordenar después de realizar actividades de ocio y esparcimiento.
  – Guardar lo que se haya utilizado en las actividades de ocio y esparcimiento.
- Respeto y convivencia:
  – Respetar los derechos y la propiedad de las otras personas involucradas en actividades de ocio.
  – Exhibir buena camaradería durante las actividades de esparcimiento.
- Participación en actividades grupales:
  – Ayudarse con un plan recreativo de actividades grupales.
  – Participar en una actividad recreativa planificada por un grupo.
- Planificación de actividades recreativas:
  – Planificar actividades recreativas gratuitas para uno mismo.
  – Elegir y pagar por la participación en alguna actividad.
  – Hacer un plan fuera de la casa con amigos.
  – Organizar actividades recreativas en la propia casa.
  – Planificar para entretener a otros en casa.

- Involucrarse en actividades sociales:
  – Hacerse socio y participar en organizaciones sociales.
  – Planificar y presupuestar actividades recreacionales con un amigo.
  – Planificar, presupuestar y ejecutar un fin de semana recreativo (de sábado a domingo).

 Ejemplo

Hacer un plan fuera de casa con amigos, con mediano apoyo, 1 vez al mes, durante 2 meses.

Comportamientos ocupacionales relacionados con la participación social, las destrezas de comunicación y las conductas corteses

Autoidentificación y desarrollo personal

- Reconocimiento de la información personal:
  – Reconocer información personal de aquella que no lo es.
  – Proveer información personal (nombre, fecha de nacimiento, dirección) verbalmente y por escrito cuando se le pregunte.
- Reflexión sobre fortalezas y debilidades:
  – Verbalizar y mejorar las fortalezas y las debilidades.
  – Verbalizar similitudes y diferencias en uno mismo y en los otros.
- Desarrollo y planificación de metas:
  – Desarrollar metas realistas personales y profesionales.
  – Desarrollar un plan para lograr metas personales y profesionales.
  – Seguir el desarrollo de un plan para alcanzar las metas.
  – Revisar el plan para el logro de las metas cuando sea necesario.
- Evaluación de resultados:
  – Verbalizar resultados positivos y negativos del plan.
  – Enorgullecerse de los logros personales.
- Superación del fracaso:
  – Continuar intentándolo después de experimentar un fracaso.
- Trabajo cooperativo:
  – Trabajar e interactuar con otros de forma cooperativa.

Conductas corteses y destrezas sociales

- Identificación de conductas sociales:
  - Identificar conductas corteses y descorteses.
  - Identificar y practicar reglas de cooperación con otros.
- Conductas corteses básicas:
  - Saludar a los otros, dar un apretón de manos cuando sea necesario.
  - Verbalizar «por favor» cuando se haga un pedido y «gracias» cuando le hayan dado algo.
  - Mascar chicle correctamente.
  - Taparse la boca para bostezar o toser.
- Mejora de la conducta cortés:
  - Asistir a otros para mejorar la conducta cortés.
  - Mejorar las conductas de cortesía en uno mismo.
  - Desempeñar modales aceptables socialmente en ambientes específicos (escuela, trabajo).

 Ejemplo

Mejorar las conductas de cortesía en uno mismo, con alto apoyo, 3 de 5 veces, durante 1 mes.

Comportamientos ocupacionales relacionados con la asertividad

Comprensión y definición de conductas

- Verbalizar definiciones y diferencias:
  - Verbalizar definiciones y diferencias entre una conducta no asertiva/pasiva, asertiva y agresiva.
  - Verbalizar cuando los derechos individuales se relacionan con la conducta asertiva.
- Identificación y expresión de derechos:
  - Identificar los derechos personales y verbalizar cuando esos derechos están equiparados con los de los otros.
  - Expresar los derechos personales de modo asertivo.
- Verbalización de consecuencias:
  - Verbalizar las consecuencias de las conductas no asertivas/pasivas, asertivas y agresivas.

Práctica y ejecución de la conducta asertiva

- Cualidades de la conducta asertiva:
  - Practicar y desempeñar las importantes cualidades de la conducta asertiva (contacto ocular, expresiones faciales, postura corporal, tono de la voz, tiempo de respuesta y contenido de las palabras).
- Escucha activa:
  - Expresar la definición de escucha activa y practicar esas destrezas.
  - Reconocer e informar verbalmente conductas que interfieran en la escucha activa (órdenes, directivas, críticas, sermones, peleas, culpas y amenazas).
- Mensajes asertivos y manejo de emociones:
  - Practicar destrezas asertivas verbalizando sentimientos, empleando «yo» en los mensajes.
  - Practicar la conducta asertiva cuando se realiza una petición y es denegada.
  - Demostrar y practicar respondiendo asertivamente a los demás cuando lo demandan o fastidian.
  - Demostrar y practicar la confrontación de las destrezas de una manera asertiva.
- Responsabilidad personal:
  - Verbalizar la importancia de aceptar la responsabilidad de la conducta propia.
  - Verbalizar la importancia de no aceptar la responsabilidad de la conducta de los otros.
- Manejo de situaciones difíciles:
  - Verbalizar y practicar cómo manejar la conducta autoritaria con destrezas asertivas.
  - Verbalizar y practicar cómo solicitar tiempo e información a profesionales muy ocupados.
  - Verbalizar y practicar cómo solicitar un cambio de medicación a un médico o un psiquiatra.
  - Verbalizar cómo expresar el enojo.
- Mejorar la expresión de conflictos:
  - Mejorar y cambiar conductas para expresar enojo y conflictos de una manera asertiva.

Reflexión sobre la conducta asertiva

- Ventajas y desventajas de la asertividad:
  - Discutir las ventajas y desventajas de la conducta asertiva.

- Relación de la conducta asertiva con la comunicación y la socialización:
  - Verbalizar cómo relacionar la conducta asertiva con la comunicación y la socialización.
- Entrenamiento en destrezas sociales:
  - Informar cómo relacionar la conducta asertiva con un entrenamiento de destrezas sociales.

 Ejemplo

Verbalizar cómo expresar el enojo, con mediano apoyo, 2 de 4 veces, durante 1 mes.

Comportamientos ocupacionales relacionados con la amistad y las relaciones

- Identificar comportamientos de amistad:
  - Definición de amistad y de relación: definir qué es una amistad y qué es una relación.
  - Diferencias en los distintos tipos de relaciones: discutir las diferencias entre amigo, conocido, cuidador primario y miembro de la familia.
  - Identificación de expectativas: identificar las expectativas en una relación o amistad.
  - Componentes de una relación y de una amistad: identificar los componentes clave de una relación o amistad.
- Identificación de personas y afectos en las relaciones:
  - Identificación de amigos: identificar las personas que son consideradas amigas.
  - Afectos aceptables y no aceptables: diferenciar entre afectos aceptables y no aceptables en una amistad o relación.
  - Reconocimiento del momento adecuado para manifestar afecto: reconocer cuándo es apropiado manifestar afecto en una relación.
  - Manifestación de afecto: manifestar afecto a los amigos y otras personas significativas.
- Responsabilidades y desarrollo de las relaciones:
  - Responsabilidades en una relación: identificar las responsabilidades en una amistad o relación.

- Actividades para fortalecer una relación: verbalizar actividades que ayuden a que una amistad continúe, crezca y se desarrolle.
  - Incondicionalidad de la amistad: verbalizar el significado de la incondicionalidad de una amistad o relación.
  - Manifestación de sentimientos: identificar y manifestar los sentimientos en una amistad o relación.
- Desarrollo y finalización de las relaciones:
  - Desarrollo y finalización de una relación: identificar y demostrar cómo desarrollar y terminar una amistad o relación.
  - Aceptar el final de una relación: identificar y demostrar cómo aceptar el final de una amistad o relación.
- Iniciar y tratar a otros con respeto:
  - Iniciar una amistad o relación: identificar y verbalizar cómo iniciar una amistad o relación.
  - Tratar a los demás con respeto: verbalizar cómo tratar a otros de forma respetuosa en una amistad o relación.

 Ejemplo

Identificar y manifestar nuestros sentimientos en una amistad o relación, con mediano apoyo, 1 de 5 ocasiones, durante 8 semanas.

Comportamientos ocupacionales relacionados con el uso del autobús

- Reconocimiento de los horarios: reconocer los horarios de los autobuses.
- Identificación de las columnas: identificar las columnas de llegadas y partidas de los autobuses.
- Identificación de horarios: identificar los horarios de llegadas y de partidas al destino planificado.
- Reconocimiento y consulta sobre billetes: reconocer y preguntar por los billetes de autobús con transbordo incluido.
- Cambio de autobús: hacer el transbordo de autobuses hasta llegar al destino planificado.
- Entrega del billete o del cambio correcto: identificar y entregar el cambio exacto o el billete al conductor.

- Uso de la ranura para el billete o las monedas: introducir el billete o las monedas por la ranura correspondiente.
- Elección de la posición (sentado o de pie): sentarse o permanecer de pie, si no hay asientos disponibles.
- Ceder el asiento: dejar el asiento cuando corresponda.
- Acción de solicitar la parada: tocar el timbre para que el conductor pare.
- Evitar comportamientos inapropiados: abstenerse de comer, beber o fumar mientras se viaja.
- Cumplimiento de las reglas: seguir todas las reglas mientras se está en el autobús.
- Tomar el autobús en la parada planificada.
- Viajar hasta el destino elegido.
- Viajar solo en autobús.

 Ejemplo

Tomar el autobús en la parada planificada, con mediano apoyo, 2 de 4 ocasiones, durante 1 mes.

Comportamientos ocupacionales relacionados con el manejo del estrés

- Identificación y manejo de las causas de estrés:
  - Identificar las relaciones entre estrés y salud: reconocer cómo el estrés afecta la salud física y mental.
  - Identificar causas de estrés: reconocer los factores que generan estrés y cómo manejarlos de manera productiva.
  - Reconocer signos y síntomas de estrés: identificar los indicadores físicos y emocionales del estrés.
- Estrategias para reducir el estrés:
  - Seleccionar y desempeñar opciones/actividades que disminuyan las conductas estresantes: elegir actividades que ayuden a reducir el estrés, como el ejercicio físico, la meditación, etc.
  - Verbalizar la importancia de la relajación: expresar cómo la relajación puede aliviar el estrés y mejorar el bienestar.
  - Identificar e informar recursos para la relajación: reconocer las herramientas y los recursos disponibles para la relajación, como las aplicaciones o las técnicas de respiración.
  - Escuchar música para relajarse: utilizar la música como una herramienta para reducir el estrés.
  - Reconocer y practicar la autorrelajación: aprender y practicar técnicas de relajación personal, como la respiración profunda o la atención plena (*mindfulness*).
- Manejo del estrés relacionado con problemas:
  - Identificar estrategias dirigidas al estrés relacionado con problemas: desarrollar soluciones prácticas para enfrentar situaciones estresantes.
  - Conocer cuándo solicitar ayuda en situaciones de crisis: reconocer cuándo es necesario buscar apoyo profesional para manejar el estrés extremo.

 Ejemplo

Utilizar la música como una herramienta para reducir el estrés, con mediano apoyo, el 50 % de las situaciones estresantes, durante 1 mes.

Antes de finalizar este capítulo, es esencial destacar los aprendizajes clave sobre la redacción de objetivos centrados en ocupaciones y patrones de desempeño mediante un *enfoque de arriba hacia abajo*. Este enfoque permite al terapeuta iniciar la evaluación y la intervención desde la participación social, las ocupaciones en el contexto específico y los patrones de desempeño, asegurando así una comprensión integral y holística de la persona. Este proceso facilita la identificación de fortalezas y de áreas que hay que mejorar en el desempeño ocupacional.

Durante la intervención, si se detectan dificultades específicas en habilidades, destrezas o factores personales, o si el marco teórico lo justifica, es importante emplear un *enfoque de abajo hacia arriba*. En este caso, los objetivos deben centrarse primero en las habilidades individuales, las destrezas y los factores de la persona, para luego avanzar hacia las ocupaciones y los patrones de desempeño en el contexto específico. Este enfoque dinámico permite al terapeuta adaptarse de manera efectiva a las necesidades únicas de la persona, promoviendo una intervención integral que conecta las dimensiones específicas del funcionamiento personal con la participación ocupacional en su conjunto. Este razonamiento continuo, conocido como *enfoque en curvas*, ilustra la flexibilidad necesaria para abordar la complejidad de cada caso. Así, se garantiza un tratamiento centrado en la persona y alineado con sus ocupaciones significativas.

En el próximo capítulo, se profundizará en la redacción de objetivos desde un enfoque de abajo hacia arriba. Se explorarán las habilidades y destrezas, los factores de la persona y la identidad ocupacional, analizando cómo estos elementos influyen en el desempeño ocupacional y se pueden utilizar para diseñar intervenciones altamente personalizadas y centradas en la persona.

ACTIVIDADES

Método de redacción de objetivos basados en las áreas de competencia y dominio de terapia ocupacional: habilidades, destrezas, factores de la persona e identidad ocupacional

3

OBJETIVOS

- Identificar y redactar objetivos centrados en el desarrollo de habilidades y destrezas de desempeño ocupacional, promoviendo la autonomía en actividades diarias.
- Redactar objetivos enfocados en factores personales, considerando las funciones y estructuras de la persona, que favorezcan la mejora del desempeño en contextos específicos.
- Elaborar objetivos que fortalezcan la identidad ocupacional, conectando las experiencias personales con la participación en ocupaciones significativas.
- Medir y renovar los objetivos, priorizando el progreso en la redacción de objetivos ocupacionales y asegurando su alineación con las necesidades cambiantes del individuo.
- Aplicar ejemplos prácticos para redactar objetivos personalizados para diferentes poblaciones y grupos etarios, mediante ejercicios prácticos que faciliten la resolución de casos en terapia ocupacional.

INTRODUCCIÓN

En este capítulo, se explora la redacción de objetivos de tratamiento basados en un enfoque de abajo hacia arriba, centrado en el desarrollo de habilidades y destrezas específicas. Este enfoque incluye áreas como las habilidades motoras, de procesamiento y de comunicación, así como los factores personales, tanto visibles como invisibles. Entre los invisibles destacan elementos como los valores, las creencias, la espiritualidad, la motivación y la identidad ocupacional. Estos factores influyen profundamente en la participación ocupacional, aunque no siempre son evidentes en la evaluación clínica inicial. Los factores visibles, por otro lado, influyen en las funciones y las estructuras corporales, aspectos tangibles que impactan en la ejecución ocupacional.

Este enfoque es particularmente útil en marcos conceptuales y modelos teóricos, como la integración sensorial, el neurodesarrollo, la rehabilitación de mano y miembro superior, entre otros. Los profesionales que trabajan con estos marcos suelen centrarse en mejorar habilidades específicas. En el caso de la integración sensorial, se busca facilitar el procesamiento adecuado de la información sensorial recibida del entorno y del cuerpo, promoviendo respuestas más organizadas y adaptativas, que faciliten la participación en actividades cotidianas. En el enfoque de neurodesarrollo, se trabaja en el desarrollo motor, la estabilidad postural y el control del movimiento, apoyando la maduración del sistema nervioso y la adquisición de patrones del movimiento más funcionales.

Además, algunos terapeutas que utilizan estos enfoques aplican el método *Goal Attainment Scaling* (GAS; Escala de Logro de Objetivos) para medir el progreso hacia los objetivos de intervención. Este método, que se discutirá en profundidad en el próximo capítulo, ofrece una herramienta valiosa para evaluar de manera precisa los logros y ajustes en función de la evolución del tratamiento, proporcionando un marco flexible y adaptable a las necesidades individuales de los pacientes.

Este enfoque de abajo hacia arriba se centra primero en desarrollar habilidades y destrezas subyacentes, tanto visibles como invisibles, que son esenciales para un desempeño ocupacional efectivo. El gran desafío no es solo redactar objetivos que cumplan con los criterios de los acrónimos SMART, RHUMBA, ABCDE, COAST y MARROC, sino asegurarse de que estos objetivos sean profundamente ocupacionales, reflejando las necesidades y deseos de la persona tratada, y que de verdad impulsen su participación significativa en la vida cotidiana.

A partir de esta base, se explorará la elaboración de objetivos centrados en habilidades o destrezas motoras, de procesamiento y de interacción social, como se describe en el Marco de trabajo para la práctica de terapia ocupacional: dominio y proceso (American Occupational Therapy Association [AOTA], 2020). Estos objetivos deben formularse de manera específica, detallando el desarrollo y refinamiento de cada habilidad necesaria para mejorar la ejecución ocupacional. En el área de habilidades motoras, por ejemplo, los terapeutas ocupacionales pueden centrarse en mejorar la coordinación, el equilibrio o las destrezas fina y gruesa, mientras que en el procesamiento cognitivo se abordan aspectos como la memoria, la planificación y la toma de decisiones. En cuanto a las habilidades de interacción social, se trabajan las capacidades comunicativas, la regulación emocional y la adaptabilidad en diferentes contextos sociales. La redacción efectiva de estos objetivos no solo debe guiar el tratamiento, sino también reflejar cómo estos avances impactan en la vida cotidiana del individuo, fomentando la independencia y participación plena en actividades significativas.

A lo largo de este capítulo, se verán ejemplos prácticos de cómo estructurar objetivos claros y funcionales en estas áreas, respetando siempre los principios ocupacionales y la individualidad de cada persona. Además, se abordarán objetivos centrados en el desarrollo de la identidad ocupacional, entendida como un factor clave para la participación significativa en la vida diaria. La identidad ocupacional se construye a través del hacer ocupacional, es decir, al desempeñar ocupaciones que son significativas para la persona. Esta construcción se describirá más adelante en este capítulo. Así, se integrarán estos conceptos de manera completa y holística en la redacción de objetivos de tratamiento, contribuyendo no solo al desarrollo de habilidades concretas, sino también al fortalecimiento de la imagen de sí misma en relación con las ocupaciones que realiza la persona.

Durante el desarrollo de los contenidos de este capítulo, se presentarán el análisis de la redacción de objetivos y su control con el acrónimo MARROC. Al finalizar el capítulo, con el fin de facilitar la clarificación de este tema, el lector encontrará ejemplos desarrollados en forma de actividades, cuya resolución podrá consultar en el material complementario, al final del capítulo.

OBJETIVOS CENTRADOS EN EL DESARROLLO DE HABILIDADES O DESTREZAS DE DESEMPEÑO OCUPACIONAL

En el proceso de redacción de objetivos en terapia ocupacional, es fundamental identificar y detallar las habilidades o destrezas específicas que el individuo necesita desarrollar para llevar a cabo funciones ocupacionales (**Tabla 3-1**). Las habilidades motoras, como se describe en el Marco de trabajo para la práctica de terapia ocupacional: dominio y proceso (AOTA, 2020), están organizadas en torno a las acciones que permiten al individuo interactuar con su entorno de manera efectiva. Cada destreza motora cumple un propósito claro, un *para qué*, que siempre debe tener en cuenta la finalidad ocupacional. Por ejemplo, en la función de obtener y sostener un objeto, se requiere alcanzar, flexionar, asir y manipular. Así, el terapeuta primero identifica el objetivo funcional, es decir, qué pretende lograr la persona, y luego desglosa las habilidades o destrezas necesarias para cumplir con ese objetivo.

Las habilidades motoras, como grupo de habilidades de desempeño, se refieren a las acciones observables que involucran el movimiento del propio cuerpo con interacción con objetos en el contexto de tareas cotidianas, o sin ella. Estas habilidades, descritas por Fisher

Tabla 3-1. Destrezas de desempeño ocupacional				
Ocupación	**Contextos**	**Patrones de desempeño**	**Habilidades/ destrezas de desempeño**	**Factores de la persona**
• Actividades de la vida diaria • Actividades de la vida diaria instrumentales • Juego • Ocio/esparcimiento • Educación • Trabajo • Participación social • Gestión de la salud • Descanso y sueño	• Factores ambientales • Factores personales	• Hábitos • Rutinas • Roles • Rituales	• Habilidades motoras • Procesamiento • Comunicación	• Valores, creencias y espiritualidad • Funciones y estructuras

y Marterella (2019), son esenciales para la ejecución de ocupaciones, tanto personales como ecológicamente relevantes, ya que permiten al individuo manejar, manipular y coordinar su cuerpo y los objetos que usa en su entorno. Para *posicionar el cuerpo*, se utilizan las habilidades de estabilizar, alinear y posicionar; para *obtener y sostener objetos*, las habilidades de alcanzar, curvar, tomar/asir y manipular; para el *movimiento propio y del objeto*, las habilidades de coordinar, mover, levantar, caminar, transportar, calibrar y fluir, y para *sostener o mantener el desempeño*, las habilidades de perdurar y de ritmos.

A continuación, se analiza este ejemplo de habilidad motora según el Marco de trabajo para la práctica de terapia ocupacional: dominio y proceso (AOTA, 2020).

Destrezas motoras para el posicionamiento del cuerpo

Para posicionar el cuerpo en la realización de una ocupación, las destrezas que entran en juego son estabilizar, alinearse y posicionarse (**Tabla 3-2**).

En el caso de considerar objetivos de habilidades o destrezas de ejecución pero que respeten las exigencias de un correcto objetivo de terapia ocupacional, se debe considerar la finalidad del uso de esa destreza, es decir, llegar «arriba».

Tabla 3-2. Destrezas para el posicionamiento del cuerpo			
Habilidad/ destreza	**Finalidad**	**Acciones observables**	**Comportamiento**
Motora	Posicionamiento del cuerpo	Estabilizar	Se mueve a través del entorno de la tarea e interactúa con los objetos de la tarea sin apoyo momentáneo o pérdida de equilibrio
		Alinearse	Interactúa con los objetos de la tarea sin evidencia de apoyo o inclinación persistente
		Posicionarse	Se coloca a una distancia efectiva de los objetos de la tarea sin evidencia de posiciones incómodas del brazo o del cuerpo

Tomado de American Occupational Therapy Association (2020).

Caso 3-1. Carmen

Edad: 45 años.
Diagnóstico: accidente cerebrovascular (ACV) con hemiparesia izquierda.
Descripción: Carmen presenta dificultades para mantenerse en una posición alineada y estable al realizar transferencias de sentada a de pie, lo que compromete su capacidad para levantarse de la silla sin perder el equilibrio.

- OLP: incrementar su capacidad para realizar transferencias de sentada a de pie de manera segura, manteniendo el equilibrio sin asistencia física.
- OCP: alinear y estabilizar el tronco y las extremidades inferiores durante las transferencias de sentada a de pie, realizando el movimiento de manera controlada en 3 de 4 intentos, con mínimo apoyo verbal, durante 6 semanas.

Análisis según el acrónimo MARROC:

- **M**edible: se puede medir a través del número de intentos exitosos (3 de 4 intentos) y la cantidad de ayuda verbal necesaria.
- **A**lcanzable: el objetivo es realista dado su nivel actual de hemiparesia y con la intervención adecuada (fisioterapia y terapia ocupacional).
- **R**elevante: las transferencias son esenciales para su independencia en actividades diarias como levantarse de la cama o la silla.
- **R**enovable: una vez que logre estabilidad con ayuda mínima, se puede ajustar el objetivo para realizar las transferencias de manera completamente independiente.
- **O**cupacional: el objetivo se enfoca en una actividad funcional clave para su movilidad en la vida diaria.
- **C**omprensible: el objetivo está claro y especificado en términos de acción, cantidad de intentos y tipo de asistencia (verbal).

Como puede observarse, el objetivo se centra en las habilidades motoras relacionadas con el posicionamiento del cuerpo (alinear, estabilizar) y es parte del enfoque de abajo hacia arriba, trabajando en habilidades que le permitan a la persona realizar actividades diarias de manera autónoma. Al finalizar el capítulo, el lector encontrará ejemplos de aplicación.

Habilidades de procesamiento y sostenimiento del desempeño

Al abordar el trabajo con las *habilidades de procesamiento*, se hace referencia a un conjunto de habilidades de desempeño que implican acciones observables, relacionadas con la selección, la interacción y el uso de objetos en tareas cotidianas, como herramientas, utensilios, ropa, alimentos, dispositivos digitales, etc. Estas habilidades también abarcan la ejecución de acciones específicas y la prevención de problemas durante la realización de ocupaciones, todo en el marco de actividades cotidianas que son significativas tanto a nivel personal como en su contexto ecológico (Fisher y Marterella, 2019). Para *sostener el desempeño*, las habilidades que se utilizan son el ritmo, atender y acatar/prestar atención; para *aplicar el conocimiento*, las habilidades de elegir, utilizar, manejar/encargarse y preguntar; para *organizar el tiempo*, las habilidades de iniciar, continuar, secuenciar y terminar; para *organizar el espacio y los objetos*, las habilidades de buscar y localizar, reunir, organizar, restaurar y navegar/conducir, y para *adaptar el desempeño*, las habilidades de notar, responder, ajustarse, acomodarse/adaptarse y beneficiarse.

 Caso 3-2. Daniel

Edad: 30 años.
Diagnóstico: lesión cerebral traumática con dificultades en la organización y la gestión del entorno.
Descripción: Daniel tiene problemas para organizar su espacio de trabajo y los objetos que necesita para realizar tareas diarias. Suele perder cosas, lo que le provoca frustración y disminuye su productividad. Necesita apoyo para implementar estrategias que le ayuden a organizar su entorno de manera efectiva.

- OLP: incrementar la capacidad para organizar su espacio de trabajo y los objetos necesarios para completar tareas, mejorando así su eficiencia y autonomía en el hogar y en el trabajo.
- OCP: buscar y localizar de manera efectiva 5 objetos de uso diario (p. ej., llaves, teléfono,

(Continúa)

Caso 3-2. Daniel (*cont.*)

documentos importantes) en su hogar, reuniendo y organizando estos objetos en un espacio designado (p. ej., un lugar específico en la mesa o un recipiente), con mínimo apoyo, al menos 4 veces por semana, durante 4 semanas.

Análisis según el formato MARROC:

- **M**edible: el objetivo es medible al establecer parámetros claros: buscar y localizar 5 objetos, reunirlos y organizarlos en un espacio específico, y realizar esta actividad al menos 4 veces por semana.
- **A**lcanzable: el objetivo es realista y alcanzable, considerando que se proporcionarán a la persona herramientas y estrategias para facilitar la organización.

- **R**elevante: organizar su espacio y objetos es fundamental para mejorar su productividad y autonomía, lo que impacta positivamente en su calidad de vida.
- **R**enovable: si Daniel logra este objetivo, se puede renovar para incluir la organización de objetos en diferentes contextos, como en su lugar de trabajo o durante actividades recreativas.
- **O**cupacional: el objetivo está centrado en actividades relevantes para la persona, que son cruciales para su día a día, tanto en el hogar como en el entorno laboral.
- **C**omprensible: el objetivo está redactado de manera clara, siendo fácil de entender tanto para Daniel como para su equipo de apoyo.

Este ejemplo se enfoca en las habilidades de procesamiento que ayudan a Daniel a organizar su espacio y objetos, facilitando su desempeño en actividades diarias y promoviendo su independencia.

Habilidades para la interacción social

Finalmente, se abordan las habilidades o destrezas de interacción social, las cuales representan acciones pequeñas y observables relacionadas con comunicarse e interactuar con otros, en el contexto de involucrarse en el desempeño de tareas de la vida diaria personal y ecológicamente relevantes que implican la interacción social con otros (Fisher y Marterella, 2019). Para *iniciar y terminar la interacción social*, las

habilidades utilizadas son acercarse/iniciar y concluir/finalizar; para *producir la interacción social*, las habilidades de producir discurso, gesticular y hablar fluidamente; para *apoyar físicamente la interacción social*, las habilidades de girarse, mirar, situarse/posicionarse, tocar y regular; para *formular o dar forma al contenido de la interacción*, las habilidades de preguntar, responder, revelar, expresar emociones, discrepar y agradecer; para *mantener el flujo de la interacción social*, las habilidades de transiciones, tiempos de respuesta, tiempos de duración y toma de turnos; para *mantener verbalmente una interacción social*, las habilidades de conectar el lenguaje, clarificar, reconocer, motivar y empatizar, y para *adaptar la interacción social*, las habilidades de prestar atención, adaptarse y beneficiarse.

 Caso 3-3. Lucas

Edad: 22 años.
Diagnóstico: trastorno de ansiedad social, que le dificulta acercarse a otras personas y concluir interacciones de manera efectiva.
Descripción: Lucas experimenta ansiedad al intentar iniciar conversaciones y no sabe cómo finalizar adecuadamente las interacciones. Esto limita su participación en actividades sociales y le genera frustración. Necesita desarrollar habilidades que le permitan acercarse a otros y finalizar las interacciones de forma natural y confiada.

- OLP: desarrollar habilidades para iniciar y concluir interacciones sociales.

- OCP: iniciar una conversación con al menos 3 compañeros en su entorno académico (p. ej., en clase o en actividades extracurriculares) y concluir la interacción de manera adecuada (p. ej., diciendo «gracias por hablar conmigo» o «me despido»), de forma autónoma, al menos 2 de 5 veces, durante 4 semanas.

Análisis según el acrónimo MARROC:

- **M**edible: el objetivo es medible al establecer la cantidad de interacciones (3) y la frecuencia (2 de 5 veces), durante 4 semanas.
- **A**lcanzable: es un objetivo realista para Lucas, especialmente si se le ofrecen técnicas de acercamiento y frases de cierre que pueda practicar.

(Continúa)

Caso 3-3. Lucas (*cont.*)

- **R**elevante: mejorar sus habilidades para iniciar y concluir interacciones es esencial para que Lucas pueda establecer relaciones y participar en actividades sociales, lo que beneficiará su bienestar emocional.
- **R**enovable: una vez alcanzado este objetivo, se puede renovar para incluir interacciones más complejas o en diferentes contextos sociales.

- **O**cupacional: el objetivo se centra en actividades significativas para Lucas, como la comunicación con compañeros y amigos, facilitando su integración social.
- **C**omprensible: el objetivo está redactado de manera clara y accesible, lo que facilita su comprensión tanto por parte de Lucas como de su terapeuta.

Este caso resalta cómo el desarrollo de habilidades de interacción social para *acercarse/iniciar* y *concluir/finalizar* puede ayudar a Lucas a mejorar su participación social y su calidad de vida.

REDACCIÓN DE OBJETIVOS CENTRADOS EN FACTORES PERSONALES: FUNCIONES Y ESTRUCTURAS DE LA PERSONA

En el contexto de la terapia ocupacional, el último componente del dominio del marco de trabajo son los *factores de la persona*, que constituyen un aspecto esencial en la práctica terapéutica (v. **Tabla 3-1**). Estos factores abarcan una variedad de aspectos que influyen en la participación y el desempeño ocupacional del individuo. Entre ellos se encuentran los factores invisibles, como los valores, las creencias y la espiritualidad, y los factores visibles, como las funciones y las estructuras corporales. También es importante considerar otros factores invisibles, como la identidad ocupacional y la motivación, que desempeñan un papel crucial en cómo una persona se relaciona con sus actividades diarias. Al abordar estos factores, se busca explorar la redacción de objetivos que reflejen este enfoque, el cual corresponde claramente al abordaje de abajo hacia arriba. Este enfoque permite a los terapeutas ocupacionales centrarse en las características individuales y en cómo estas impactan en la capacidad de la persona para participar en ocupaciones significativas.

Se sabe que los factores personales son los componentes internos de cada individuo, los cuales facilitan o dificultan su desempeño. Para profundizar en estos aspectos, se recomienda la lectura detallada del Marco de trabajo para la práctica de terapia ocupacional: dominio y proceso (AOTA, 2020). Plantear la redacción de objetivos desde un enfoque ascendente (de abajo hacia arriba), centrados en los factores personales, implica necesariamente llegar a la función final (arriba), es decir, el propósito de trabajar dichos factores.

 Caso 3-4. Laura

Análisis de un caso que incluye objetivos relacionados con los factores invisibles de la persona, en concreto los valores, las creencias y la espiritualidad.

Edad: 30 años.
Diagnóstico: depresión mayor.
Descripción: Laura ha experimentado una disminución en la motivación y en la participación en actividades significativas debido a su diagnóstico de depresión. Sus valores incluyen la familia, el arte y el voluntariado, y tiene creencias profundas sobre la importancia de contribuir a su comunidad. Sin embargo, su estado emocional actual ha afectado su capacidad para actuar en consonancia con estos valores.

- **OLP:** incrementar la participación en actividades que reflejen sus valores y creencias, promoviendo su bienestar emocional y espiritual.
- **OCP:**
  - Valores: participar en al menos 1 actividad de voluntariado que se alinee con sus valores familiares y comunitarios, logrando esta participación en 2 de 3 oportunidades, durante 8 semanas.

(Continúa)

Caso 3-4. Laura (cont.)

– Creencias: reflexionar sobre sus creencias personales en relación con su capacidad para superar desafíos, escribiendo un ensayo breve que describa al menos 3 creencias que considera verdaderas y cómo estas influyen en su vida diaria, durante 4 semanas.
– Espiritualidad: identificar, con mediano apoyo, al menos 3 ocupaciones que le proporcionen un sentido de propósito y conexión espiritual, durante 4 semanas.

Análisis según el formato MARROC:

• **M**edible: los objetivos incluyen criterios cuantificables, como el número de actividades de voluntariado, entradas en el diario y sesiones de prácticas espirituales.

• **A**lcanzable: los objetivos son realistas y pueden lograrse dentro de los plazos establecidos, teniendo en cuenta el estado emocional de Laura.
• **R**elevante: cada objetivo está alineado con los valores y creencias de Laura, lo que es fundamental para su proceso de recuperación y bienestar.
• **R**enovable: una vez que se cumplan los objetivos, se pueden establecer nuevas metas que continúen promoviendo la conexión con sus valores y su espiritualidad.
• **O**cupacional: los objetivos se centran en actividades que son significativas para la persona y que fomentan su identidad ocupacional.
• **C**omprensible: los objetivos están redactados de manera clara y precisa, lo que facilita la comprensión de lo que se espera lograr.

Finalmente, es fundamental planificar objetivos medibles, observables, renovables, alcanzables y comportamentales, centrados en la intervención de las funciones y las estructuras corporales, incluidas en los factores de la persona.

 Caso 3-5. Jorge

Análisis de un caso relacionado con los objetivos sobre funciones y estructuras corporales.

Edad: 35 años.
Diagnóstico: lesión medular (paraplejia).
Descripción: Jorge sufrió una lesión medular en un accidente de tráfico, lo que resultó en paraplejia. Desde su accidente, ha experimentado una disminución significativa en su fuerza y movilidad, lo que le ha dificultado realizar actividades de la vida diaria (AVD), como transferirse de su silla de ruedas a la cama, y participar en actividades recreativas. Jorge está motivado para mejorar su condición física y recuperar la independencia en sus tareas cotidianas. La terapia ocupacional se centrará en ayudarle a mejorar su fuerza y resistencia muscular, así como su movilidad articular y flexibilidad, para facilitar su participación en las AVD.

• OLP: mejorar la fuerza y la resistencia musculares para facilitar su participación en las AVD.

• OCP: incrementar la fuerza en la parte superior del cuerpo, a fin de permitir la transferencia de la silla de ruedas a la cama, de manera autónoma, en 4 de 5 intentos, durante 4 semanas.

Análisis según el acrónimo MARROC:

• **M**edible: se medirá el número de intentos exitosos de transferencia (4 de 5 intentos).
• **A**lcanzable: el objetivo es realista y alcanzable mediante el uso de ejercicios progresivos.
• **R**elevante: incrementar la fuerza en la parte superior del cuerpo es esencial para que Jorge logre independencia en actividades cotidianas.
• **R**enovable: una vez alcanzado el objetivo, se podrán establecer nuevos objetivos relacionados con otras transferencias o actividades.
• **O**cupacional: el objetivo se centra en la mejora de funciones que impactan directamente en la vida diaria de Jorge.
• **C**omprensible: el objetivo es claro y fácil de seguir, tanto para Jorge como para su terapeuta.

 Caso 3-6. Ana

Análisis de un caso relacionado con los objetivos sobre funciones y estructuras corporales.

Edad: 29 años.
Diagnóstico: síndrome de Ehlers-Danlos (hiperlaxitud articular).

Descripción: Ana presenta el síndrome de Ehlers-Danlos, una condición que causa hiperextensibilidad en las articulaciones y dolor crónico. Debido a su condición, Ana experimenta una movilidad limitada y fatiga frecuente, lo que afecta su capa-

(Continúa)

Caso 3-6. Ana (*cont.*)

cidad para participar en AVD, como el trabajo y el ejercicio. Ana está comprometida a mejorar su flexibilidad y movilidad articular para facilitar su participación en estas actividades. La terapia ocupacional se enfocará en desarrollar su capacidad de movimiento a través de ejercicios de estiramiento y fortalecimiento.

- OLP: mejorar la movilidad articular y la flexibilidad para facilitar el desempeño en las AVD.
- OCP: aumentar la amplitud de movimiento en las articulaciones de las extremidades inferiores, logrando una flexión de al menos 90° en 4 de 5 intentos, durante 1 mes.

Análisis según el formato MARROC:

- **M**edible: la progresión se medirá mediante la evaluación de la amplitud de movimiento en cada sesión.
- **A**lcanzable: el objetivo es realista, dado el enfoque en las capacidades actuales de Ana.
- **R**elevante: aumentar la amplitud de movimiento es crucial para mejorar la participación en actividades cotidianas sin limitaciones.
- **R**enovable: al alcanzar este objetivo, se podrán establecer nuevos objetivos para otros tipos de movimiento o actividades.
- **O**cupacional: el objetivo se centra en la mejora de las funciones que impactan directamente en la vida de Ana.
- **C**omprensible: es un objetivo claro, fácil de seguir y que refleja el enfoque de la terapia ocupacional.

También es posible abordar de manera integral, en el espacio terapéutico, los valores, las creencias y la espiritualidad, al vincularlos al desarrollo personal e incorporarlos en la construcción de la identidad ocupacional. Esta modalidad de objetivos se abordará más adelante en este capítulo. De este modo, se puede trabajar en la imagen que la persona tiene de sí misma mientras desempeña ocupaciones, apoyándose en su desarrollo espiritual, el conocimiento de sus valores y las creencias que sostienen sus ocupaciones.

A continuación, se explora la redacción de objetivos terapéuticos desde un enfoque de intervención basado en la *integración sensorial*, respetando todas las características del acrónimo MARROC. Para ilustrarlo, se presenta un caso práctico en el que las intervenciones de integración sensorial se reflejan a través de objetivos medibles, alcanzables, relevantes, realistas, orientados a la ocupación y claros.

 Caso 3-7. Leo

Análisis de un caso desde el abordaje de la integración sensorial (I).

Edad: 5 años.
Diagnóstico: Leo presenta desafíos sensoriales asociados con un trastorno del neurodesarrollo, que afectan su capacidad para procesar y responder adecuadamente a estímulos táctiles y vestibulares.
Descripción: Leo tiene dificultades significativas en la integración sensorial, sobre todo en la modulación del tacto y el equilibrio. Esto le causa una reacción de evitación ante texturas durante el juego, problemas para vestirse (evita ropa con etiquetas o texturas ásperas) y miedo a movimientos bruscos, lo que limita su participación en actividades de juego físico en la escuela y en casa. Su familia informa que estas dificultades afectan a la capacidad de Leo para interactuar con otros niños y su independencia en las AVD.

- OLP: aumentar la participación en actividades de juego y en las AVD, al mejorar su capacidad para procesar y responder de manera adecuada a estímulos táctiles y vestibulares.
- OCP basados en el formato MARROC:

  - OCP 1: participar en sesiones de juego estructurado, utilizando materiales con diferentes texturas (arena, plastilina, telas suaves), 2 días por semana, logrando manipularlos sin signos de evitación táctil al menos en el 75 % de las sesiones, durante 4 semanas.

    - Justificación (MARROC):

      o **M**edible: manipular materiales sin evitación táctil en el 75 % de las sesiones.
      o **A**lcanzable: se realiza gradualmente en un ambiente controlado y guiado por el terapeuta.

(Continúa)

Caso 3-7. Leo (*cont.*)

- o **R**elevante: está directamente relacionado con la mejora de la tolerancia a estímulos táctiles que impactan en sus AVD.
- o **R**enovable/realista: 2 días por semana es un ritmo alcanzable para su nivel actual.
- o **O**rientado a la ocupación: se centra en mejorar su participación en actividades de juego.
- o **C**omprensible/claro: define materiales específicos y un criterio de éxito (75 %).

- – OCP 2: tolerar movimientos rítmicos en una silla de balanceo o columpio durante 10 minutos, sin signos de angustia o rechazo, 3 días a la semana, durante 6 semanas.

  - ▪ Justificación (MARROC):

    - o **M**edible: tolerar 10 minutos de movimientos rítmicos.
    - o **A**lcanzable: se establece una duración y una frecuencia apropiadas para su capacidad.
    - o **R**elevante: está orientado a mejorar su respuesta a estímulos vestibulares, lo que influirá en actividades físicas.
    - o **R**enovable/realista: el tiempo y la frecuencia son ajustables según su tolerancia inicial.

- o **O**rientado a la ocupación: mejorar la tolerancia al movimiento es clave para la participación de Leo en juegos físicos.
- o **C**omprensible/claro: establece el tiempo (10 minutos), el tipo de movimiento (rítmico) y la frecuencia (3 días por semana).

- – OCP 3: permitir que su madre le coloque ropa con diferentes texturas durante la actividad de vestirse, al menos 3 días a la semana, sin mostrar signos de rechazo táctil en el 50 % de los intentos, durante 6 semanas.

  - ▪ Justificación (MARROC):

    - o **M**edible: sin rechazo táctil en el 50 % de los intentos.
    - o **A**lcanzable: es un objetivo gradual y que puede lograrse en un entorno familiar.
    - o **R**elevante: mejora la participación de Leo en la actividad de vestirse, algo central para su independencia.
    - o **R**enovable/realista: el porcentaje y la frecuencia son adecuados para su nivel actual de tolerancia.
    - o **O**rientado a la ocupación: el objetivo está directamente relacionado con la independencia en actividades cotidianas.
    - o **C**omprensible/claro: la frecuencia, el tipo de ropa y el porcentaje de éxito están claramente definidos.

Los objetivos propuestos reflejan un enfoque basado en la integración sensorial, siguiendo el marco del formato MARROC, para garantizar que sean medibles, alcanzables, realistas y centrados en actividades ocupacionales clave para Leo, como el juego y la vestimenta, en un tiempo razonable y con progresos claros.

A continuación, se analiza la redacción de objetivos en otro caso en el que la terapeuta también utiliza la integración sensorial como marco teórico.

 Caso 3-8. Sofía

Análisis de un caso desde el abordaje de la integración sensorial (II).

Edad: 7 años.
Diagnóstico: trastorno del espectro autista (TEA) con dificultades en la integración sensorial.
Descripción: Sofía muestra una hipersensibilidad auditiva y táctil, lo que afecta su participación en actividades escolares y sociales. Evita el contacto con otros niños, reacciona negativamente a ruidos fuertes (p. ej., la campana escolar, voces elevadas) y se muestra reacia a tocar ciertos materiales durante las manualidades en la escuela. Estas dificultades interfieren en su desempeño académico y su participación en actividades grupales, limitando su interacción social y su autonomía en el aula.

- OLP: aumentar la participación en actividades escolares y sociales, mejorando la capacidad para tolerar y procesar estímulos auditivos y táctiles en el entorno escolar.
- OCP basados en el acrónimo MARROC:

  - – OCP 1: tolerar ruidos ambientales moderados (p. ej., la campana escolar, las voces de

(Continúa)

Caso 3-8. Sofía (*cont.*)

sus compañeros) durante el recreo escolar, sin signos de angustia o sobrecarga sensorial, en el 70 % de los días de clase, durante 6 semanas.

- Justificación (MARROC):
  - **M**edible: tolerar ruidos ambientales moderados sin angustia, en el 70 % de los días de clase.
  - **A**lcanzable: se plantea una mejora gradual en un entorno conocido.
  - **R**elevante: mejorar la respuesta a estímulos auditivos es clave para su desempeño en la escuela.
  - **R**enovable/realista: el porcentaje es un objetivo alcanzable considerando su nivel actual de tolerancia.
  - **O**rientado a la ocupación: impacta directamente en su participación escolar.
  - **C**omprensible/claro: es específico en cuanto a la situación (recreo), el estímulo (ruidos) y el criterio de éxito (70 %).

- OCP 2: participar en actividades de manualidades en la escuela, manipulando materiales de diferentes texturas (p. ej., papel, algodón, plastilina, etc.), sin mostrar signos de rechazo táctil, en el 60 % de las sesiones, durante 4 semanas.

  - Justificación (MARROC):
    - **M**edible: manipular materiales sin rechazo en el 60 % de las sesiones.
    - **A**lcanzable: es un objetivo progresivo, basado en su tolerancia táctil actual.

  - **R**elevante: es crucial para su participación en actividades escolares, así como para la mejora de sus habilidades motrices finas.
  - **R**enovable/realista: el porcentaje y el período son realistas en función de sus necesidades sensoriales.
  - **O**rientado a la ocupación: mejora la participación en actividades escolares clave.
  - **C**omprensible/claro: define materiales específicos, el porcentaje de éxito y el contexto escolar.

- OCP 3: participar en juegos grupales con otros niños en el patio escolar durante al menos 10 minutos, 3 veces por semana, sin signos de evitación sensorial o aislamiento, durante 6 semanas.

  - Justificación (MARROC):
    - **M**edible: participar durante 10 minutos, 3 veces por semana.
    - **A**lcanzable: se ajusta a su nivel actual de interacción social.
    - **R**elevante: fomenta el desarrollo de habilidades sociales y mejora su integración en actividades escolares.
    - **R**enovable/realista: la duración y la frecuencia son adecuadas para su nivel actual de tolerancia sensorial.
    - **O**rientado a la ocupación: está directamente relacionado con su participación en actividades grupales.
    - **C**omprensible/claro: especifica el tiempo, la frecuencia y el contexto.

Los objetivos propuestos reflejan un enfoque de abajo hacia arriba, basado en la integración sensorial y que respeta el modelo MARROC. Los objetivos están orientados a mejorar la tolerancia de Sofía a estímulos sensoriales en el entorno escolar y su participación en actividades clave para su desarrollo social, emocional y académico.

A continuación, se explora un caso práctico basado en un *enfoque de neurodesarrollo* para un adulto, con objetivos reflejados mediante la utilización del formato MARROC.

 Caso 3-9. Mario

Análisis de un caso desde el abordaje del neurodesarrollo.

Edad: 45 años.

Diagnóstico: secuelas de ACV con hemiparesia izquierda y dificultades en el control postural.

Descripción: Mario presenta debilidad en el hemicuerpo izquierdo y dificultades en el control postural tras un ACV que sufrió hace 8 meses. Estas secuelas le dificultan realizar AVD como vestirse, mantener el equilibrio al estar de pie o caminar sin asistencia, así como realizar tareas que requieren el uso coordinado de ambas manos. Mario ha mostrado motivación para recuperar su independencia en actividades cotidianas y poder caminar sin la necesidad de un andador.

(Continúa)

Caso 3-9. Mario (*cont.*)

- OLP: aumentar la independencia en las AVD, mejorando su control postural y la funcionalidad del hemicuerpo izquierdo.
- OCP basados en el formato MARROC:
  - OCP 1: mejorar el control postural en sedestación, manteniendo una posición estable durante al menos 10 minutos, sin soporte externo, en el 90 % de las sesiones de terapia, durante 4 semanas.
    - Justificación (MARROC):
      - **M**edible: mantener la estabilidad durante 10 minutos, en el 90 % de las sesiones.
      - **A**lcanzable: el objetivo está basado en un avance progresivo durante la rehabilitación.
      - **R**elevante: es esencial para mejorar su estabilidad y permitir actividades como vestirse o alimentarse.
      - **R**enovable/realista: la duración y la frecuencia se ajustan a su capacidad actual.
      - **O**rientado a la ocupación: mejora la estabilidad, lo que es clave para participar en las AVD.
      - **C**omprensible/claro: define el tiempo, la frecuencia y el contexto terapéutico.
  - OCP 2: realizar el traslado de la cama a la silla utilizando el hemicuerpo izquierdo de manera activa, con asistencia mínima, en el 75 % de las veces, durante 6 semanas.
    - Justificación (MARROC):
      - **M**edible: trasladarse con asistencia mínima en el 75 % de las veces.
      - **A**lcanzable: el progreso es adecuado a su nivel actual de control motor.
      - **R**elevante: facilita una mayor independencia en sus rutinas diarias.
      - **R**enovable/realista: el nivel de asistencia es alcanzable, considerando sus limitaciones actuales.
      - **O**rientado a la ocupación: está directamente relacionado con su independencia en las AVD.
      - **C**omprensible/claro: se especifica el tipo de actividad (traslado) y el nivel de asistencia necesario.
  - OCP 3: aumentar la funcionalidad del brazo izquierdo realizando actividades bimanuales (como abotonarse la camisa), en al menos el 60 % de las sesiones de terapia, durante 8 semanas.
    - Justificación (MARROC):
      - **M**edible: realizar actividades bimanuales, en el 60 % de las sesiones.
      - **A**lcanzable: establece una mejora progresiva en la coordinación de ambos brazos.
      - **R**elevante: es fundamental para la independencia en actividades cotidianas como vestirse.
      - **R**enovable/realista: el porcentaje y el tiempo permiten avances graduales y realistas.
      - **O**rientado a la ocupación: impacta directamente en la habilidad de Mario para vestirse solo.
      - **C**omprensible/claro: define una tarea específica (abotonarse la camisa) y el porcentaje de éxito.

Este caso práctico refleja un enfoque basado en el neurodesarrollo, con objetivos alineados con el formato MARROC. Los objetivos están orientados a mejorar el control postural, la funcionalidad del hemicuerpo afectado y la independencia en las AVD, respetando las características de ser medibles, alcanzables, relevantes, realistas, orientados a la ocupación y claros.

Otro desafío que muchos profesionales de terapia ocupacional encuentran es redactar objetivos en las intervenciones *de rehabilitación de mano y miembro superior*, con objetivos reflejados en el marco del formato MARROC.

 Caso 3-10. Valeria

Análisis de un caso en la intervención de rehabilitación de mano y miembro superior.

Edad: 30 años,

Diagnóstico: fractura de Colles con inmovilización prolongada y limitación en la movilidad de la muñeca y los dedos.

(Continúa)

Caso 3-10. Valeria (*cont.*)

Descripción: Valeria sufrió una fractura de Colles en su muñeca derecha hace 3 meses, lo que resultó en una inmovilización prolongada. Tras retirar el yeso, presenta rigidez en la muñeca y los dedos, lo que afecta su capacidad para realizar actividades cotidianas como cocinar, escribir y cargar objetos. Además, experimenta dolor al intentar mover la muñeca y debilidad en la mano afectada. Valeria está motivada para recuperar la funcionalidad de su mano y volver a realizar sus actividades diarias con normalidad.

- OLP: recuperar la funcionalidad de la mano derecha, mejorando la fuerza, la movilidad y la coordinación para que pueda realizar actividades cotidianas de forma independiente.
- OCP basados en el acrónimo MARROC:
  - OCP 1: incrementar el rango de movimiento de la muñeca derecha en flexión y extensión hasta alcanzar al menos 70° en ambas direcciones, en el 80 % de las sesiones de terapia, durante 6 semanas.

    - Justificación (MARROC):
      - **M**edible: alcanzar 70° en flexión y extensión, en el 80 % de las sesiones.
      - **A**lcanzable: está basado en un progreso gradual tras la inmovilización prolongada.
      - **R**elevante: es fundamental para la recuperación de la movilidad en actividades como escribir o cocinar.
      - **R**enovable/realista: el rango de movimiento propuesto es alcanzable dado su nivel actual de rigidez.
      - **O**rientado a la ocupación: impacta directamente en la funcionalidad de su muñeca para las actividades diarias.
      - **C**omprensible/claro: especifica el rango de movimiento y el porcentaje de sesiones.

  - OCP 2: aumentar la fuerza de prensión de la mano derecha hasta alcanzar el 60 % de la fuerza en la mano no afectada, utilizando una dinamometría de prensión, durante 8 semanas.

- Justificación (MARROC):
  - **M**edible: alcanzar el 60 % de la fuerza de la mano no afectada, medido con dinamometría.
  - **A**lcanzable: es un objetivo realista y progresivo después de una inmovilización prolongada.
  - **R**elevante: la fuerza de prensión es clave para tareas como cargar objetos o manipular utensilios.
  - **R**enovable/realista: el 60 % de la fuerza es un objetivo alcanzable en un período de 8 semanas.
  - **O**rientado a la ocupación: está directamente relacionado con su capacidad para realizar tareas manuales cotidianas.
  - **C**omprensible/claro: define el porcentaje de fuerza que se debe alcanzar y la herramienta de medición.

  - OCP 3: mejorar la destreza manual en la mano derecha, realizando tareas de manipulación fina (como abrochar botones o escribir), sin dolor o compensaciones, en el 70 % de las ocasiones, durante 6 semanas.

    - Justificación (MARROC):
      - **M**edible: realizar las tareas sin dolor en el 70 % de las ocasiones.
      - **A**lcanzable: es un objetivo progresivo para mejorar la destreza después de una inmovilización prolongada.
      - **R**elevante: la destreza manual es fundamental para que Valeria recupere su independencia en actividades cotidianas como vestirse y escribir.
      - **R**enovable/realista: el porcentaje y la duración del período permiten avances graduales y alcanzables.
      - **O**rientado a la ocupación: impacta directamente en la realización de actividades diarias clave.
      - **C**omprensible/claro: especifica las tareas (abrochar botones, escribir) y el porcentaje de éxito.

Este caso práctico refleja el proceso de rehabilitación de mano con objetivos diseñados para mejorar la movilidad, la fuerza y la destreza de la mano afectada, alineados con el acrónimo MARROC. Los objetivos son medibles, alcanzables, relevantes, renovables/realistas, orientados a la ocupación y comprensibles, y están diseñados para permitir que Valeria recupere su funcionalidad en actividades cotidianas.

Caso 3-11. Luis

Análisis de un caso con retraso en el desarrollo de la motricidad fina.

Edad: 5 años.
Diagnóstico: retraso en el desarrollo motor fino.
Descripción: Luis presenta dificultades para abrir la mano y realizar movimientos coordinados de agarre y liberación de objetos. Esto limita su capacidad para participar en actividades cotidianas que requieren el uso de sus manos de manera precisa, como tomar utensilios o juguetes.

- OLP: incrementar la precisión de agarre y liberación para actividades funcionales diarias.
- OCP: abrir la mano para tomar/asir una variedad de objetos de tamaño mediano, 5 veces, en 4 de 5 sesiones de tratamiento, con asistencia moderada y un 60 % de señales verbales, durante 4 semanas (a fin de lograr una mayor precisión de agarre y liberación).

– Este objetivo cumple con las características del acrónimo MARROC:
  - **M**edible: 5 veces en 4 de 5 sesiones, con un 60 % de señales verbales.
  - **A**lcanzable: con asistencia moderada, durante 4 semanas.
  - **R**elevante: mejora en el agarre y la liberación, lo cual es significativo para su desarrollo motor y funcionalidad diaria.
  - **R**enovable: ajustable después de 4 semanas para aumentar el nivel de independencia.
  - **O**cupacional: está centrado en el uso funcional de la mano para actividades cotidianas.
  - **C**omprensible: es claro en términos de la tarea, la asistencia y las señales verbales necesarias.

En este caso, los objetivos propuestos, al ser analizados con el acrónimo MARROC, reflejan que son medibles, alcanzables, realistas y centrados en actividades ocupacionales clave para Luis, como el juego y la vestimenta. El plan se desarrolla en un tiempo razonable y con progresos claros, fomentando su independencia funcional.

REDACCIÓN DE OBJETIVOS CENTRADOS EN LA IDENTIDAD OCUPACIONAL

A continuación, se aborda la redacción de objetivos sobre el desarrollo de la identidad ocupacional. Para ello, en primer lugar, conviene recordar de qué se trata. Pellegrini (2007) sostiene que la identidad ocupacional es la imagen que una persona tiene de sí misma como ser ocupacional, formada a través de sus ocupaciones y las relaciones, los valores y las metas personales que las acompañan. Partici-

par en ocupaciones significativas contribuye a esta identidad, que se expresa principalmente a través del hacer ocupacional y se vincula estrechamente con las acciones y las relaciones con otros, dándole sentido a la historia de vida. Esta identidad se construye a lo largo del tiempo, basada en las experiencias vividas en distintos contextos y puede modificarse ante sucesos significativos, como enfermedades o lesiones. En terapia ocupacional, el terapeuta ayuda a fortalecer o desarrollar nuevas ocupaciones que proporcionen un sentido renovado de identidad y propósito, trabajando el autoconocimiento, la autodeterminación y el control interno. De este modo, la identidad ocupacional se construye a través de la participación en actividades que reflejan las metas, los roles, los hábitos, las conexiones sociales y las elecciones personales, contribuyendo al desarrollo de la autonomía y la autoimagen de la persona.

 Caso 3-12. Marcos: análisis

Edad: 28 años.
Diagnóstico: trastorno de ansiedad social.
Descripción: Marcos ha experimentado dificultades significativas en su vida social debido a su trastorno de ansiedad social. Evita interacciones

con amigos y familiares, lo que ha afectado su capacidad para mantener relaciones personales y participar en actividades sociales. Ha perdido la confianza en sí mismo y lucha por identificar lo que realmente valora en sus relaciones y en su rutina

(Continúa)

Caso 3-12. Marcos: análisis (*cont.*)

diaria. A través de la terapia ocupacional, Marcos trabajará en la identificación de sus valores como base del tratamiento.

- OLP: desarrollar la identificación de valores.
- OCP:
  - OCP 1: identificar 2 cualidades de la amistad, con mediano apoyo de terceros, 2 veces a la semana, durante 1 mes.
    - El objetivo cumple con las características del acrónimo MARROC:
      - o **M**edible: Marcos identificará 2 cualidades importantes de una amistad significativa.
      - o **A**lcanzable: con mediano apoyo del terapeuta ocupacional, 2 veces a la semana, durante 1 mes.
      - o **R**elevante: las cualidades identificadas ayudarán a Marcos a construir y mantener relaciones que valora, mejorando su identidad ocupacional.
      - o **R**enovable: tras identificar las cualidades, se podrá trabajar en aplicarlas a sus interacciones sociales.
      - o **O**cupacional: este objetivo está centrado en la relación con su entorno social, una parte clave de su ocupación diaria.
      - o **C**omprensible: el proceso de identificación será guiado por el terapeuta en sesiones claras y prácticas de reflexión personal y social.
  - OCP 2: identificar 5 actividades saludables de su rutina diaria, con bajo apoyo de terceros, 3 de 7 días, durante 1 mes.
    - El objetivo cumple con las características del acrónimo MARROC:
      - o **M**edible: Marcos identificará 5 actividades saludables que realiza en su rutina diaria, como el ejercicio, la alimentación equilibrada o el descanso adecuado.
      - o **A**lcanzable: con bajo apoyo del terapeuta, trabajará en esta identificación 3 de 7 días a la semana, durante 1 mes.
      - o **R**elevante: estas actividades saludables fortalecerán su identidad ocupacional, ayudándolo a estructurar una rutina más equilibrada.
      - o **R**enovable: al finalizar el mes, se revisarán las actividades para incluir más hábitos saludables o modificar los actuales.
      - o **O**cupacional: se centra en las actividades diarias que contribuyen a su salud y bienestar.
      - o **C**omprensible: Marcos llevará un registro diario simple, con la asistencia del terapeuta, para seguir su progreso.

De esta manera, los valores se reflejan de forma visible y, por ende, son observables, medibles, renovables y comportamentales, en relación con qué es un buen amigo (OCP 1) o a qué es saludable, bueno y correcto para la rutina de la persona (OCP 2). La redacción de objetivos centrados en la identidad ocupacional es de suma importancia en casos de personas asistidas que no llegan a desempeñar roles ocupacionales, es decir, que tienen una dependencia muy alta, así como de poblaciones en las que el terapeuta se fuerza a pensar objetivos de las AVD o de ocio, ya que es sabido que esas actividades cotidianas o de ocio son, en realidad, el medio para alcanzar otro objetivo: el desarrollo de la identidad.

 Caso 3-13. Carla: análisis

Edad: 27 años.
Diagnóstico: esquizofrenia residual.
Descripción: Carla fue diagnosticada con esquizofrenia residual a los 22 años. Tras varios años de tratamiento y medicación, ha logrado estabilizar sus síntomas positivos, pero sigue enfrentándose a dificultades en su motivación y participación en actividades diarias. Antes del diagnóstico, Carla disfrutaba de la fotografía y el senderismo, pero en el momento actual se siente desconectada de sus intereses y desconoce sus capacidades en gene-

ral. Desea trabajar para recuperar un sentido de propósito y autoconocimiento, a fin de mejorar su bienestar general, por lo que asiste a terapia ocupacional para desarrollar un mayor autoconocimiento sobre sus fortalezas y debilidades, y reconectar con sus actividades significativas.

- OLP:
  - Desarrollar el conocimiento sobre sí misma.
  - Incrementar el desarrollo de metas cotidianas.

(Continúa)

Caso 3-13. Carla: análisis (*cont.*)

- OCP:
  - OCP 1: explorar habilidades y dificultades en actividades conocidas, con mediano apoyo, 2 veces por semana, durante 4 semanas.
  - OCP 2: identificar 2 actividades de interés, con bajo apoyo, 3 veces por semana, durante 4 semanas.
  - OCP 3: identificar 2 actividades de interés de la televisión, con bajo apoyo, 2 veces por semana, durante 4 semanas.

Análisis de OCP 1 y OCP 2:

- **M**edible: Carla identificará sus habilidades y dificultades en al menos 2 actividades que conoce.
- **A**lcanzable: con el apoyo del terapeuta, se revisarán las experiencias de Carla en estas actividades.
- **R**elevante: la exploración de estas actividades ayudará a Carla a redescubrir lo que puede hacer y lo que necesita mejorar.
- **R**enovable: pasadas 4 semanas, se podrá ajustar el plan para centrarse en mejorar las áreas de dificultad.

- **O**cupacional: se centra en la realización de actividades ocupacionales significativas para la persona.
- **C**omprensible: Carla llevará un registro simple de sus experiencias para reflexionar sobre sus habilidades y dificultades.

Análisis de OCP 3:

- **M**edible: identificar 2 actividades de interés.
- **A**lcanzable: con bajo apoyo del terapeuta, Carla podrá reflexionar y descubrir actividades que la atraigan.
- **R**elevante: la identificación de actividades nuevas o retomadas contribuirá a su motivación y bienestar.
- **R**enovable: una vez identificadas las actividades, se puede avanzar bien en la planificación de su participación, bien en la identificación de nuevas actividades.
- **O**cupacional: está orientado a identificar ocupaciones significativas.
- **C**omprensible: queda claro, en el objetivo, lo que se espera que realice la persona.

En conclusión, la redacción de objetivos en terapia ocupacional es una herramienta fundamental que guía el proceso de intervención y potencia la planificación centrada en la persona. Al adoptar un enfoque de abajo hacia arriba, se permite que los objetivos se formulen a partir de las habilidades, las destrezas y los factores personales (como la identidad, los valores, los intereses), así como a partir de las funciones y las estructuras corporales o modelos de intervención centrados en el desarrollo de estas. Integrar el proceso de llegar «arriba» asegura que cada meta sea significativa y relevante para la vida de la persona. La claridad y la precisión en la redacción de estos objetivos no solo favorece la comunicación entre el terapeuta y el usuario/familia, sino que también fortalece el compromiso y la motivación del usuario al participar activamente en su propio proceso de cambio. Así, la formulación adecuada de objetivos se convierte en el pilar que sostiene el éxito de la intervención, orientando las acciones hacia un propósito claro y enriquecedor que mejora el bienestar y la calidad de vida del individuo.

EJEMPLOS DE CASOS DE OBJETIVOS BASADOS EN LAS HABILIDADES O LAS DESTREZAS Y LOS FACTORES DE LA PERSONA EN DIFERENTES POBLACIONES Y GRUPOS ETARIOS

 Caso 3-14. Andrés

Caso de objetivo centrado en las habilidades motoras utilizadas para posicionar el cuerpo (estabilizar, alinear y posicionar), siguiendo el formato MARROC.

Edad: 62 años.
Diagnóstico: enfermedad de Parkinson, etapa intermedia

Descripción: Andrés presenta dificultades para mantenerse alineado y estable mientras se viste, particularmente al ponerse los pantalones, lo que a menudo provoca desequilibrios y caídas.

- OLP: incrementar su capacidad para vestirse de manera independiente, manteniendo una postura estable y alineada durante toda la actividad.

(Continúa)

Caso 3-14. Andrés (*cont.*)

- OCP: estabilizar y alinear su tronco y extremidades inferiores durante la actividad de ponerse los pantalones, permaneciendo de pie sin perder el equilibrio, en 3 de 4 intentos, con un apoyo mínimo en la silla, durante 4 semanas.

Análisis según el acrónimo MARROC:

- **M**edible: el éxito del objetivo se mide por el número de intentos exitosos (3 de 4 intentos) y la necesidad de usar apoyo mínimo en la silla.
- **A**lcanzable: es factible para Andrés, considerando su nivel actual de movilidad y mediante el uso de técnicas adaptadas para mejorar la estabilidad.

- **R**elevante: mantener la estabilidad durante el vestido es fundamental para su seguridad y su independencia en la realización de actividades diarias.
- **R**enovable: si Andrés logra mantener la postura de pie con estabilidad, el objetivo se puede renovar para incluir otras prendas o eliminar el apoyo en la silla.
- **O**cupacional: está centrado en una actividad significativa, que es vestirse de manera independiente.
- **C**omprensible: está claramente formulado en términos de acciones específicas y es fácil de entender para Andrés, sus cuidadores y el equipo terapéutico.

 Caso 3-15. Martina

Caso de objetivo centrado en las habilidades motoras para obtener y sostener objetos (alcanzar, curvar, tomar/asir y manipular), siguiendo el formato MARROC.

Edad: 8 años.
Diagnóstico: trastorno del desarrollo de la coordinación.
Descripción: Martina tiene dificultades para asir y manipular objetos pequeños, como lápices o utensilios, lo que afecta su capacidad para realizar tareas escolares como escribir y cortar papel.

- OLP: incrementar su capacidad para asir y manipular utensilios escolares de manera independiente, mejorando su destreza manual durante actividades escolares.
- OCP: asir y manipular un lápiz de grosor estándar utilizando un trípode funcional para completar una línea de 10 letras de forma legible, en 4 de 5 intentos, durante 6 semanas.

Análisis según el formato MARROC:

- **M**edible: se puede medir en función del número de intentos exitosos (4 de 5 intentos) y la cantidad de asistencia física requerida (menos del 30 %).
- **A**lcanzable: es factible para Martina, dado su nivel actual de destreza manual y mediante el uso de estrategias terapéuticas adecuadas.
- **R**elevante: mejorar la capacidad de asir y manipular objetos es esencial para su participación en actividades escolares y su desarrollo académico.
- **R**enovable: una vez que Martina logre el objetivo, este se puede ajustar para incluir otros utensilios (p. ej., tijeras) y/o tareas más complejas (p. ej., cortar).
- **O**cupacional: está centrado en una tarea ocupacional importante para su participación en la escuela y su autonomía en las tareas cotidianas.
- **C**omprensible: el objetivo es claro y fácil de entender para Martina, su familia y el equipo de intervención.

Este objetivo aborda las habilidades motoras de obtener y sostener objetos, como tomar/asir y manipular, y se alinea con el enfoque de abajo hacia arriba, ya que trabaja en componentes específicos de las habilidades motoras que permitirán a la persona ser más competente en sus actividades escolares.

 Caso 3-16. Pedro

Caso de objetivo centrado en las habilidades motoras para el movimiento propio y del objeto (coordinar, mover, levantar, caminar, transportar, calibrar y fluir), utilizando el formato MARROC.

Edad: 35 años.
Diagnóstico: lesión medular incompleta (en T12), con dificultades moderadas para coordinar y levantar objetos mientras se desplaza.

(Continúa)

Caso 3-16. Pedro (*cont.*)

Descripción: Pedro presenta dificultades para realizar tareas que requieren levantar y transportar objetos ligeros mientras camina, lo que compromete su capacidad para realizar tareas domésticas de manera independiente.

- OLP: incrementar su capacidad para mover y transportar objetos ligeros mientras camina, mejorando la coordinación y el control de los movimientos, a fin de realizar tareas domésticas sin asistencia.
- OCP: transportar un plato con alimentos desde la mesa hasta la cocina, levantando y moviendo el plato con una mano mientras camina de manera estable y fluida, sin derrames, en 3 de 5 intentos, con mínima asistencia verbal, durante 6 semanas.

Análisis según el formato MARROC:

- **M**edible: se puede medir en términos del número de intentos exitosos (3 de 5 intentos) y la cantidad de asistencia verbal mínima.
- **A**lcanzable: es factible para Pedro con entrenamiento adecuado y adaptaciones para mejorar su coordinación y control.
- **R**elevante: transportar objetos mientras camina es esencial para su independencia en las actividades domésticas y su vida diaria.
- **R**enovable: una vez logrado el objetivo, se puede establecer uno nuevo que incluya objetos más pesados o distancias mayores.
- **O**cupacional: se centra en una tarea cotidiana relevante para su autonomía en el hogar (transportar alimentos de la mesa a la cocina).
- **C**omprensible: está redactado de manera clara y específica, y es fácil de entender tanto para Pedro como para el equipo terapéutico.

Este objetivo se enfoca en las habilidades motoras relacionadas con el movimiento propio y del objeto, como transportar, mover y coordinar, y sigue el enfoque de abajo hacia arriba para mejorar componentes motores que le permitirán a la persona aumentar su independencia en tareas domésticas.

 Caso 3-17. Sara

Caso de objetivo centrado en las habilidades motoras para sostener o mantener el desempeño (perdurar y ritmo), siguiendo el formato MARROC.

Edad: 52 años.
Diagnóstico: esclerosis múltiple, con fatiga crónica y dificultades para mantener el ritmo y la resistencia durante la realización de tareas domésticas.
Descripción: Sara tiene problemas para sostener su desempeño durante actividades que requieren un tiempo prolongado, como cocinar o limpiar, debido a la fatiga que experimenta a mitad de la tarea.

- OLP: incrementar su capacidad para mantener el desempeño durante actividades domésticas sin interrupciones debido a la fatiga, mejorando su resistencia y ritmo.
- OCP: perdurar en la tarea de preparar una comida sencilla (duración aproximada de 20 minutos), manteniendo un ritmo constante y sin descansos mayores a 1 minuto entre actividades, en 4 de 5 intentos, durante 6 semanas.

Análisis según el acrónimo MARROC:

- **M**edible: es medible por el número de intentos exitosos (4 de 5 intentos) y la duración de los descansos (no mayores a 1 minuto).
- **A**lcanzable: es realista para Sara, considerando intervenciones como la gestión de energía y el uso de estrategias compensatorias.
- **R**elevante: mantener el ritmo y la resistencia es crucial para que Sara pueda realizar tareas domésticas de manera independiente.
- **R**enovable: si Sara logra mantener el ritmo durante tareas más simples, el objetivo puede renovarse para incluir actividades más complejas o de mayor duración.
- **O**cupacional: está centrado en una AVD importante para Sara, como es cocinar de manera independiente.
- **C**omprensible: está formulado de manera clara y específica, y es fácil de interpretar tanto por Ana como por su equipo de tratamiento.

Este objetivo trabaja en las habilidades motoras de *perdurar y mantener el ritmo*, esenciales para que Sara pueda sostener su desempeño en tareas cotidianas sin interrupciones, lo que le permitirá ser más autónoma en la realización de actividades domésticas.

Caso 3-18. Marta

Caso de objetivo centrado en las habilidades de procesamiento para mantener el desempeño (ritmo, atender y acatar), siguiendo el formato MARROC.

Edad: 18 años.

Diagnóstico: trastorno por déficit de atención e hiperactividad (TDAH).

Descripción: Marta presenta dificultades para sostener la atención y mantener un ritmo constante durante sus actividades académicas, lo que impacta en su capacidad para estudiar y completar tareas. Se distrae fácilmente y tiene problemas para seguir instrucciones y llevar a cabo actividades sin interrupciones.

- OLP: mejorar su capacidad para sostener la atención y mantener un ritmo adecuado durante las actividades académicas, completando las tareas asignadas sin distracciones prolongadas.
- OCP: mantener el ritmo y la atención durante una tarea de lectura de 20 minutos, con interrupciones no mayores a 2 minutos, y seguir las instrucciones de su plan de estudio, en 4 de 5 sesiones, durante 4 semanas.

Análisis según el acrónimo MARROC:

- **M**edible: se puede medir en términos del tiempo de atención (20 minutos), la duración de las interrupciones (no más de 2 minutos) y la cantidad de sesiones exitosas (4 de 5 intentos).
- **A**lcanzable: es un objetivo realista para Marta, considerando el uso de estrategias como los descansos programados y las técnicas de gestión del tiempo.
- **R**elevante: mantener la atención y el ritmo en tareas académicas es crucial para su éxito escolar y su capacidad para cumplir con sus responsabilidades educativas.
- **R**enovable: una vez logrado este objetivo, se puede renovar para aumentar el tiempo de atención o reducir la duración de las interrupciones.
- **O**cupacional: está directamente relacionado con una actividad significativa para Marta, como es su rendimiento académico.
- **C**omprensible: está formulado de manera clara y es fácil de entender tanto para Marta como para su equipo de apoyo.

Este ejemplo está centrado en las *habilidades de procesamiento* para *mantener el desempeño*, como el *ritmo*, *atender* y *acatar*, fundamentales para que Marta mejore su capacidad de concentración y su desempeño en las actividades académicas.

 Caso 3-19. Paula

Caso centrado en las habilidades de procesamiento relacionadas con aplicar el conocimiento (elegir, utilizar, desenvolverse, encargar y preguntar), siguiendo el enfoque de abajo hacia arriba y el formato MARROC.

Edad: 27 años.

Diagnóstico: trastorno de ansiedad generalizada, que le dificulta tomar decisiones y aplicar estrategias en situaciones cotidianas.

Descripción: Paula se siente abrumada al tener que elegir entre opciones y a menudo evita tomar decisiones, lo que impacta negativamente en su vida diaria. Necesita desarrollar habilidades para aplicar el conocimiento en situaciones de toma de decisiones y en la gestión de tareas.

- OLP: mejorar la capacidad de Paula para aplicar el conocimiento en la toma de decisiones cotidianas, incrementando su confianza y reduciendo su ansiedad al realizar elecciones en su vida diaria.

- OCP: utilizar al menos 3 estrategias para manejar la ansiedad al tomar decisiones en situaciones específicas (p. ej., elegir un menú en un restaurante o decidir sobre actividades de fin de semana), con mediano apoyo de terceros, en al menos 4 de 5 oportunidades, durante 4 semanas.

Análisis según el formato MARROC:

- **M**edible: es medible mediante la identificación de 3 estrategias específicas, el número de decisiones tomadas (al menos 4 de 5 decisiones) y la interacción con un amigo o familiar para preguntar su opinión.
- **A**lcanzable: es realista para Paula, ya que puede implementarse con la ayuda de un terapeuta que le enseñe las estrategias y le brinde apoyo emocional.
- **R**elevante: la capacidad de aplicar el conocimiento en la toma de decisiones es fundamental para que Paula pueda reducir su ansiedad y mejorar su calidad de vida.

(Continúa)

Caso 3-19. Paula (*cont.*)

- **R**enovable: una vez que Paula logre este objetivo, se puede renovar para incluir decisiones más complejas o situaciones de mayor presión.
- **O**cupacional: está enfocado en actividades cotidianas relevantes para Paula, como la elección de actividades o la planificación de su tiempo libre.
- **C**omprensible: está redactado de manera clara y concisa, lo que facilita su comprensión tanto por parte de Paula como de su equipo de apoyo.

Este ejemplo destaca las *habilidades de procesamiento* que ayudan a Paula a *aplicar el conocimiento* en su vida diaria, promoviendo de esta manera su capacidad para tomar decisiones y gestionar su ansiedad de un modo realmente efectivo.

 Caso 3-20. Miguel

Caso centrado en las habilidades de procesamiento relacionadas con organizar el tiempo (iniciar, continuar, secuenciar, terminar), siguiendo el enfoque de abajo hacia arriba y el formato MARROC.

Edad: 22 años.

Diagnóstico: TEA, que le dificulta organizar sus actividades diarias y gestionar su tiempo de manera efectiva.

Descripción: Miguel tiene dificultades para iniciar y mantener tareas, lo que afecta su rendimiento académico y su participación en actividades sociales. Necesita apoyo para desarrollar habilidades que le permitan organizar su tiempo y completar tareas de manera efectiva.

- OLP: incrementar las habilidades para organizar y gestionar su tiempo al completar tareas académicas y actividades diarias de forma independiente, mejorando su rendimiento y autonomía.
- OCP: iniciar y continuar al menos 3 actividades diarias (p. ej., estudiar, hacer ejercicio o realizar tareas del hogar), utilizando un cronograma visual, secuenciando las actividades de manera lógica y terminando cada una en un tiempo establecido de 30 minutos, al menos 4 veces por semana, durante 4 semanas.

Análisis según el acrónimo MARROC:

- **M**edible: es medible al establecer 3 actividades diarias, el uso de un cronograma visual y un tiempo específico para completar cada actividad (30 minutos).
- **A**lcanzable: es realista para Miguel, especialmente con la implementación de un cronograma visual y el apoyo de un profesional o familiar que le guíe.
- **R**elevante: organizar su tiempo es fundamental para que Miguel pueda mejorar su rendimiento académico y aumentar su independencia en actividades cotidianas.
- **R**enovable: una vez alcanzado el objetivo, se puede renovar para incluir tareas más complejas o aumentar el tiempo dedicado a cada actividad.
- **O**cupacional: está directamente relacionado con actividades significativas en la vida de Miguel, contribuyendo a su desarrollo personal y académico.
- **C**omprensible: está redactado de manera clara y sencilla, lo que facilita su comprensión tanto por parte de Miguel como de su equipo de apoyo.

Este ejemplo resalta las *habilidades de procesamiento* que ayudan a Miguel a *organizar el tiempo* (iniciar, continuar, secuenciar y terminar), permitiéndole de este modo gestionar sus actividades de manera efectiva y mejorar su autonomía en el día a día.

 Caso 3-21. Elisa

Caso centrado en las habilidades de procesamiento relacionadas con organizar el espacio y los objetos (buscar, localizar, reunir, organizar, restaurar y navegar/conducir), siguiendo el enfoque de abajo hacia arriba y el formato MARROC.

Edad: 35 años.

Diagnóstico: TDAH, que le dificulta organizar su entorno y mantener el control sobre sus pertenencias.

Descripción: Elisa experimenta problemas para mantener su espacio de trabajo y su hogar orga-

(Continúa)

Caso 3-21. Elisa (*cont.*)

nizados, lo que le causa distracción y frustración. Necesita ayuda para desarrollar estrategias que le permitan buscar, reunir y organizar sus objetos de manera efectiva.

- OLP: incrementar habilidades para organizar su espacio y objetos en su hogar y lugar de trabajo, aumentando su eficiencia y reduciendo su estrés.
- OCP: buscar y localizar 5 objetos específicos (p. ej., llaves, documentos importantes o utensilios de cocina) en su hogar, reuniendo y organizando estos objetos en un área designada (como un estante o un cajón específico) y restaurando su espacio de trabajo, al menos 2 veces por semana, durante 4 semanas.

Análisis según el acrónimo MARROC:

- **M**edible: es medible mediante la identificación de 5 objetos y el número de veces que se rea-

liza la actividad (2 veces por semana, durante 4 semanas).
- **A**lcanzable: es realista para Elisa, especialmente si se le brindan estrategias y herramientas para facilitar la organización.
- **R**elevante: organizar su espacio es fundamental para que Elisa pueda reducir las distracciones, mejorar la productividad y disminuir el estrés en su vida diaria.
- **R**enovable: una vez que se logre el objetivo, se puede renovar para incluir la organización de objetos en diferentes contextos o áreas de su hogar.
- **O**cupacional: se centra en actividades relevantes para Elisa, lo que es crucial para su bienestar y rendimiento diario.
- **C**omprensible: está redactado de manera clara y precisa, lo que facilita su comprensión tanto por parte de Elisa como de su equipo de apoyo.

Este ejemplo pone de manifiesto cómo las *habilidades de procesamiento* que ayudan a Elisa a *organizar el espacio y los objetos* pueden impactar positivamente en su vida diaria, promoviendo su autonomía y efectividad en tareas cotidianas.

 Caso 3-22. Martín

Caso centrado en un paciente con esquizofrenia, utilizando habilidades de procesamiento relacionadas con adaptar el desempeño (notar, responder, ajustarse, acomodarse o adaptarse, beneficiarse), siguiendo el enfoque de abajo hacia arriba y el formato MARROC.

Edad: 30 años.
Diagnóstico: esquizofrenia, con síntomas de desorganización del pensamiento que afectan su capacidad para participar en actividades diarias y sociales.
Descripción: Martín presenta dificultades para adaptarse a cambios en su rutina diaria y a nuevas situaciones sociales, lo que a menudo le lleva a experimentar ansiedad y frustración. Necesita desarrollar habilidades que le permitan identificar y adaptarse a diferentes situaciones en su entorno.

- OLP: desarrollar habilidades para adaptar su desempeño en actividades sociales y cotidianas, reduciendo su ansiedad y aumentando su participación en la comunidad.
- OCP: notar al menos 3 cambios en su rutina diaria (p. ej., un cambio en el horario de las comidas, la llegada de un visitante inesperado o la modificación de su actividad programada) y ajustar su comportamiento o estrategia ante cada uno de estos cambios, adaptándose a las nuevas

condiciones y beneficiándose de al menos 2 de estas situaciones, al menos 2 veces por semana, durante 4 semanas.

Análisis según el acrónimo MARROC:

- **M**edible: es medible al establecer la cantidad de situaciones (3) que Martín debe identificar y la frecuencia de su adaptación (2 veces por semana, durante 4 semanas).
- **A**lcanzable: es realista, dado que Martín puede trabajar con su terapeuta para identificar y practicar estrategias de adaptación.
- **R**elevante: adaptar su desempeño es crucial para que Martín pueda enfrentar situaciones de la vida diaria sin experimentar ansiedad excesiva, lo que mejorará su calidad de vida y participación social.
- **R**enovable: una vez alcanzado el objetivo, se puede renovar para incluir situaciones más complejas o desafiantes en diferentes contextos sociales o laborales.
- **O**cupacional: se centra en actividades relevantes para Martín, como interacciones sociales y rutinas diarias, contribuyendo a su bienestar general.
- **C**omprensible: está redactado de manera clara y sencilla, facilitando su comprensión tanto por parte de Martín como de su equipo de apoyo.

Este ejemplo ilustra cómo las habilidades de procesamiento pueden ayudar a Martín a *adaptar su desempeño*, lo que le permitirá participar más activamente en las diferentes actividades de vida diaria y mejorar su bienestar emocional.

Caso 3-23. Nicolás

Caso centrado en una persona con desafíos de aprendizaje no verbal, utilizando habilidades de interacción social, que se emplean al formular o dar forma al contenido de la interacción social, usando las acciones de preguntar, responder, revelar, expresar emociones, discrepar y agradecer.

Edad: 14 años.
Diagnóstico: trastorno del aprendizaje no verbal.
Descripción: Nicolás tiene dificultades para estructurar y dar contenido a sus interacciones sociales. A menudo no formula preguntas adecuadas ni expresa sus emociones, lo que limita la profundidad de sus conversaciones y su capacidad para conectar con sus compañeros.

- OLP: formular y dar forma al contenido de sus interacciones sociales, utilizando diversas habilidades comunicativas.
- OCP: formular al menos 3 preguntas abiertas para iniciar y mantener una conversación con sus compañeros, con mínimo apoyo, en 4 de 5 oportunidades, durante 6 semanas.

  – Responder a las preguntas de sus compañeros utilizando oraciones completas y relevantes, logrando esto en 4 de 5 interacciones sociales, durante 4 semanas.
  – Revelar información personal o intereses en las conversaciones, compartiendo al menos 2 detalles significativos, en 3 de 4 oportunidades, durante 8 semanas.

– Expresar sus emociones y opiniones de manera clara durante las interacciones, utilizando frases como «me siento» o «pienso que», en 4 de 5 conversaciones, durante 6 semanas.
– Discrepar respetuosamente de las opiniones de sus compañeros, cuando sea necesario, utilizando frases como «entiendo tu punto, pero yo creo que...», en 3 de 4 ocasiones, durante 8 semanas.
– Agradecer a sus compañeros al final de las interacciones por compartir sus ideas y tiempo, logrando esto en 4 de 5 oportunidades, durante 4 semanas.

Análisis según el formato MARROC:

- **M**edibles: incluyen criterios cuantificables, como el número de oportunidades en las que Nicolás debe realizar cada habilidad.
- **A**lcanzables: son realistas y se pueden cumplir dentro del plazo establecido, considerando las capacidades actuales de Nicolás.
- **R**elevantes: cada objetivo es significativo para mejorar las interacciones sociales de Nicolás y su conexión con sus compañeros.
- **R**enovables: una vez que se cumplan los objetivos, se pueden establecer nuevas metas para continuar desarrollando sus habilidades de interacción.
- **O**cupacionales: se centran en AVD relacionadas con la interacción social.
- **C**omprensibles: están redactados de manera clara y precisa, facilitando la comprensión de lo que se espera lograr.

Caso 3-24. Tomás

Caso centrado en los factores de la persona: valores.

Edad: 12 años.
Diagnóstico: TDAH.
Descripción: Tomás ha tenido dificultades para establecer y mantener amistades debido a su impulsividad y problemas de atención. A menudo, se siente aislado y anhela desarrollar relaciones más significativas con sus compañeros. Valora la conexión social y desea aprender a ser un buen amigo, pero no siempre sabe cómo expresar sus sentimientos o actuar en situaciones sociales. La

terapia ocupacional se enfocará en ayudar a Tomás a identificar y desarrollar valores relacionados con la amistad.

- OLP: desarrollar valores relacionados con la amistad.
- OCP: identificar 2 valores de la amistad, con mediano apoyo, en 1 actividad semanal, durante 1 mes.

Análisis según el acrónimo MARROC:

- **M**edible: el progreso se puede evaluar mediante el registro de los valores identificados por Tomás

(Continúa)

Caso 3-24. Tomás (*cont.*)

en cada actividad semanal. Se podrá llevar un diario o hacer un seguimiento a fin de anotar los valores discutidos.

- **A**lcanzable: es realista, considerando el nivel de apoyo que se brindará a Tomás durante las actividades. Con el apoyo de un terapeuta ocupacional y su familia, podrá alcanzar el objetivo.
- **R**elevante: desarrollar valores relacionados con la amistad es esencial para ayudar a Tomás a mejorar sus habilidades sociales, lo que a su vez puede reducir su sensación de aislamiento y aumentar su bienestar emocional.

- **R**enovable: una vez que Tomás logre identificar dos valores de amistad, se podrá establecer un nuevo objetivo relacionado con la aplicación de esos valores en situaciones sociales, promoviendo así su desarrollo continuo.
- **O**cupacional: está centrado en la participación activa de Tomás en actividades que fomenten la reflexión sobre la amistad y sus valores, lo cual es fundamental para su desarrollo personal.
- **C**omprensible: está formulado de manera clara y específica, lo que permite que Tomás y su familia comprendan lo que se espera lograr y cómo se medirá su progreso.

 Caso 3-25. Javier

Caso centrado en los factores de la persona: creencias.

Edad: 28 años.

Diagnóstico: ansiedad generalizada.

Descripción: Javier ha experimentado ansiedad generalizada, lo que ha afectado su capacidad para encontrar y mantener un empleo. Tiene creencias limitadas sobre el trabajo, como que es algo estresante y que siempre conduce a situaciones desagradables. Sin embargo, Javier está motivado para cambiar su perspectiva y aprender a ver el trabajo como una oportunidad de crecimiento personal y contribución a la comunidad. La terapia ocupacional se enfocará en ayudar a Javier a ampliar sus creencias sobre el trabajo y su papel en la vida de las personas.

- OLP: ampliar las creencias sobre el trabajo en la vida de las personas.
- OCP: identificar 2 opiniones sobre el desempeño laboral, con mediano apoyo de terceros, 1 vez por semana, durante 1 mes.

Análisis según el formato MARROC:

- **M**edible: el progreso se puede evaluar mediante el registro de las opiniones identificadas y reflexionadas por Javier.
- **A**lcanzable: es realista y se puede lograr con el apoyo necesario de mentores y grupos de apoyo.
- **R**elevante: ampliar las creencias sobre el trabajo es crucial para la salud mental y la reintegración laboral de Javier.
- **R**enovable: una vez alcanzado el objetivo, se podrán establecer nuevas metas que continúen promoviendo su desarrollo profesional.
- **O**cupacional: los objetivos están centrados en el entendimiento del trabajo y su significado en la vida de las personas.
- **C**omprensible: los objetivos están formulados de manera clara y específica, facilitando la comprensión de lo que se espera lograr.

 Caso 3-26. Matilde

Caso centrado en los factores de la persona: espiritualidad.

Edad: 28 años.

Diagnóstico: ansiedad generalizada.

Descripción: Matilde ha estado lidiando con ansiedad generalizada, lo que le dificulta encontrar un sentido de propósito y conexión en su vida diaria. Se siente abrumada por sus responsabilidades y lucha por encontrar momentos de significado en sus actividades cotidianas. Ha expresado su deseo de explorar su espiritualidad como una forma de afrontar su ansiedad y mejorar su bienestar general. La terapia ocupacional se enfocará en ayudarla

a identificar y desarrollar momentos de conexión espiritual en su vida diaria.

- OLP: desarrollar la espiritualidad en la realización personal, promoviendo una mayor conexión con sus valores y creencias.
- OCP: identificar, con mediano apoyo, 2 momentos de conexión espiritual durante el desempeño de ocupaciones cotidianas, 1 día por semana, durante 1 mes.

Análisis según el acrónimo MARROC:

- **M**edible: el progreso se puede evaluar a través de un diario, en el que Matilde registrará los

(Continúa)

Caso 3-26. Matilde (*cont.*)

momentos de conexión espiritual que identifique durante sus actividades cotidianas. Se puede revisar semanalmente para ver si ha logrado identificar los momentos esperados.
- **A**lcanzable: es realista y alcanzable con el apoyo que se le brindará durante las sesiones de terapia, lo que le permitirá reflexionar y trabajar en su espiritualidad de manera efectiva.
- **R**elevante: desarrollar la espiritualidad es crucial para el bienestar emocional de Matilde, ya que puede proporcionarle un sentido de propósito y conexión, lo que a su vez puede ayudar a mitigar su ansiedad.
- **R**enovable: una vez que Matilde logre identificar dos momentos de conexión espiritual, se podrá

establecer un nuevo objetivo que profundice en su práctica espiritual y en cómo puede integrar esos momentos en su vida diaria.
- **O**cupacional: está centrado en la participación activa de Matilde en actividades cotidianas que fomenten su conexión espiritual, permitiéndole reflexionar sobre su experiencia y cómo esta se relaciona con su sentido de realización personal.
- **C**omprensible: está formulado de manera clara y específica, lo que facilita la comprensión de lo que se espera lograr y cómo se medirá su progreso. Esto permite a Matilde y a su terapeuta tener una visión compartida sobre el camino que se debe seguir.

 Caso 3-27. Martín

Caso centrado en los factores de la persona: funciones y estructuras corporales (I).

Edad: 10 años.
Diagnóstico: parálisis cerebral (tipo espástica).
Descripción: Martín presenta parálisis cerebral de tipo espástica, lo que afecta su movilidad y coordinación. Experimenta rigidez muscular que limita su capacidad para moverse con fluidez y realizar actividades cotidianas, como jugar y participar en deportes. Su familia está muy comprometida en apoyarle, y Martín está motivado para mejorar su control motor y su capacidad para participar en actividades físicas con sus amigos.

- OLP: mejorar el control motor grueso para facilitar la participación en actividades recreativas y deportivas.
- OCP: aumentar el control postural y la estabilidad en actividades físicas, logrando realizar una serie de 10 saltos en una superficie plana, man-

teniendo el equilibrio sin apoyo, en 4 de 5 intentos, durante 1 mes.

Análisis según el formato MARROC:
- **M**edible: se evaluará el control postural y la estabilidad durante los saltos, así como el número de intentos exitosos.
- **A**lcanzable: es realista y está adaptado a las capacidades de Martín.
- **R**elevante: mejorar el control motor y la estabilidad es crucial para que Martín participe en actividades recreativas y deportivas.
- **R**enovable: al alcanzar el objetivo, se podrán establecer nuevos objetivos para seguir avanzando en su control motor.
- **O**cupacional: se centra en la mejora de las habilidades motoras que impactan directamente en la vida de Martín y su participación en actividades con sus amigos.
- **C**omprensible: es claro y fácilmente entendible tanto por parte de Martín como de su terapeuta.

 Caso 3-28. Valentina

Caso centrado en los factores de la persona: funciones y estructuras corporales (II).

Edad: 9 años.
Diagnóstico: dificultades en la coordinación motora fina.
Descripción: Valentina presenta dificultades en la coordinación motora fina, lo que afecta su capacidad para realizar tareas que requieren destreza manual, como escribir, recortar o abotonarse la

ropa. Su falta de confianza en estas habilidades la lleva a evitar actividades en las que se requiere el uso de las manos, lo que impacta en su participación en la escuela y en juegos con sus compañeros. Valentina está motivada para mejorar su habilidad en el uso de herramientas y su destreza manual.

- OLP: mejorar la coordinación motora fina para facilitar la participación en actividades escolares y recreativas.

(Continúa)

Caso 3-28. Valentina (*cont.*)

- OCP: lograr realizar recortes precisos en papel, completando una serie de 10 recortes con alineación adecuada y evitando errores, en 4 de 5 intentos, durante 1 mes.

Análisis según el formato MARROC:

- **M**edible: se evaluará la precisión de los recortes y el número de intentos exitosos (4 de 5 intentos).
- **A**lcanzable: es realista y está adaptado a las capacidades actuales de Valentina.

- **R**elevante: mejorar la coordinación motora fina es fundamental para que Valentina pueda participar en actividades escolares y recreativas.
- **R**enovable: al alcanzar este objetivo, se podrán establecer nuevos objetivos para continuar desarrollando sus habilidades manuales.
- **O**cupacional: se centra en habilidades que impactan directamente en la vida de Valentina y su participación en actividades con sus compañeros.
- **C**omprensible: es claro y fácil de entender tanto para Valentina como para su terapeuta.

 Caso 3-29. Mariana

Caso centrado en los factores de la persona: funciones y estructuras corporales (III).

Edad: 14 años.

Diagnóstico: trastorno de ansiedad y dificultades en la regulación emocional.

Descripción: Mariana experimenta episodios de ansiedad que la llevan a sentir miedo y angustia en situaciones sociales y académicas. Esto afecta su capacidad para participar en actividades escolares y para relacionarse con sus compañeros. Siente que sus emociones a menudo la abruman, y desea aprender a identificar sus sentimientos y a utilizar estrategias efectivas para manejarlos. La terapia ocupacional se centrará en ayudar a Mariana a desarrollar habilidades de regulación emocional, lo que le permitirá aumentar su confianza y mejorar su bienestar general.

- OLP: desarrollar habilidades de regulación emocional para manejar la ansiedad en situaciones desafiantes.
- OCP: identificar y aplicar 3 técnicas de regulación emocional (como la visualización, la auto-

afirmación y la respiración consciente) en situaciones sociales, con apoyo moderado, al menos 2 veces por semana, durante 1 mes.

Análisis según el formato MARROC:

- **M**edible: se evaluará la identificación y aplicación de las técnicas a través de un diario de emociones y experiencias.
- **A**lcanzable: es realista y adecuado para la situación actual de Mariana.
- **R**elevante: desarrollar habilidades de regulación emocional es crucial para que Mariana pueda enfrentar situaciones sociales sin sentirse abrumada.
- **R**enovable: una vez alcanzado el objetivo, se podrán establecer nuevos objetivos para practicar técnicas más avanzadas de regulación emocional.
- **O**cupacional: se centra en habilidades que impactan directamente en la vida diaria de Mariana y en su participación en actividades sociales.
- **C**omprensible: el objetivo es claro y fácil de entender tanto para Mariana como para su terapeuta.

 Caso 3-30. José

Caso centrado en la identidad ocupacional.

Edad: 75 años.

Diagnóstico: ACV con secuelas en la movilidad y la comunicación.

Descripción: José tuvo un ACV que como secuela le ha dejado debilidad en el lado derecho y dificultades para hablar. A pesar de su situación, tiene un deseo profundo de retomar su identidad como abuelo y continuar participando en actividades significativas, como jugar con sus nietos y ayudar en actividades del cuidado del jardín. Sin embargo, se siente frustrado por las limitaciones físicas que

padece y la pérdida de su rol activo en la familia. Expresa no reconocerse a nivel funcional ni de su imagen corporal.

- OLP: desarrollar la participación en actividades de interés.
- OCP:
  - OCP 1: identificar actividades de interés en jardinería, con alto apoyo de terceros, 1 vez a la semana, durante 4 semanas.
  - OCP 2: explorar formas de juego con sus nietos, con mediano apoyo de terceros, 1 vez a la semana, durante 8 semanas.

(Continúa)

Caso 3-30. José (*cont.*)

Análisis según el formato MARROC del OCP 1:

- **M**edible: el progreso se puede medir en función del número de actividades identificadas en las sesiones de jardinería (p. ej., identificar al menos 2 actividades de interés).
- **A**lcanzable: es factible debido al alto apoyo de terceros, lo que asegura que José tenga la ayuda necesaria para reflexionar sobre sus intereses en la jardinería.
- **R**elevante: es relevante porque identificar actividades de interés fomenta su sentido de propósito y conexión con una actividad significativa que refuerza su identidad ocupacional.
- **R**enovable: una vez que se identifiquen las actividades de interés, se puede renovar el objetivo para que José comience a participar activamente en esas actividades, con menos apoyo.
- **O**cupacional: está centrado en actividades de jardinería, que son significativas para su ocupación y rol familiar.
- **C**omprensible: es claro para José, su familia y el equipo de intervención, dado que se especifica el tipo de apoyo y la frecuencia de la tarea.

Análisis según el formato MARROC del OCP 2:

- **M**edible: se puede medir en función del número de formas de juego que se exploren y el nivel de participación logrado (p ej., al menos 2 formas de juego exploradas).
- **A**lcanzable: es alcanzable, ya que José cuenta con un apoyo moderado, lo que le permite explorar actividades nuevas con un enfoque seguro y guiado.
- **R**elevante: mantener la relación con sus nietos a través del juego es fundamental para su identidad como abuelo y su bienestar emocional.
- **R**enovable: una vez exploradas formas de juego, se puede renovar el objetivo para aumentar la frecuencia de los juegos o reducir el nivel de apoyo.
- **O**cupacional: está centrado en una ocupación significativa para José, como es el juego con sus nietos, reforzando su rol en la familia.
- **C**omprensible: está claramente formulado, indicando el apoyo necesario y la frecuencia de la intervención, lo que facilita su comprensión y seguimiento tanto por parte de José como de su familia y el equipo.

Estos análisis aseguran que los objetivos cumplen con los principios de la redacción de un OCP correcto, y están claramente vinculados a la identidad de José y a su ocupación en actividades de su vida diaria.

  **ACTIVIDADES**

Método de redacción de objetivos basados en la Escala de Logro de Objetivos (*Goal Attainment Scaling*)

4

⊚ OBJETIVOS

- Comprender y aplicar los principios fundamentales de la *Goal Attainment Scaling* (GAS; Escala de Logro de Objetivos) en la redacción de objetivos de terapia ocupacional.
- Analizar la evolución de la GAS y sus componentes para integrarlos en la práctica clínica.
- Comprender el sistema de puntuación y graduación de la GAS de los objetivos en terapia ocupacional.
- Identificar cuándo, con quién y cómo aplicar la GAS en distintos contextos de terapia ocupacional.
- Evaluar la eficacia de la GAS en el seguimiento del logro de objetivos y su impacto en los resultados terapéuticos.
- Integrar modelos teóricos y marcos de referencia en la creación de objetivos basados en la GAS.
- Redactar objetivos ocupacionales utilizando la GAS, con ejemplos aplicados a diversas poblaciones y grupos etarios.
- Practicar la redacción de objetivos basados en la GAS mediante ejercicios prácticos y resolución de casos.

INTRODUCCIÓN A LA REDACCIÓN DE LOS OBJETIVOS DE TERAPIA OCUPACIONAL BASADA EN LA GAS

En este capítulo se trabajará sobre la redacción y el uso de la metodología denominada *GAS* (del inglés, *Goal Attainment Scaling*: Escala de Logro de Objetivos). Se trata de una escala de medición del logro o alcance del objetivo. Este formato de elaboración de objetivos es de gran utilidad cuando los objetivos son difíciles de medir, como, por ejemplo, la asertividad, el autocontrol, el compromiso con la ocupación, la motivación y la participación. Es decir, son variables o cambios de comportamiento muy pequeños que pueden ser medidos por una escala de logro de objetivos, que no solo evalúa resultados observables, sino que además permite guiar el tratamiento.

La GAS es una metodología desarrollada inicialmente en el campo de la discapacidad intelectual por Kiresuk y Sherman (1968). Esta metodología identifica los resultados de la intervención que son importantes para la persona, su familia y su entorno, es decir, está centrada en la persona, valores congruentes con la filosofía de terapia ocupacional. Así, es una herramienta eficaz para redactar objetivos en terapia ocupacional difíciles de medir, ya sea por tratarse de áreas complejas o en contextos en los que los resultados no son siempre fáciles de cuantificar.

Al tratarse de una escala de medición del logro de un objetivo, proporciona una estructura que permite definir un rango de logros esperados para cada objetivo, ofreciendo una visión detallada y adaptable del progreso de la persona. Esta escala, a diferencia de otras metodologías que aplican métricas rígidas y estándar, se destaca por su flexibilidad, ya que facilita personalizar los objetivos de acuerdo con las capacidades, las necesidades y los intereses de la persona o su familia. Para facilitar el uso de esta escala, se puede comenzar por la redacción de un objetivo a corto plazo (OCP), como se ha estudiado en capítulos anteriores. Luego, se puede trasladar dicho objetivo a la GAS, en la que se pueden establecer distintos niveles de logro, que varían desde logros mínimos hasta resultados esperados y, en algunos casos, logros que superan las expectativas iniciales. Esto hace que la GAS sea especialmente valiosa y útil en contextos terapéuticos en los que el progreso puede ser gradual, incierto o no lineal, como, por ejemplo, en salud mental. Esta escala también facilita realizar una evaluación continua y adaptada a los cambios de capacidades de la persona a lo largo del tiempo.

De esta forma, a medida que la persona avanza en el proceso terapéutico, sus metas pueden ajustarse, y los niveles de logro de la escala pueden renovarse a fin de reflejar estas modificaciones, promoviendo así una terapia que evoluciona de manera constante y refleja una terapia centrada en la persona. Esto no solo permite que los terapeutas midan la efectividad de sus intervenciones de manera objetiva, sino que también apoya la motivación de la persona y su familia, al tener reflejados sus progresos en cada etapa de la intervención. Por eso, se puede afirmar que, en terapia ocupacional, la GAS permite establecer objetivos claros, personalizados y adaptativos que promueven la autonomía y la efectividad del proceso terapéutico. Su valor radica en la capacidad de reflejar logros específicos en función de las metas de la persona, más allá de la complejidad del caso y el contexto.

HISTORIA Y EVOLUCIÓN DE LA GAS

Como se mencionó antes, la GAS tiene sus orígenes en la década de 1960 en el campo de la denominada, en aquel momento, *educación especial para personas con discapacidad intelectual*. Fue desarrollada para permitir una evaluación más precisa y personalizada de los progresos o avances de las personas. Inicialmente, esta escala fue creada para medir el logro de metas específicas en intervenciones complejas, en las que los avances no siempre podían cuantificarse y, por ende, medirse. El desarrollo y la utilidad de la aplicación de esta escala en el contexto de personas con discapacidad intelectual en educación se fueron expandiendo a otros ámbitos, lo que llevó a su adopción en diversos campos de la salud y la rehabilitación, incluida la terapia ocupacional.

La estructura de la GAS permite a los profesionales de terapia ocupacional establecer objetivos a la medida de las necesidades, las capacidades y las expectativas de la persona. Asigna puntuaciones que reflejan distintos niveles de logro, desde resultados mínimos hasta la superación de metas. Esta versatilidad hizo que la escala ganara aceptación en áreas de trabajo de terapia ocupacional en las que la medición y la individualización de los objetivos son esenciales para promover la autonomía y visualizar el alcance de las intervenciones terapéuticas difíciles de medir. Un ejemplo de ello es el amplio uso de la GAS por terapeutas ocupacionales que trabajan con marcos teóricos como la integración sensorial en niños con trastorno del espectro autista (TEA). Esta evolución de la escala ha ido acompañada por una validación creciente y su incorporación en estudios de investigación. Esto ha favorecido su uso como un estándar fiable en la evaluación de logros de terapia ocupacional. La investigación ha demostrado que la GAS es especialmente efectiva en contextos en los que se requiere una evaluación continua, flexible y sensible a cambios individuales. Estos atributos han permitido que la escala sea considerada una herramienta central en la planificación terapéutica de terapia ocupacional. El desarrollo actual de la GAS se ve reflejado en una variedad de campos, que van desde la salud mental y la rehabilitación hasta la inclusión social y laboral, ampliando su alcance y consolidándose como un instrumento fiable y adaptable en terapia ocupacional.

Así, la GAS:

- Mide el logro de los objetivos de tratamiento o intervención.
- Identifica el cambio basado en objetivos y comportamientos individualizados, en contraposición con escalas demasiado generales.
- Valora una amplia gama de comportamientos y habilidades.

- Mide objetivos que reflejan cambios significativos en la familia y/o el individuo en el tratamiento.
- Facilita la predicción de los resultados esperados.
- Puede utilizarse con personas con diferentes tipos de desafíos.
- Puede usarse en tratamientos de diferente número de objetivos.
- Produce una puntuación de logro o alcance del objetivo que permite realizar un seguimiento del progreso.
- Valora la efectividad de la terapia basada en objetivos individualizados.

COMPONENTES DE LA GAS

La GAS se compone de varios elementos clave diseñados para evaluar el progreso de la persona de manera estructurada y personalizada. Uno de los componentes principales de esta escala es la graduación de cinco niveles de logro, que generalmente se expresan en una escala que va de -2 a $+2$. En esta escala, el nivel 0 representa el logro esperado del objetivo, mientras que los niveles -2 y -1 indican logros menores o parciales, y los niveles $+1$ y $+2$ reflejan logros superiores o adicionales al objetivo inicial.

Cada nivel en la escala tiene un propósito específico:

- **Nivel –2:** indica el logro mínimo o el progreso más bajo que puede considerarse como avance, aunque no alcance el nivel esperado. Este nivel es útil en casos de circunstancias imprevistas o donde el progreso ha sido menor de lo planeado.
- **Nivel –1:** representa un logro parcial, donde el individuo ha avanzado más que en el nivel –2, pero aún no ha alcanzado el objetivo esperado.
- **Nivel 0:** marca el logro esperado del objetivo. Este es el nivel que indica el cumplimiento de la meta establecida, según los criterios iniciales del terapeuta y la persona.
- **Nivel +1:** refleja un logro superior al esperado, en el que el cliente ha superado el objetivo inicialmente planteado.

- **Nivel +2:** representa un logro excepcional o adicional, en el cual el individuo no solo ha alcanzado el objetivo, sino que lo ha excedido significativamente.

La definición de los criterios específicos para cada nivel es fundamental para que la escala funcione de manera eficaz. Estos criterios ayudan a que tanto el terapeuta como la persona o familia comprendan claramente qué implica cada nivel de logro, lo que permite una evaluación objetiva y medible del progreso. Es esencial que estos niveles se estructuren de manera precisa y contextualizada, basándose en las capacidades, las metas y las circunstancias únicas de cada persona.

Para facilitar la comprensión de cómo se estructuran estos niveles, se pueden emplear ejemplos ilustrativos de objetivos. Por ejemplo, en un objetivo relacionado con mejorar la movilidad en la vida diaria, los niveles podrían estructurarse de la siguiente manera:

- **–2:** la persona logra levantarse de la cama con asistencia completa.
- **–1:** la persona logra levantarse de la cama con asistencia mínima.
- **0:** la persona logra levantarse de la cama de forma independiente.
- **+1:** la persona logra levantarse de la cama y caminar hasta el baño de manera autónoma.
- **+2:** la persona logra levantarse de la cama, caminar hasta el baño y realizar tareas de autocuidado sin apoyo.

Este desglose ayuda a los terapeutas ocupacionales a comprender y aplicar los componentes de la GAS, asegurando que los objetivos estén claramente definidos y medibles en diferentes niveles de logro para cada persona.

En síntesis, las características básicas de esta escala son las siguientes: evalúa la efectividad de la terapia basada en objetivos individualizados; solo cambia una variable; el nivel 0 es el resultado esperado; se basa en una medida continua; la línea de base es el nivel –2, y es medible. La selección del área objetivo se realiza respetando los siguientes pasos: en primer lugar, se seleccionan las áreas objetivo de alta prioridad; en segundo lugar, se identifican las áreas en las que se debe minimizar un conjunto de comportamientos no deseados o se debe desarrollar un conjunto favorable de comportamientos, y en tercer lugar, se identifican entre tres y cinco áreas objetivo.

SISTEMA DE PUNTUACIÓN Y GRADUACIÓN DE LA GAS

La GAS utiliza un sistema de puntuación que asigna valores numéricos a cada nivel de logro; de esta manera, permite cuantificar fácilmente el progreso de la persona hacia el objetivo. Este nivel de puntuación facilita la evaluación objetiva del avance, logrando que los resultados sean alcanzables, visibles, medibles, comportamentales y renovables.

Los valores numéricos de la escala pueden responder a dos tipos de estructuras. La primera, presentada por Kiresuk *et al.* (1994), se estructura de la siguiente manera:

- **+2 (mucho más de lo esperado):** este nivel refleja el rendimiento que es probable que ocurra aproximadamente el 7 % del tiempo y es inusual porque se produjo un progreso significativamente mayor al esperado durante el período de medición.
- **+1 (algo más de lo esperado):** este nivel refleja el rendimiento que es probable que ocurra aproximadamente el 21 % del tiempo e indica un progreso algo mayor de lo esperado durante el período de medición.
- **0 (lo esperado):** este nivel refleja el rendimiento en la medida prevista en el inicio del tratamiento para el período de medición dado y se espera que ocurra aproximadamente el 43 % del tiempo.
- **–1 (algo menos de lo esperado):** este nivel de rendimiento es probable que ocurra aproximadamente el 21 % del tiempo y es algo menor de lo esperado para la intervención.
- **–2 (mucho menos de lo esperado):** este nivel refleja el rendimiento que es probable que ocurra aproximadamente el 7 % del tiempo, desde la regresión de la forma a cambios nulos o menores.

Los autores mencionados describen que para elaborar la GAS se debe comenzar por identificar el resultado más probable (lo que razonablemente se espera del tratamiento), que corresponde al nivel 0, coincidente con el OCP. Luego se debe completar el nivel +1, que indica el éxito en el tratamiento (algo más de lo esperado), y el nivel +2, que indica que hay un éxito aún mayor (mucho más de lo esperado). A continuación, hay que completar el nivel –1, que indica que es un tratamiento menos exitoso (algo menos de lo esperado), y, finalmente, el nivel –2, que refleja que hay un tratamiento mucho menos exitoso (mucho menos de lo esperado).

La segunda estructura, elaborada por King *et al.* (1999), se basa en un estudio en el que se propone que la puntuación del nivel –2 es la línea de base del tratamiento, es decir, el estado actual funcional de la persona. En la escala, los valores numéricos generalmente se estructuran de la siguiente manera:

- **–2:** punto de partida o situación inicial de la persona, en la cual el objetivo aún no se ha alcanzado y puede requerir una intervención significativa.
- **–1:** logro parcial, en el que la persona ha realizado algún avance pero no alcanza el objetivo esperado.
- **0:** representa el logro esperado del objetivo, establecido de manera realista y alcanzable, en relación con el tiempo y los recursos disponibles.
- **+1:** logro superior, en el que la persona supera el objetivo inicial y demuestra capacidades adicionales.
- **+2:** logro excepcional, en el cual la persona ha alcanzado un nivel de habilidad o desempeño significativamente mayor al esperado.

Basado en esta propuesta de King, a continuación se presenta una forma simple y clara para establecer la GAS de un OCP, o directamente para elaborar un objetivo en la GAS.

1. Redactar los objetivos a largo y a corto plazo como se ha explicado en capítulos anteriores.

2. Elaborar la GAS:
   a. Comenzar a completar la escala por la puntuación del nivel −2, es decir, el estado actual de la persona.
   b. Completar el nivel 0, que es el resultado esperado y coincidente con el OCP.
   c. Completar el nivel −1, que es un intermedio entre lo actual y lo esperado, es decir, algo menos de lo esperado.
   d. Completar el nivel +1, que refleja algo más del resultado esperado (0).
   e. Completar el nivel +2, que refleja mucho más del resultado esperado (0).

Cabe destacar algunas recomendaciones para la graduación de la GAS. Dicha escala exige que se trabaje con detalles de cambios mínimos entre cada nivel. Es importante graduar la escala en función de las habilidades individuales de la persona, su contexto y los recursos disponibles. Esto asegura que los niveles sean alcanzables y motivadores, promoviendo un progreso constante sin generar frustración. Por ejemplo, en una persona con limitaciones significativas, el nivel 0 puede representar una meta de menor complejidad que en otra persona con mayor capacidad inicial.

GUÍA DE USO: CUÁNDO, CON QUIÉN Y CÓMO UTILIZAR LA GAS

La GAS es una herramienta valiosa para medir el progreso de las personas en terapia ocupacional, pero su efectividad depende de una adecuada adaptación al contexto y a las características individuales. A continuación, se presenta una guía práctica para identificar los momentos, contextos y poblaciones con mayor potencial para beneficiarse del uso de la GAS, además de recomendaciones específicas para adaptarla de forma flexible.

La GAS resulta especialmente útil en varios momentos del proceso terapéutico:

- Al inicio de la intervención: para establecer objetivos iniciales que guíen el plan de tratamiento en función de la situación de partida y las metas de progreso.

- Durante la intervención: para evaluar avances intermedios y ajustar los objetivos, facilitando la realineación de las metas según el progreso del tratamiento en terapia ocupacional.

- En la fase de alta o conclusión de la intervención: para evaluar el cumplimiento de los objetivos y documentar los logros, ofreciendo una revisión concreta del progreso y los logros alcanzados.

La GAS se adapta bien a una amplia gama de poblaciones, y la elección de esta escala dependerá de factores como el diagnóstico, etapa de intervención y grado de autonomía. Por ejemplo, en población infantil con desafíos de desarrollo específico, la GAS permite definir logros en áreas como habilidades motoras finas, autocuidado y habilidades sociales, ajustando los niveles de logro a las capacidades y el contexto familiar. En rehabilitación motora y neurológica, la escala es útil para establecer metas de autonomía y desempeño en actividades de la vida diaria (AVD), adaptando los niveles de logro en función de la independencia alcanzada en tareas concretas. En personas mayores, el uso de la escala ayuda a monitorear y documentar el progreso en aspectos como la movilidad, el autocuidado, la memoria y la participación social, favoreciendo la personalización de los objetivos en función del nivel de apoyo necesario. En salud mental, la escala facilita el establecimiento de objetivos para mejorar habilidades de afrontamiento, interacción social y manejo de emociones, proporcionando un sistema de medición adaptable a cambios en el estado mental y emocional.

Para aplicar la GAS de manera efectiva, es importante, en primer lugar, definir objetivos claros y realistas. Antes de comenzar a utilizar la escala, los OCP deben estar claramente definidos y respetar las características ya estudiadas en capítulos anteriores, como que los objetivos sean comportamentales, observables, alcanzables, medibles, relevantes y renovables. En segundo lugar, se deben establecer claramente los niveles de logro de forma detallada. Cada objetivo debe estar desglosado en cinco niveles de logro que abarquen desde el desempeño actual o menor esperado hasta logros superiores. En tercer lugar, se debe colaborar con la persona y/o la familia, ya que la GAS es más efectiva cuando se desarrollan los objetivos en conjunto con la persona y su red de apoyo. Esto asegura que sean significativos y tengan un propósito. En cuarto lugar, se deben realizar evaluaciones periódicas durante el proceso de intervención. Es práctico revisar los objetivos y los niveles de logro para adaptar la escala si es necesario. Las revisiones permiten realizar ajustes en los niveles y clarificar metas en casos de avances rápidos o dificultades inesperadas. En quinto lugar, hay que documentar y reflexionar sobre los logros después de cada intervención o en momentos de evaluación del seguimiento. Es importante documentar el nivel alcanzado en la escala y reflexionar sobre el progreso realizado, si lo hubiere. De esta manera, la revisión del proceso es clara y permite al profesional comunicar los resultados de manera objetiva. Finalmente, en sexto lugar, los profesionales de terapia ocupacional deben estudiar, reflexionar y practicar la redacción y graduación de objetivos, con el fin de maximizar la utilidad de la GAS.

MEDICIÓN DE LA EFICACIA DE LOS OBJETIVOS Y LOS RESULTADOS DE LA GAS

La medición de la eficacia de los objetivos planteados mediante la GAS es esencial para garantizar que las intervenciones en terapia ocupacional sean efectivas y estén centradas en la persona. Esta medición se basa en desarrollar estrategias para evaluar el impacto de los objetivos alcanzados y cómo estos resultados influyen en el avance terapéutico. Se debe comenzar por la evaluación de la efectividad de los objetivos. Para poder evaluar la efectividad de los objetivos establecidos con la GAS, se deben considerar los niveles de logro obtenidos por la persona. Este análisis incluye:

- Comparación de los resultados: revisar las puntuaciones asignadas al inicio de la intervención en relación con las puntuaciones obtenidas al final. Esta comparación permitirá identificar si la persona ha logrado alcanzar los objetivos (nivel 0), ha progresado más allá de las expectativas (niveles +1 y +2) o si ha experimentado dificultades (niveles −1 y −2).
- Revisión de las expectativas: evaluar si los logros obtenidos se alinean con las expectativas iniciales. Esto implica reflexionar sobre la relevancia de los objetivos establecidos y si se adaptaron adecuadamente a las capacidades y las necesidades de la persona durante el proceso.

Luego de esta evaluación de la efectividad de los objetivos, se pueden implementar diversos métodos para analizar los resultados obtenidos a través de la GAS, como, por ejemplo:

- Reuniones de revisión del progreso: involucrar a la persona, su familia y al equipo interdisciplinario en sesiones periódicas para revisar los objetivos y discutir los avances y desafíos. Esto puede ayudar a ajustar las intervenciones según sea necesario.
- Documentación sistemática: mantener un registro detallado de las puntuaciones obtenidas en cada etapa de la intervención, así como notas sobre cambios observables en el comportamiento y el desempeño de la persona. Esta información será crucial para la evaluación final y la justificación de los logros alcanzados.

De igual manera, resulta útil tener identificados indicadores para determinar y medir la eficacia de la GAS. Por ejemplo, un indicador podría ser una mejora en la calidad de vida de la persona, la cual se puede evaluar en cómo los logros alcanzados impactan en su vida diaria, incluyendo su capacidad para participar en actividades significativas y su bienestar general. Otro indicador sería incluir el incremento de la autonomía funcional, al medir cambios en la capacidad de la persona para realizar actividades de manera autónoma. Esto podría incluir la autoeficacia en el autocuidado, la movilidad y la participación social. También se puede considerar como indicador la satisfacción de la persona, su percepción sobre su progreso o el impacto de la terapia en su vida. Esto puede realizarse a través de encuestas, entrevistas o conversaciones informales.

Finalmente, es fundamental documentar los resultados obtenidos a partir de la GAS en los informes de terapia ocupacional de manera clara y concisa. Algunos de los aspectos que pueden incluirse son: descripción de los objetivos planteados al inicio, junto con las puntuaciones asignadas; registro de los resultados alcanzados, con las puntuaciones finales; breve descripción de los logros obtenidos, y análisis del impacto que estos logros han tenido sobre la calidad de vida, la autonomía y la satisfacción de la persona, ofreciendo ejemplos específicos y, de ser posible, testimonios. Finalmente, otro indicador puede ser sugerir nuevas metas o ajustes en las intervenciones basadas en los resultados observados y las necesidades cambiantes de la persona.

INTEGRACIÓN DE MODELOS TEÓRICOS Y MARCOS DE REFERENCIA EN OBJETIVOS BASADOS EN LA GAS

La integración de modelos teóricos y marcos de referencia en la práctica de la terapia ocupacional es fundamental para la elaboración de objetivos que sean efectivos y estén centrados en la persona. Estos dan sentido y encuadre a los objetivos y las intervenciones del profesional. Fuera de contexto es casi imposible comprender los objetivos reflejados en la GAS. A modo de ejemplificación, se explora cómo la combinación de la GAS con diversos modelos teóricos puede enriquecer el proceso de establecimiento de objetivos, facilitando una intervención más integral y alineada con las necesidades de la persona y su familia.

Entre los beneficios de la integración de la GAS cabe destacar el enriquecimiento de la práctica terapéutica. Al combinar la GAS con modelos teóricos, como, por ejemplo, el modelo de ocupación humana o el modelo biopsicosocial, los terapeutas pueden desarrollar objetivos que no solo se enfoquen en resultados medibles, sino que también consideren el contexto personal, social y ambiental del cliente. Esto promueve una visión holística de la intervención. En el caso de combinarse con el modelo de integración sensorial, los terapeutas pueden desarrollar objetivos adaptados a las necesidades sensoriales particulares de cada persona. Esta combinación permite que la intervención tenga en cuenta los desafíos sensoriales y motores de la persona, facilitando el diseño de metas que promuevan, por ejemplo, una mejor autorregulación y participación funcional en su entorno, favoreciendo así una intervención personalizada y centrada en la persona. Otro beneficio consiste en una mayor personalización de los objetivos. Integrar diferentes marcos de referencia permite a los terapeutas adaptar los objetivos a las ocupaciones significativas de la persona, teniendo en cuenta sus intereses, valores y habilidades individuales. Esto aumenta la relevancia de los objetivos y la motivación de la persona para alcanzarlos. También la aplicación de modelos teóricos, junto con la GAS, proporciona una estructura coherente que guía la intervención, facilitando la comunicación entre los profesionales de la salud y las personas. Esto asegura que todos los involucrados en el proceso terapéutico comprendan los objetivos y el enfoque de la intervención.

Para integrar la GAS de manera efectiva en distintos modelos teóricos, se pueden considerar diversas estrategias, como, por ejemplo: *a)* la definición de ocupaciones significativas, la evaluación contextual y la revisión continua de objetivos, es decir, utilizar la GAS para identificar y priorizar ocupaciones que son relevantes y significativas, explorando cómo estas ocupaciones impactan en la calidad de vida de la persona; *b)* la aplicación de la GAS, considerando los factores contextuales que pueden influir en el logro de los objetivos, como el entorno físico y social, la disponibilidad de recursos y el apoyo social; *c)* la integración del enfoque del modelo biopsicosocial, para comprender mejor estos factores, y *d)* la utilización de la flexibilidad de la GAS para revisar y ajustar los objetivos a lo largo del proceso terapéutico, lo que permite que el terapeuta y la persona trabajen juntos para modificar los objetivos según el progreso, adaptando la intervención a cambios en las habilidades o las necesidades de la persona.

A continuación, se presentan algunos ejemplos prácticos de aplicación de la GAS.

Ejemplo con el modelo de ocupación humana. Una persona con discapacidad física que desea mejorar su capacidad para realizar tareas domésticas puede establecer un objetivo en la GAS que incluya niveles de logro específicos. Por ejemplo, un objetivo puede ser «Alcanzar el nivel +1: completar la tarea de cocinar una comida sin asistencia» al final de la intervención. Este objetivo se centra en una ocupación significativa, promoviendo la autonomía y la satisfacción personal.

Ejemplo con el modelo de integración sensorial. Una niña de 5 años con dificultades de procesamiento sensorial que afectan su capacidad para participar en actividades de juego con sus compañeros puede tener un objetivo en la GAS enfocado a la regulación sensorial. Por ejemplo, el objetivo podría ser «Alcanzar el nivel +1: participar en el juego grupal en el patio de recreo, durante 10 minutos, sin retirarse debido a sobrecarga sensorial». Este objetivo permite estructurar los niveles de logro según las habilidades de autorregulación sensorial de la niña, promoviendo una mayor participación y adaptación en entornos sociales.

Ejemplo con el modelo biopsicosocial. Un adolescente en rehabilitación por ansiedad social podría utilizar la GAS para establecer un objetivo relacionado con la participación en actividades grupales. Un objetivo como «Alcanzar el nivel 0: participar en una actividad de grupo, 1 vez por semana, durante 1 mes» puede ser evaluado en función de factores psicológicos, sociales y ambientales, considerando cómo estos afectan su capacidad para participar.

La integración de modelos teóricos y marcos de referencia en el uso de la GAS no solo mejora la calidad y relevancia de los objetivos establecidos, sino que también fortalece el proceso de intervención en terapia ocupacional. Al aplicar estrategias que conecten la GAS con enfoques centrados en la persona y en ocupaciones significativas, los terapeutas pueden facilitar una práctica más efectiva, coherente y adaptada a las necesidades cambiantes de los individuos.

Como conclusión de la sección I de este libro, en relación con la elaboración de objetivos de tratamiento, cabe destacar que la escritura de objetivos centrados en la persona puede ser un tema complejo, fundamentalmente si no se cuenta con un método sistematizado de razonamiento. Tal como se ampliará en el **capítulo 5**, dedicado a la documentación profesional, debe existir coherencia entre el marco teórico utilizado, el encuadre donde se realiza la intervención y los objetivos de tratamiento. Esto indica si la intervención esperada es de arriba hacia abajo, de abajo hacia arriba o un enfoque de curvas.

También se debe analizar si las actividades, las tareas, los ejercicios y las ocupaciones que se proponen tienen un fin en sí mismo (p. ej., hacer actividades de huerta para recolectar verduras y utilizarlas en la actividad de cocinar) o son un medio para otra cosa (p. ej., desarrollar destrezas de secuenciación, asumir responsabilidades, etc.), o ambas a la vez, es decir, fin y medio (desarrollar destrezas de secuencia, y asumir responsabilidades y recolectar verduras para la alimentación). Esto es central para tener un punto de partida claro en la redacción del objetivo. Hay que recordar que los objetivos centrados en la persona implican verbos/acciones que se espera que esa persona logre. No incluye los métodos o estrategias que el terapeuta utilizará para el alcance de esa meta, como, por ejemplo, facilitar el desempeño, fomentar la participación o estimular la motivación de la persona.

Comprometer empáticamente a las personas asistidas facilita la selección de los objetivos. Medir los alcances y los tiempos permite al terapeuta medir y renovar las metas en su espacio terapéutico. Siempre que la persona asistida pueda participar en la selección de los objetivos de su tratamiento, estos serán más empáticos y facilitarán el compromiso y la involucración en dicho tratamiento. Es comprensible que, si la persona se encuentra en un estado confusional o agudo de su enfermedad, el terapeuta ocupacional sea quien elija los objetivos de intervención en esa etapa. Pero esto se debe considerar, de forma consciente, como un dilema ético: elegir temporariamente por la persona, aunque ese «temporariamente» sea todos los días, debido a que la situación confusional o crónica de la persona no le permite participar de manera activa en la elección de sus objetivos y metas de tratamiento.

El terapeuta ocupacional debe comprender de forma empática y planificar objetivos de tratamiento relevantes en relación con las necesidades y los valores de la persona en ese momento de su vida. También es beneficioso, en algunas situaciones y encuadres, incluir a los padres o familiares, para que puedan expresar las necesidades ocupacionales que, según ellos, son las más relevantes en ese momento.

Finalmente, hay que recordar que es importante priorizar, por ejemplo: ¿qué, de todo lo que se debería o podría trabajar, es más relevante? ¿Qué criterios habría que utilizar para elegir qué priorizar? ¿Por dónde habría que comenzar? En primer lugar, hay que conside-rar la importancia que los distintos objetivos tienen para la persona y su familia. Como criterio objetivo, se debe considerar que la priorización se basa en la duración y la frecuencia del tratamiento. Es imposible abarcar todo a la vez, y muchas veces es difícil priorizar qué objetivo es el más relevante. Pero, como se ha visto, es mucho más difícil sostener un tratamiento sin objetivos medibles, comportamentales, renovables, observables y relevantes que organicen y focalicen la intervención profesional.

A continuación, se presentan varios ejemplos de casos de diferentes poblaciones y grupos etarios basados en la GAS.

EJEMPLOS DE CASOS CON OBJETIVOS BASADOS EN LA GAS EN DIFERENTES POBLACIONES Y GRUPOS ETARIOS

 ### Caso 4-1. Lucía

Edad: 3 años.

Descripción: Lucía es una niña de 3 años diagnosticada con TEA. Presenta desafíos en la comunicación social y en la regulación de su comportamiento en entornos con muchos estímulos sensoriales. Lucía tiende a evitar el contacto visual y a retraerse en situaciones sociales, mostrando interés limitado en las actividades de juego compartidas. Su madre informa que las transiciones entre actividades y entornos nuevos suelen ser difíciles, ya que Lucía reacciona con llanto o conductas de evitación cuando se encuentra en lugares ruidosos o desconocidos.

- Objetivo a largo plazo (OLP): desarrollar la capacidad para regular su conducta en entornos con múltiples estímulos, participando activamente en juegos compartidos en el jardín de infantes y en casa, con mediano apoyo, 2 de 5 oportunidades, durante 6 semanas.
- Objetivo a corto plazo (OCP) 1 (basado en la GAS): participar en juegos compartidos, durante 5 minutos, en un entorno controlado (escuela o casa).

GAS:

−2 (situación inicial): Lucía se retrae en situaciones de juego compartido, evita el contacto visual y no muestra interés en interactuar con otros niños.

−1: Lucía permanece en el espacio de juego sin interactuar activamente, pero tolera la presencia de otros niños durante al menos 2 minutos, sin signos de incomodidad evidente.

0 (objetivo esperado): Lucía participa en el juego compartido durante 5 minutos, tolerando la presencia de al menos un compañero de juego y manteniendo el contacto visual con el terapeuta o el cuidador, en 3 ocasiones durante la actividad.

+1: Lucía participa en el juego compartido durante 5 minutos, responde a la invitación de un compañero de juego de manera no verbal (con una sonrisa, contacto visual o gestos) y acepta el uso compartido de un juguete.

+2 (logro superior): Lucía participa activamente en el juego compartido durante al menos 8 minutos, iniciando contacto visual espontáneo con el terapeuta o el compañero de juego, en al menos 2 ocasiones, y mostrando interés en los juguetes del otro niño.

- OCP 2 (basado en la GAS): regular su conducta durante la transición a un entorno nuevo (de casa a la escuela).

GAS:

−2 (situación inicial): Lucía muestra comportamientos de evitación (llanto o necesidad de ser cargada) durante la transición, tardando más de 5 minutos en calmarse al llegar a un entorno nuevo.

−1: Lucía tolera la transición sin llanto, pero requiere ayuda constante de su madre o cuidador para adaptarse al entorno, permaneciendo cerca de ellos durante los primeros 5 minutos.

0 (objetivo esperado): Lucía completa la transición de casa a la escuela (o un entorno nuevo)

(Continúa)

Caso 4-1. Lucía (*cont.*)

y se calma con apoyo verbal y contacto físico en menos de 3 minutos, permaneciendo en el área designada.

+1: Lucía realiza la transición de casa a la escuela (o entorno nuevo) en menos de 2 minutos, sin necesitar contacto físico, y comienza a explorar el entorno con el estímulo verbal de su madre o cuidador.

+2 (logro superior): Lucía realiza la transición de casa a la escuela en menos de 1 minuto, sin necesidad de ayuda física o verbal, y se involucra en una actividad elegida por ella al llegar.

 Caso 4-2. Alberto

Descripción: Alberto es un joven que se muestra constantemente activo, con dificultades en el control de impulsos, silba todo el tiempo y no presenta conciencia de su comportamiento. No logra participar en actividades de interés en ambientes conocidos o nuevos, lo que limita su participación en todas sus actividades cotidianas, de ocio y de estudio.

- Objetivo a largo plazo (OLP): incrementar la autorregulación de los impulsos.
- Objetivo a corto plazo (OCP): desarrollar habilidades de autorregulación en actividades de ocio en ambientes conocidos, 2 de 5 veces, con mediano apoyo de terceros, durante 4 semanas.

GAS:

A continuación, se presenta otro formato de redacción que está alineado con la redacción habitual que respeta las exigencias del formato MARROC, descritas antes.

+2 (mucho más de lo esperado): participa en actividades de ocio en ambientes conocidos, 5 de 5 veces, con bajo apoyo de terceros, durante 4 semanas.

 Caso 4-3. Julio

Descripción: Julio es un niño con dificultad para mantener una postura vertical cuando está sentado. Tiene una agitación constante, lo que hace que tienda a caerse de la silla.

- OLP: incrementar el control postural en la mesa durante las actividades de comida.
- OCP: mantener una postura vertical por 10 minutos, durante una comida en su casa, 2 de 5 oportunidades, con alto apoyo de terceros, durante 6 semanas.

GAS:

+2 (mucho más de lo esperado): mantiene una postura vertical por 10 minutos durante una comida en su casa, 5 de 5 oportunidades, con bajo apoyo de terceros, durante 6 semanas.

+1 (algo más de lo esperado): mantiene una postura vertical por 10 minutos durante una comida en su casa, 3 de 5 oportunidades, con mediano apoyo de terceros, durante 6 semanas.

0 (esperado): mantiene una postura vertical por 10 minutos en una comida en su casa, 2 de 5 oportunidades, con alto apoyo de terceros, durante 6 semanas.

−1 (algo menos de lo esperado): mantiene una postura vertical por 5 minutos en una comida en su casa, 1 de 5 oportunidades, con alto apoyo de terceros, durante 6 semanas.

−2 (nivel actual): no mantiene una postura vertical durante la comida, incluso con alto apoyo de terceros, o lo hace de forma mínima durante menos de 3 minutos.

Este esquema evalúa el progreso de Julio en el control postural durante las comidas, especificando la duración y la frecuencia de la postura vertical con distintos niveles de apoyo y cumpliendo con los requerimientos de componentes de un objetivo con formato MARROC, RHUMBA, SMART, entre otros.

Redacción de la documentación del proceso de intervención

Documentación profesional

5

⊙ OBJETIVOS

- Comprender la importancia y los elementos clave de la documentación en terapia ocupacional, respondiendo a las preguntas esenciales: ¿quién?, ¿para qué?, ¿cómo?, ¿qué?, ¿dónde? y ¿cuándo?
- Aplicar principios de escritura clara y precisa en la documentación profesional.
- Distinguir los diferentes formatos de documentación, incluyendo memorandos, notas, cartas y correos electrónicos, y su aplicación en la práctica profesional.
- Describir las principales técnicas de registro en salud, como los registros electrónicos en salud (RES), registros en telesalud y la técnica de comunicación estructurada SBAR.
- Utilizar la guía de autoevaluación CARE para revisar y mejorar la calidad de la documentación profesional en distintos contextos clínicos.
- Desarrollar habilidades prácticas en la documentación mediante la aplicación de ejercicios y ejemplos en diversas poblaciones y grupos etarios.

DOCUMENTACIÓN EN TERAPIA OCUPACIONAL

La documentación profesional en terapia ocupacional es un componente esencial de la práctica que respalda tanto la calidad de la atención como la continuidad en los tratamientos. A través de la documentación precisa y detallada, el terapeuta ocupacional puede comunicar el proceso terapéutico en su totalidad. Documentar cumple con el propósito de registrar la intervención en la historia clínica, proporcionando un valioso recurso escrito para la persona asistida, su familia, los referentes y otros profesionales. Además, una documentación precisa asegura la transparencia y la responsabilidad profesionales, demostrando que el tratamiento se basa en principios éticos y en los mejores estándares de práctica.

La eficacia de la escritura en la documentación no solo mejora la comunicación interprofesional, sino que también facilita el proceso de toma de decisiones basado en datos. Documen-tar de manera eficaz implica el uso de lenguaje claro, directo y específico, evitando interpretaciones ambiguas. Esto también requiere una selección cuidadosa de palabras y términos que sean relevantes y significativos para el lector y para la situación descrita.

Asimismo, permite la recolección de evidencia que puede ser usada para investigaciones futuras, retroalimentación en el ámbito académico, así como para demostrar el impacto de las intervenciones en la salud y el bienestar del paciente.

Se puede afirmar que el impacto de la calidad de la escritura en la percepción profesional no debe subestimarse. La forma en que se escribe es una vía de presentación del hacer profesional del terapeuta, su carta de presentación. Errores frecuentes, términos desactualizados, uso excesivo de jerga o abreviaturas, o frases incompletas pueden proyectar una imagen de descuido o falta de habilidad y profesionalismo. Por ello, el desarrollo de habilidades de escritura es tan importante como las competencias profesionales en la práctica diaria. Además, cabe destacar que todos los profesionales de la salud pueden escribir correctamente; se trata de una habilidad que se adquiere y se perfecciona, aplicando ciertos principios básicos de redacción.

En esta sección, se abordarán tanto los principios generales de escritura como los aspectos específicos de la documentación en terapia ocupacional, buscando facilitar a los lectores herramientas prácticas y de fácil aplicación para desarrollar sus habilidades de redacción de la documentación del proceso de intervención de terapia ocupacional.

COMUNICACIÓN ESCRITA EN SALUD

Los profesionales de terapia ocupacional trabajan con una variedad de personas en una diversidad de entornos. En todos los contextos en los que dichos profesionales usan sus habilidades profesionales, se les solicita que documenten lo que hacen de alguna manera. Así, pueden producir documentación clínica que se convierte en parte de un registro de la historia clínica de una persona, contribuir al desarrollo de un programa de educación individual para un estudiante de escuela primaria o escribir un informe que resuma la actividad del profesional como consultor de una empresa.

La documentación profesional exige un nivel de formalidad y respeto que no es siempre necesario en interacciones informales. Por ejemplo, al redactar una nota de progreso o un informe de evolución, se debe considerar que estos pueden ser leídos no solo por colegas o profesionales del equipo de trabajo, sino también por otras personas interesadas, como familiares, abogados a quienes no se conoce personalmente ni se tiene la posibilidad de aclarar verbalmente qué se quiso documentar. Por ello, la escritura debe evitar el uso de jerga, clichés, abreviaturas informales o lenguaje inapropiado. Asimismo, se debe tener en cuenta que el tono profesional implica el uso de lenguaje en tercera persona y oraciones claras, sin intentar impresionar mediante términos excesivamente complejos o estructuras que dificulten la comprensión.

La escritura debe demostrar un alto nivel de profesionalismo. Por ello, es importante hacer algunas preguntas que guíen el razonamiento profesional antes de iniciar la redacción. Esto, de alguna manera, garantiza que la documentación profesional sea efectiva, clara, respetuosa y adecuada para los potenciales lectores.

¿QUIÉN?, ¿PARA QUÉ?, ¿CÓMO?, ¿QUÉ?, ¿DÓNDE?, ¿CUÁNDO?

Estas preguntas componen el propósito y el enfoque de la documentación en terapia ocupacional. Como se ha señalado antes, la labor profesional exige interactuar con una amplia gama de personas y contextos. Esta variabilidad se refleja en la necesidad de documentar el hacer del terapeuta de manera precisa y profesional. El para quién o sobre quién se escribe, el propósito o el para qué de la escritura, el modo o el cómo se hace, el contenido o qué se escribe, así como el cuándo y dónde se escribe, son algunas de las preguntas fundamentales que guían el razonamiento profesional al escribir. Estos interrogantes no solo definen el enfoque, sino que también aseguran que cada parte de la documentación cumpla con los criterios éticos y profesionales esperados de la profesión. Al documentar, no solo se representa la profesionalidad individual, sino también la esencia y los valores de la terapia ocupacional como disciplina.

¿Quién?

La clave de la escritura profesional es saber *para quién* se está escribiendo y *sobre quién* se está escribiendo. Como se indicó anteriormente, se escribe para múltiples audiencias. Algunas de ellas incluyen el equipo interdisciplinario, el usuario/paciente y/o los cuidadores, la familia, los tutores, terceros pagadores, pares revisores, inspectores de acreditación, administradores, abogados, entre otros. Debido a que la audiencia potencial de la documentación se extiende mucho más allá de los pares profesionales, es importante elegir las palabras con mucho cuidado, asegurando claridad y precisión. Un ejercicio útil para focalizar en esta pregunta consiste en imaginar que se está en un salón lleno de personas esperando el informe. Antes de iniciar el escrito, se visualiza cómo las palabras podrían ser interpretadas por otras personas, lo que facilita ajustar el lenguaje, en nivel de detalle y contenido, siempre con el propósito de garantizar que el mensaje sea comprensible, pertinente y ético para cualquier lector.

¿Para qué?

La respuesta a esta pregunta se fundamenta en la meta u objetivo de la documentación clínica en terapia ocupacional. Se documenta para registrar, de manera clara y cronológica, lo que le ha sucedido a la persona asistida a lo largo del proceso terapéutico. Este registro no solo organiza los eventos y puntos centrales que se quiere documentar en una secuencia lógica, sino que también responde a los requisitos de algunas instituciones u organismos reguladores y de acreditación que exigen una estructura coherente y clínicamente fundamentada.

Además, se documenta para reflejar el razonamiento profesional del terapeuta. Desde una perspectiva externa, alguien podría observar a un terapeuta ocupacional guiando a un usuario en la elaboración de un portalápiz con materiales reciclados y preguntarse: ¿es necesario ir a la universidad tantos años para enseñar una manualidad? Sin embargo, si esta persona pudiera acceder a la historia clínica, comprendería que esa actividad implica trabajar con habilidades como la secuenciación de pasos, la manipulación de herramientas, la atención a los detalles, la selección de materiales, la concentración, entre otras. Lo que parece una actividad sencilla puede ser una intervención altamente estratégica en terapia ocupacional, con múltiples beneficios para la persona. La tarea de hacer un portalápiz representa muchas oportunidades de desarrollo de habilidades y aprendizaje para el usuario. A menudo, la terapia ocupacional abarca mucho más de lo que a simple vista parece.

A continuación, se presentan los principales objetivos de la documentación en terapia ocupacional:

- **Registrar una secuencia cronológica y coherente:** la documentación organiza los eventos de manera clara y lógica, mostrando lo que sucedió primero, luego lo siguiente, y así sucesivamente. Más allá del registro cronológico, es importante incluir el razonamiento que sustenta la intervención para demostrar que esta se alinea, por ejemplo, con los objetivos terapéuticos y las necesidades priorizadas del usuario.
- **Expresar el razonamiento clínico:** la documentación refleja el pensamiento crítico basado en la evidencia y los conocimientos del profesional que existen detrás de las decisiones terapéuticas. No se trata de describir las actividades realizadas, sino de evidenciar cómo estas se vinculan con el propósito de la intervención. Explicar el razonamiento en las notas no solo ilustra a otros profesionales sobre la profesión, sino que también da visibilidad al impacto de la intervención.
- **Comunicar información clave al equipo interdisciplinario:** en un entorno donde los profesionales trabajan en diferentes turnos y con agendas apretadas, la documentación asegura que todas las personas involucradas en el cuidado del usuario estén informadas. Registrar lo esencial de cada sesión permite que otros miembros del equipo, como psicólogos, maestros, fisioterapeutas, enfermeros o médicos, puedan acceder a información relevante en cualquier momento. Asimismo, los propios terapeutas ocupacionales pueden consultar el registro para conocer avances o hallazgos relevantes de otros servicios, lo que favorece una atención integral y coordinada.
- **Sensibilizar sobre el hacer del terapeuta ocupacional:** muchas veces, los miembros del equipo profesional, personas asistidas y sus familias no tienen un conocimiento profundo de la terapia ocupacional. Por ello, la documentación también debe servir como una herramienta educativa, mostrando cómo cada intervención impacta en la vida diaria de la persona.
- **Justificar la efectividad de la intervención:** dependiendo de lo que se escriba y de lo bien que se escriba, la historia clínica puede usarse para proteger o para perjudi-

car al terapeuta como profesional. Hay formas de asegurar que lo que se escribe tenga más probabilidades de ayudar que de dañar al terapeuta.

¿Cómo?

La documentación requiere una selección cuidadosa de las palabras y los términos escritos. Se deben seleccionar las palabras que tendrán significado para el lector y hacer que la documentación sea clara, precisa y relevante para cada situación, con el objetivo de que el lector pueda entender de manera exacta lo que se está documentando. Si se emplean términos obsoletos, jerga innecesaria o se omiten detalles clave, el lector podría pensar que la intervención es incompleta o que el profesional no tiene conocimientos suficientes.

¿Qué?

«Si no está escrito, no sucedió», frase habitual entre los terapeutas, resalta la importancia de registrar cada intervención de manera adecuada. Así, la documentación debe ser precisa, completa y clara, reflejando fielmente lo que ha ocurrido en la sesión de terapia ocupacional hasta el momento. Por ejemplo, si en algún momento el terapeuta ocupacional tiene que ausentarse del trabajo y un colega suplente debe intervenir en su lugar, es importante que este último esté completamente informado sobre las cosas que ya se han intentado y sobre la dirección que el terapeuta principal quiere que siga la intervención. Para que esto suceda, es necesario que la documentación sea detallada, clara y esté bien estructurada.

Además, cabe destacar que la documentación escrita en el momento de un evento tiene más valor de evidencia frente a un tribunal de justicia que la memoria de quien escribe. ¿Cuántos de nosotros podemos recordar exactamente lo que hicimos el jueves pasado a las 11 de la mañana?, ¿hace un mes?, ¿hace 18 meses?, ¿con quién estaba?, ¿qué estaba haciendo?, ¿si tuve éxito en lo que sea que estaba haciendo?, ¿qué estrategia utilicé? La memoria humana es limitada, y por eso es crucial registrar todo lo

que sucede, no solo lo que se hizo, sino también la reacción del usuario a la intervención. Es como pintar una imagen verbalmente de la sesión de terapia ocupacional para el lector. Por eso, hay que documentar qué instrucciones se dieron a la persona o a sus cuidadores (p. ej., para un programa en el hogar, uso y cuidado de la férula, uso y cuidado del equipo de adaptación o instrucciones para los cuidadores), y si la persona que recibió las instrucciones o sus cuidadores las entendieron correctamente. Por último, es importante dejar claro cuál es el plan para la futura prestación de servicios de terapia ocupacional. Una documentación correcta no solo garantiza la continuidad y coherencia del tratamiento, sino que también se convierte en un elemento clave de respaldo, tanto para el profesional como para el usuario.

¿Dónde escribir?

En general, la escritura profesional tiene lugar en los registros clínicos, los cuales pueden variar según el ámbito de trabajo y los requerimientos legales o institucionales.

En la historia clínica (externa/interna). Incluye la documentación realizada tanto en entornos ambulatorios (externa) como en internaciones (interna). Por ejemplo:

- En un hospital: es el registro diario de la evolución del paciente en la hoja de evolución clínica o interdisciplinaria.
- En centros de salud mental: la historia clínica puede incluir informes de sesiones grupales, evaluaciones funcionales y seguimientos individualizados.

En los informes a obras sociales. Se utilizan para justificar tratamientos y garantizar la cobertura económica. Por ejemplo:

- Presupuestos: detalle del número de sesiones planificadas, objetivos terapéuticos y costos asociados.
- Planes de tratamiento: documento que describe objetivos a corto y largo plazo, estrategias de intervención y frecuencia de las sesiones.

- Reevaluaciones: informe periódico que incluye el progreso del paciente, modificaciones en el plan de intervención y justificación de la continuidad del tratamiento.

En los informes para familiares. Son documentos más sencillos y accesibles, dirigidos a los cuidadores o allegados del paciente. Por ejemplo:

- Boletín: resumen mensual del progreso del niño en una intervención pediátrica, con recomendaciones para la casa o la escuela.
- Resumen: informe breve sobre los logros alcanzados al finalizar un programa de rehabilitación, con sugerencias para mantener las habilidades adquiridas.

En los registros institucionales. Estos son registros internos que varían según la institución. Por ejemplo:

- Planificaciones semanales: en centros de día, donde se detalla la programación de actividades ocupacionales para los usuarios.
- Evaluaciones de ingreso y egreso: documento que incluye datos iniciales (fortalezas, barreras y prioridades ocupacionales) y los resultados obtenidos al alta.
- Reportes periódicos: informes trimestrales o semestrales solicitados por la institución para evaluar el impacto del programa.

En los registros de supervisión o trabajo en equipo. Estos documentos son fundamentales en el contexto interdisciplinario. Por ejemplo:

- Minutas: resumen escrito de acuerdos realizados en reuniones con médicos, psicólogos o fisioterapeutas sobre un caso específico.
- Actas: registro oficial de decisiones tomadas durante las reuniones institucionales, como ajustes en los protocolos de atención.
- Acuerdos de intervención: documento compartido que define los roles de cada profesional en un tratamiento integral.

En sistemas de registro digital. Muchas instituciones han migrado al uso de herramientas tecnológicas para el registro clínico. Por ejemplo:

- Sistemas de historia clínica electrónica: espacios donde se escriben evoluciones, órdenes médicas y resultados de intervenciones de manera digital, como en el caso de hospitales públicos y privados.
- Aplicaciones especializadas: *software* utilizados en clínicas privadas para documentar progresos, gestionar citas y almacenar archivos audiovisuales relacionados con la intervención.

¿Cuándo escribir?

La documentación debe escribirse lo más cerca posible del momento en que se brinda el servicio. Algunos terapeutas ocupacionales reservan los últimos cinco minutos de la sesión de intervención para documentar en el expediente del cliente. Esta estrategia es útil para notas de contacto o progreso, pero puede no ser suficiente para redactar documentos más extensos, como informes de evaluación o de interrupción del tratamiento. Estos documentos generalmente se realizan cuando no hay usuarios que estén siendo atendidos, como al principio o al final del día, en un día y un horario especial o durante la hora del almuerzo. En algunos entornos, el terapeuta ocupacional dicta las notas para que el personal administrativo las transcriba; en otros casos, las escribe manualmente o en un ordenador.

Cuanto más tiempo transcurra desde que se realizó la intervención o evaluación hasta que el terapeuta ocupacional se siente a escribir, mayor será la probabilidad de que se olvide de detalles importantes. Por ello, lo ideal es registrar la información directamente en la historia clínica o expediente de la persona en el momento de la prestación del servicio, siempre que se pueda. Sin embargo, esto no siempre es posible. Algunos terapeutas ocupacionales optan por llevar pequeños cuadernos o libretas o dispositivos electrónicos en los que toman notas rápidas de observaciones sobre los usuarios que ven durante el día. Estas estrategias les permiten recordar con mayor claridad los detalles de la intervención. Como puede imaginarse, si un terapeuta ocupacional atiende a diez personas en un día, al final del día puede ser complicado recordar qué dijo o hizo cada uno.

ESTILO DE ESCRITURA Y USO DE LENGUAJE

Como se ha visto antes, para documentar la práctica de la terapia ocupacional, es esencial utilizar un lenguaje claro, preciso y adecuado al contexto. Los terapeutas ocupacionales utilizan diversos métodos de comunicación en su lugar de trabajo, como conversaciones cara a cara, cartas, notas, memorandos, correos electrónicos, llamadas telefónicas, entre otros. Cada uno de estos métodos exige un nivel diferente de formalidad y precisión.

La comunicación profesional requiere un nivel de respeto y formalidad que no se necesita cuando se envía un correo electrónico o se habla con amigos. En la escritura formal, el lector puede ser desconocido para el autor. Por ejemplo, aunque un terapeuta ocupacional conozca al personal de enfermería que leerá las notas de progreso de un usuario, podría no conocer al abogado, al auditor o a los miembros de la familia que también tendrán acceso al documento. Por esta razón, la comunicación profesional debe evitar la jerga, las contracciones, los clichés y otros elementos que puedan restar claridad o profesionalismo.

En la comunicación informal, se puede escribir en primera, segunda o tercera persona, mientras que en la comunicación formal se suele escribir en tercera persona. Además, la comunicación formal a menudo emplea oraciones y párrafos más largos y complejos. Por ejemplo, el texto de este libro utiliza un tono más informal, mientras que la documentación clínica, escolar o administrativa exige un tono formal y objetivo.

Al escribir notas para apelar una denegación de cobertura, un informe de evaluación, un formulario de notificación y consentimiento, o un resumen de interrupción, el autor puede o no conocer a la persona que lo lee, por lo que se requiere una escritura formal, en la que las palabras elegidas y el tono reflejen profesiona-

lismo, manteniendo siempre la claridad y el respeto. En hospitales, centros de atención a largo plazo, sistemas escolares o servicios de salud domiciliaria, existen lineamientos bien definidos sobre el contenido y el formato de la documentación. En otros entornos, como refugios para personas sin hogar, prisiones, sociedades de fomento, espacios comunitarios o consultoría, los estándares pueden ser menos específicos, lo que exige que los terapeutas diseñen sistemas de documentación que se adapten a las particularidades del entorno.

En ámbitos educativos, los terapeutas ocupacionales contribuyen a la documentación colaborativa de los servicios brindados, asegurando que la información sea accesible para todos los miembros del equipo interdisciplinario. La flexibilidad y la capacidad de ajustar el estilo de comunicación según el contexto y la audiencia son habilidades esenciales que desarrollar en la práctica profesional.

ORGANIZACIÓN DE LA DOCUMENTACIÓN EN TERAPIA OCUPACIONAL

La documentación en terapia ocupacional debe seguir un enfoque lógico, con párrafos cortos, claros, precisos, concretos y bien estructurados, utilizando conectores que garanticen una redacción precisa y fluida. Más adelante en este libro, se profundizará sobre estos aspectos, incluida la elaboración de párrafos, entre otros temas relacionados.

 Ejemplo de organización básica de la documentación

- **Identificación del usuario/paciente:** es fundamental que figure el nombre completo del usuario en cada página, acompañado, si corresponde, con el número de caso o historia clínica. Este número puede ser el número de la historia clínica, el número de la habitación/cama u otro número de referencia que utilice la institución o programa en particular.
- **Fecha y hora:** cada documento debe incluir la fecha completa (día, mes y año) y, preferiblemente, la hora en que se realizó la sesión, así como su duración. Esto asegura un registro cronológico claro y facilita el seguimiento del proceso terapéutico.

- **Tipo de documento:** el tipo de documento debe indicarse claramente, así como el nombre de la institución y del servicio. Por ejemplo, el tipo de documento puede aparecer en la parte superior de la página y el nombre del servicio puede estar debajo de la línea de la firma.
- **Firma:** el autor del documento debe firmar utilizando al menos su inicial y apellido completo, seguidos de la designación profesional apropiada (p. ej., Lic. TO, TO, Mg., etc.). En sistemas de documentación manual, la firma debe colocarse directamente al finalizar el texto, sin dejar espacio vacío. En un sistema de documentación electrónica, una vez que se firma la nota, no se puede modificar. Si es necesario hacer correcciones, se realizan como un apéndice de la nota original.

PREVENIR ERRORES FRECUENTES EN LA ESCRITURA DE LA DOCUMENTACIÓN PROFESIONAL

Terminología

Toda la terminología utilizada debe ser reconocida y aceptada por la institución. Se pueden utilizar documentos oficiales de la profesión para definir términos, o la institución puede especificar la terminología que utilizarán todos los profesionales. Esto incluye cómo se refiere al destinatario de los servicios, ya sea paciente, cliente, usuario, residente, trabajador, estudiante, etc.

Abreviaturas

Se deben utilizar solo las abreviaturas aprobadas por la institución, que suelen estar registradas en una lista común a todas las disciplinas.

Correcciones

Las correcciones deben realizarse conforme a las normas de la institución y solo deben corregirse los errores propios. El método más común para corregir notas manuscritas es trazar una línea a través del error y agregar las iniciales del autor. En sistemas electrónicos, las correcciones se realizan, como se explicitó antes, mediante apéndices. Nunca se debe intentar borrar el error con garabatos, cinta blanca u otros métodos.

Razonamiento profesional y experiencia

La documentación debe evidenciar el razonamiento clínico y la experiencia de un terapeuta ocupacional, demostrando que su intervención es necesaria para garantizar una atención segura y eficaz.

Legibilidad

Toda la documentación manuscrita debe ser legible para evitar malentendidos o errores.

Centrado en el usuario

La documentación debe reflejar lo que hizo la persona, es decir, las acciones y reacciones del usuario, no las del terapeuta. Esto puede requerir una reflexión antes de escribir las notas en el registro. Mantener a la persona como eje central de la documentación asegura que esta sea relevante y significativa para su proceso terapéutico.

Tono

El tono es un aspecto fundamental en la comunicación profesional, ya sea oral o escrita. En la comunicación escrita, el mensaje debe ser lo suficientemente claro, ya que carece del apoyo visual de expresiones faciales o gestos, elementos que suelen enriquecer la comunicación oral. Los lectores interpretarán el contenido de lo que está escrito a través de su propia perspectiva, influida por su entorno de práctica, nivel educativo y antecedentes culturales. Por ello, el escritor debe considerar cómo el lector interpretará el mensaje y ajustarlo para garantizar que sea comprendido correctamente.

Voz activa

En la escritura profesional, se prefiere el uso de la voz activa en lugar de la pasiva. La voz activa enfatiza al sujeto que realiza la acción, lo que aporta mayor claridad. Por ejemplo:

- **Voz pasiva:** las habilidades de autocuidado han sido una preocupación para este paciente.

• **Voz activa:** este paciente se muestra preocupado por sus habilidades de cuidado personal.

El uso de la voz activa facilita una comunicación más directa y efectiva, destacando la importancia del sujeto en la acción descrita.

Evitar el lenguaje valorativo

En la escritura profesional en terapia ocupacional, es fundamental evitar el uso de un lenguaje valorativo que implique juicios de calidad o moralidad sobre las acciones, conductas o desempeño de las personas. Expresiones como «buen comportamiento» o «un mal trabajo» pueden generar interpretaciones subjetivas y carecen de precisión técnica. En su lugar, es recomendable emplear descripciones objetivas y específicas que reflejen observaciones claras y medibles, alineadas con los estándares éticos de la profesión. Por ejemplo, en lugar de describir una conducta como «un buen comportamiento», se puede optar por «realizó las actividades asignadas según lo planificado, siguiendo las indicaciones dadas». De esta manera se favorece una comunicación clara y profesional, centrada en datos concretos y relevantes para la intervención que limitan la interpretación y valoración personal del lector.

Evitar períodos de tiempo indefinidos

En los escritos clínicos en terapia ocupacional, es crucial evitar el uso de términos vagos o indefinidos al referirse a períodos de tiempo o frecuencia, como «frecuentemente», «raramente» o «algunas veces». Este tipo de expresiones carecen de precisión y pueden generar ambigüedades que dificulten la comprensión y el seguimiento de los progresos del paciente. En su lugar, se debe emplear información específica y cuantificable, como «cinco veces por hora», «una cuarta parte de la sesión» o «durante 10 minutos consecutivos». Estas descripciones claras y concretas no solo mejoran la calidad de los registros clínicos, sino que también garantizan la trazabilidad de las intervenciones y la objetividad necesaria para

la evaluación y planificación terapéutica. Además, de esta manera también hay coherencia con los objetivos a largo y corto plazo, en los que, como se ha visto en capítulos anteriores, incluir períodos de tiempos para alcanzar los objetivos otorga fortaleza.

Evitar cantidades indefinidas

Otro punto importante en la escritura de la documentación clínica en terapia ocupacional es evitar el uso de cantidades indefinidas como «algunos», «muchos» o «suficiente». Estas expresiones carecen de precisión y pueden dificultar la evaluación objetiva del desempeño o progreso del paciente. En su lugar, se deben utilizar cifras específicas y medibles, como «2 veces», «10 elementos» o «3 repeticiones». Esto no solo aporta claridad a los registros, sino que también facilita la comunicación entre los profesionales y asegura que las intervenciones y los resultados sean verificables y reproducibles, alineándose con los estándares de documentación profesional.

Evitar adjetivos de opinión

En la escritura profesional en terapia ocupacional, es fundamental evitar el uso de adjetivos de opinión como «hostil», «aburrido» o «cansado», ya que implican juicios subjetivos que pueden generar interpretaciones personales y no reflejan una observación objetiva del comportamiento del paciente. En su lugar, es preferible describir con detalle lo que se observa, como, por ejemplo: «El paciente no participa en la actividad, mira continuamente por la ventana o responde únicamente si se le reitera la pregunta». Este enfoque asegura que los registros sean claros, imparciales y útiles para fundamentar intervenciones y evaluar progresos de manera profesional y ética.

Uso adecuado de «etcétera» en la escritura clínica

En la documentación profesional, el término «etcétera» debe emplearse únicamente cuando todos los lectores comparten un conocimiento claro de los elementos que este implica. Por ejemplo, es adecuado escribir «Los días de la semana: lunes, martes, etc.» o «Los colores primarios: rojo, azul, etc.», ya que estas categorías son universales y bien definidas. En las situaciones en las que el alcance no es tan claro o específico, es preferible utilizar expresiones alternativas que aporten mayor claridad, como «entre otros», «y otros similares», «entre las opciones disponibles», «y demás» o «como, por ejemplo». Por ejemplo: «Las actividades propuestas incluyen pintar, recortar y demás». Estas opciones permiten transmitir el mensaje de manera precisa, evitando ambigüedades y asegurando que la información sea comprensible para todos los lectores del documento.

 Ejemplo

- «Los colores primarios, como rojo, azul y otros similares».
- «Las actividades propuestas incluyen pintar, recortar y demás».

La elección del reemplazo dependerá del nivel de especificidad y del contexto en el que se utilice la enumeración.

Evitar el uso de certezas infundadas

También es importante evitar afirmaciones categóricas sin evidencia que las respalde, como, por ejemplo: «Al paciente le gusta cocinar». Este tipo de afirmaciones carecen de fundamento y pueden generar interpretaciones subjetivas. En su lugar, se debe documentar información basada en datos o declaraciones verificables, como, por ejemplo: «El paciente expresa que le gusta cocinar para su familia los fines de semana». Este enfoque asegura que los registros reflejen observaciones objetivas o información proporcionada directamente por el paciente, promoviendo la precisión y la profesionalidad en la documentación clínica.

 Ejemplo

- **Certeza infundada:** «El paciente es independiente en sus actividades de la vida diaria».

- **Opción correcta:** «El paciente realiza actividades de la vida diaria, como vestirse y preparar su desayuno, sin solicitar ayuda durante la observación en la sesión».

No incluir apreciaciones personales

En la escritura clínica en terapia ocupacional, es esencial evitar el uso de apreciaciones personales, como «creo», «pienso», «le gustaría» o «deseo», ya que estas expresiones reflejan opiniones subjetivas que no aportan evidencia objetiva ni profesional al registro. En su lugar, es recomendable utilizar formas verbales que den cuenta de observaciones directas y análisis objetivos, como «se observa», «se ha analizado», «se procedió», entre otras. Este enfoque asegura que los documentos clínicos se mantengan imparciales, basados en hechos verificables y en la práctica profesional, lo que favorece la claridad, la precisión y la objetividad en la comunicación entre los profesionales de la salud y en la toma de decisiones terapéuticas.

 Ejemplo

- **Apreciación personal:** «Pienso que el paciente se siente frustrado con las actividades de la terapia».
- **Opción correcta:** «Se observó que el paciente mostró signos de frustración, como apretar los puños y evitar realizar las actividades cuando se le pidió».

Este ejemplo refleja cómo sustituir una suposición por una descripción concreta de la conducta observada, lo cual ofrece mayor claridad y objetividad en el registro clínico.

Lenguaje inclusivo y centrado en la persona

Para describir a las personas en contextos profesionales, es fundamental evitar categorizaciones amplias o despersonalizadas, como «hemipléjicos», «víctimas de accidentes cerebrovasculares» o «ciegos» cuando se habla de una población (APA, 2010). Asimismo, es preferible utilizar la forma adjetiva de los descriptores de población, como, por ejemplo, «personas mayores», en lugar de «los mayores».

En cuanto al uso de pronombres, ya no es aceptable recurrir únicamente al masculino genérico (él) para referirse a todas las personas. Alternativas inclusivas incluyen términos como persona o individuo, por ejemplo: la persona atendida, la persona usuaria del servicio o el individuo evaluado. Cuando se escribe en registros clínicos o educativos y se conoce el género de la persona, es adecuado emplear el pronombre específico correspondiente.

Existen actualizaciones sobre el uso de pronombres inclusivos que reflejan avances en el respeto a la diversidad y la identidad de género, especialmente en ámbitos profesionales y educativos. A continuación, se describen algunos puntos destacados:

- **Inclusión de pronombres neutros:** en español, si bien pronombres como «elle» no han sido formalmente aceptados por la Real Academia Española (RAE), su uso se promueve en contextos donde se busca evitar estereotipos de género. Según *International Pronouns Day* (Día Internacional de los Pronombres) (n.d.), es importante respetar los pronombres preferidos por cada individuo para promover la inclusión. Por ello, se recomienda preguntar directamente a las personas cómo prefieren ser mencionadas, especialmente en casos de identidades no binarias.
- **Adaptaciones en la comunicación formal:** la escritura en contextos clínicos o educativos debe ser clara y respetuosa. Es adecuado usar términos neutros como «persona» o el pronombre correspondiente al género conocido. En documentos legales o académicos, algunas guías sugieren emplear estrategias tipográficas (como barras o paréntesis) o desdoblamientos, aunque su abuso puede dificultar la legibilidad. La Asociación Española de Protocolo (n.d.) recomienda el uso del lenguaje inclusivo para evitar sesgos de género en la comunicación formal.
- **Perspectiva global:** en varios países se han promovido legislaciones y guías sobre lenguaje inclusivo para reconocer diversas identidades de género. Por ejemplo, *International Pronouns Day* (n.d.) busca sensibilizar sobre el respeto a estas identidades y ha impulsado

debates sobre la evolución lingüística para reflejar mejor la diversidad.

Estas prácticas reflejan un compromiso creciente con la igualdad y el respeto en la comunicación.

MEMORANDOS, NOTAS Y CARTAS

En el ámbito de la terapia ocupacional, es común que los profesionales necesiten comunicar información crítica y relevante a colegas que trabajan en diferentes turnos o ubicaciones, o que deseen confirmar por escrito una conversación previa. En estos casos, el uso de un *memorando* (memo) es una herramienta eficaz para transmitir información de manera clara y directa. Además, un memo puede sustituir una *nota de presentación* cuando se envían documentos a personas conocidas, explicando su contenido y propósito. Sin embargo, cuando los destinatarios son desconocidos, es más adecuado utilizar una *carta formal*. La principal diferencia entre un memo y una nota radica en el encabezado, que caracteriza el formato distintivo de cada uno.

El encabezado de un memo generalmente contiene cuatro elementos:

- **Para:** nombre completo del destinatario y, en ocasiones, su cargo.
- **De:** nombre del remitente, a veces acompañado de su cargo.
- **Fecha:** mes, día y año en que se redactó el memo.
- **Asunto o Re:** breve descripción del tema del memo. «Re» es la abreviatura de «respecto a» y se usa para indicar el contenido principal del mensaje.

Algunos programas de procesamiento de texto cuentan con plantillas para memos que completan automáticamente la fecha, facilitando su elaboración. Es importante verificar la ortografía de los nombres y asegurarse de que el memo está dirigido a la persona correcta. Además, el asunto o título debe redactarse de forma concisa y clara, evitando interpretaciones erróneas. Aunque no se debe alarmar innecesariamente al lector, tampoco es recomendable incluir todo el contenido del memo en la línea del asunto o título.

En la comunicación escrita profesional, existen tres documentos comunes que se usan con frecuencia para la comunicación formal en el ámbito laboral o académico: nota, carta y memo. Aunque todos comparten el propósito de comunicar información, presentan diferencias significativas en su formato, tono y contexto de uso.

Nota. Normalmente, la nota es un mensaje breve y directo utilizado para transmitir información específica, por lo general de manera interna dentro de una organización. Es más informal que una carta o un memo y se puede utilizar para aclarar situaciones, hacer recordatorios o informar de cambios. Las notas suelen carecer de un encabezado formal y son más comunes en el ámbito personal o en el entorno de trabajo entre colegas cercanos. En términos de formato, la nota puede carecer de algunos elementos formales, como la dirección del remitente o la fecha, aunque algunas veces se incluyen, especialmente en contextos más organizados.

Carta. La carta es más formal y es apropiada cuando se requiere una comunicación escrita con alguien fuera de la organización o con quien no se tiene una relación cercana. A menudo incluye un saludo formal, las direcciones del remitente y del destinatario, y un cierre respetuoso. Además, la carta se utiliza para comunicaciones más profundas o importantes, como solicitudes, agradecimientos, disculpas o comunicaciones oficiales. Un aspecto clave de la carta es que, al estar dirigida a personas con las que no se tiene una relación personal directa, se emplean títulos como «Sr.» o «Sra.».

Memo. El memo, o memorándum, es una herramienta formal de comunicación interna, utilizada dentro de las organizaciones. Su propósito principal es informar sobre situaciones, cambios, decisiones o eventos de manera clara y concisa. A diferencia de la carta, los memos no requieren la misma formalidad en términos de saludo y cierre. El formato de un memo incluye generalmente un encabezado que indica el destinatario, el remitente, la fecha y el asunto. Es más directo y estructurado que una nota, y su uso es ideal cuando se desea mantener un registro escrito de una conversa-ción o se necesita informar a varias personas dentro de la misma organización. El memo puede ser utilizado también como reemplazo de la carta en ciertas situaciones de comunicación empresarial, dependiendo del nivel de formalidad requerido.

Un memo efectivo no solo debe ser claro y estar bien estructurado, sino también ser visualmente atractivo y profesional. Es fundamental respetar las reglas de gramática, usar un estilo de fuente coherente y mantener un formato acorde. Aunque se recomienda que el memo no exceda una página, es preferible extenderlo a dos páginas bien espaciadas que comprometer su legibilidad reduciendo los márgenes o el tamaño de la fuente. Si se redacta un memo para pantallas, una fuente Sans Serif (como Arial) es la más recomendada, mientras que para documentos impresos se recomienda una fuente Serif (como Times New Roman). Se aconseja destacar las palabras clave con cursivas en lugar de mayúsculas o subrayados, especialmente en documentos digitales, para evitar confusiones con enlaces de la web. Estos detalles aseguran que el memo sea funcional y profesional.

Muchas de estas recomendaciones para el memo también pueden aplicarse a las notas, aunque la estructura de las notas puede ser más detallada, especialmente cuando se envían a personas no conocidas. Una nota comienza con la dirección del remitente (si no está en el membrete), seguida de la fecha y la dirección del destinatario. El saludo se adapta según el conocimiento y el rango del destinatario. En caso de duda sobre el género, se pueden utilizar términos neutrales. La nota debe empezar con una declaración clara del propósito, seguida de una justificación y antecedentes. Al final, se reitera el propósito y se solicita la acción esperada. La firma debe dejar espacio para la firma personal.

 Ejemplo de memo

Para: todos los empleados del departamento de terapia ocupacional.
De: Juan P., coordinador del departamento.
Fecha: 16 de noviembre de 2024.
Asunto: cambios en el horario de atención.

Estimados,

Les informo que, debido a las nuevas disposiciones de la dirección, a partir del 1 de diciembre de 2024 se implementará un ajuste en el horario de atención al público en nuestro departamento. Los nuevos horarios serán de lunes a viernes, de 8:00 a 15:00.

Les agradezco que tomen nota de este cambio y ajusten sus horarios en consecuencia.

Saludos cordiales,
Juan P.

 Ejemplo de carta

Juan P.
Coordinador del departamento
de terapia ocupacional.
Instituto de Rehabilitación.
Av. Libertador, 1234.
Buenos Aires, Argentina.
16 de noviembre de 2024.

Dr. Ricardo G.
Director General.
Centro de Rehabilitación de Buenos Aires.
Calle Falsa, 5678.
Buenos Aires, Argentina.

Estimado Dr. G.,

Me dirijo a usted para expresarle mi agradecimiento por la colaboración brindada durante el reciente seminario sobre terapia ocupacional. La participación de su equipo fue esencial para el éxito del evento, y me complace informarle que los comentarios de los asistentes han sido altamente positivos.

Esperamos poder seguir colaborando en futuras actividades y proyectos conjuntos.

Quedo a su disposición para cualquier consulta adicional.

Atentamente,
Juan P.
Coordinador del Departamento de Terapia Ocupacional.

 Ejemplo de nota

Estimado equipo,

Les recuerdo que la reunión programada para mañana, 17 de noviembre, se llevará a cabo a las 10:00 en la sala de conferencias del segundo piso. Es importante que todos asistan, ya que se discutirá el nuevo protocolo de atención a los pacientes.

Gracias,
Juan P.

CORREO ELECTRÓNICO

En la comunicación electrónica en el ámbito de la salud, como el uso del correo electrónico, es esencial tener en cuenta aspectos de seguridad, especialmente en lo que respecta a la privacidad de las transmisiones. Se recomienda el uso de programas de correo electrónico que cifren los mensajes para asegurar la confidencialidad, ya que la Asociación Médica Americana ha señalado la necesidad de informar a los pacientes sobre los riesgos de privacidad antes de utilizar el correo electrónico para comunicaciones. Los profesionales de la salud, incluidos los terapeutas ocupacionales, deben cumplir con los códigos éticos relacionados con la privacidad y la confidencialidad, manteniendo una comunicación clara y profesional.

Además, aunque el uso de acrónimos y emoticones, como, por ejemplo, :-), es común en mensajes informales, deben ser utilizados con moderación en el ámbito profesional. Cuando se responda un correo electrónico, es importante evaluar a quién debe enviarse la respuesta, eligiendo entre «Responder» o «Responder a todos», según sea necesario. También se debe tener precaución de que cualquier mensaje enviado por correo electrónico puede ser reenviado sin conocimiento previo del remitente. En las situaciones en las que se utilicen listas de distribución, es importante seguir las instrucciones del remitente, copiando su dirección personal, si así lo indica.

Sabath (2002) sugiere cinco reglas del correo electrónico:

- Enviar un correo electrónico solo a las personas a las que realmente les pertenece el mensaje (en lugar de a grupos de direcciones completos).
- Asegurarse de responder a los mensajes con prontitud.
- Utilizar siempre el corrector ortográfico y gramatical antes de enviar mensajes.
- Incluir el número de teléfono del remitente en los mensajes enviados por este.
- Recordar que el correo electrónico debe usarse para negocios, y no para uso personal.

Sugerencias por correo electrónico profesional

Debe incluirse un título de asunto claro, para que el mensaje llame la atención. «Actualizar» es bastante vago, a menos que vaya seguido de una descripción de lo que se está actualizando. Hay que dirigirse al destinatario en el cuerpo del mensaje, comenzando el mensaje con un saludo que incluya el nombre de la persona. El remitente debe crear una firma que incluya su nombre, cargo e información de contacto. También puede incluir la visión o el eslogan de la organización, o una cita apropiada. El mensaje debe ser conciso, pero claro. Si se responde al mensaje de alguien, se debe incluir parte o todo el mensaje del remitente para ayudar al autor a recordar lo que dijo. Otras recomendaciones son: no incluir conversaciones enteras de ida y vuelta, eliminar cadenas largas de mensajes pasados y respetar la confidencialidad del remitente.

Se deben eliminar los nombres y las direcciones de correo electrónico innecesarios antes de reenviar el mensaje a otra persona. Hay que responder de manera oportuna. Un buen hábito es revisar el correo electrónico del trabajo al menos dos veces al día. No se debe GRITAR usando todas las letras mayúsculas, pero tampoco subutilizar las letras mayúsculas: si una palabra o un nombre se escriben con mayúscula en material impreso, se deben escribir con mayúscula en el correo electrónico.

Se debe utilizar CC (con copia) y CCO (con copia oculta) de manera adecuada. CC es para incluir en el mensaje a personas interesadas en el tema de discusión; todos los que reciben el mensaje saben quién más recibió una copia del mensaje. CCO es para enviar correos electrónicos a varias personas que no se conocen. Es una forma de proteger la confidencialidad de cada persona al no compartir sus direcciones de correo electrónico con extraños.

No se recomienda utilizar la función «Responder a todos» a menos que sea estrictamente necesario que todos los destinatarios vean su respuesta. En el caso de formar parte de un servidor de listas o una conversación grupal y desear responder únicamente al remitente,

es importante evitar esta opción. En su lugar, se debe copiar la dirección de correo electrónico del remitente y pegarla manualmente en la línea «Para» de un mensaje nuevo. Este procedimiento asegura que las respuestas sean dirigidas de manera adecuada, evitando saturar las bandejas de entrada de otros participantes con información irrelevante. También deben utilizarse la ortografía y la gramática adecuadas. Muchos sistemas de correo electrónico tienen una opción de corrector ortográfico. No hay que abusar de la opción de «máxima prioridad», ya que deja de ser una prioridad si se usa a diario.

Los correos electrónicos de negocios deben ser breves, uno o dos párrafos, con oraciones de menos de 20 palabras cada una. Se recomienda usar viñetas o listas numeradas para facilitar la lectura de los mensajes. Se debe guardar una copia de los correos electrónicos que se envíen. Se puede configurar el sistema de correo electrónico para que guarde automáticamente todo el correo enviado. Actualmente, también se puede programar la hora y el día de envío del correo electrónico; de esta manera, los mensajes se enviarán, por ejemplo, en horario laboral. Si la persona está adelantando trabajo o poniéndose al día de sus correos en horario de noche o fin de semana y no quiere que esto sea sabido por sus receptores, puede programar su envío para el día y el horario que desee. Habitualmente, los pasos son los siguientes: primero, la persona escribe el correo electrónico como lo hace habitualmente; a continuación, en la esquina inferior izquierda, junto a «Enviar», hay que hacer clic en la flecha hacia abajo y, finalmente, se debe hacer clic en «Programar envío». Estos detalles hacen a la presentación y la meticulosidad del rol profesional, además de preservar la privacidad de la rutina de horarios del profesional.

Sugerencias para un correo electrónico profesional

- **Asunto claro y específico:** utilizar un título de asunto que resuma el contenido del correo. Evitar términos vagos como «actualizar»; añadir detalles sobre la actualización.

- **Saludo personalizado:** comenzar el correo con un saludo dirigido al destinatario, mencionando su nombre para hacerlo más personal.
- **Firma profesional:** incluir siempre una firma al final del mensaje con el nombre, el cargo y la información de contacto del remitente. Se puede añadir la visión o un lema de la organización, si se desea.
- **Claridad y concisión:** hay que ser directo y breve, pero asegurándose de que el mensaje esté claro. Si se responde un correo, se debe incluir la parte relevante del mensaje original para recordar el contexto, pero hay que evitar cadenas largas de correos.
- **Confidencialidad:** eliminar las direcciones de correo electrónico innecesarias, si se reenvía un mensaje a otros, y respetar la privacidad de los remitentes.
- **Respuestas oportunas:** revisar el correo electrónico al menos dos veces al día y responder de manera oportuna. Evitar el uso de mayúsculas excesivas, ya que puede interpretarse como gritar.
- **Uso adecuado de CC y CCO:** usar CC para incluir a personas directamente involucradas en el tema y CCO para proteger la privacidad de los destinatarios si se envían correos a varias personas que no se conocen.
- **Evitar responder a todos:** no usar «Responder a todos», a menos que sea realmente necesario para todos los destinatarios. Si se desea responder solo al remitente, copiar y pegar su dirección de correo en un nuevo mensaje.
- **Ortografía y gramática:** asegurarse de que el correo tenga una ortografía y gramática correctas. Muchos sistemas de correo electrónico cuentan con correctores automáticos.
- **Mensajes breves y fáciles de leer:** los correos deben ser concisos, con uno o dos párrafos, y oraciones de menos de 20 palabras cada una. Se deben utilizar listas numeradas o con viñetas para organizar la información.
- **Guardar copias y programar envíos:** guardar una copia de los correos enviados. Se puede configurar el sistema de correo electrónico para programar el envío de correos en momentos específicos, lo cual es útil si se trabaja fuera del horario laboral.

En resumen, la comunicación por correo electrónico en el ámbito profesional debe ser cuidadosa, clara y respetuosa. Al seguir prácticas como un asunto preciso, un saludo personalizado y la conservación de la confidencialidad, se mejora la efectividad y la imagen profesional. Además, el uso adecuado de las herramientas, como CC y CCO, así como una respuesta oportuna, son fundamentales para una comunicación efectiva. Con estos simples ajustes, se puede garantizar que el correo electrónico sea un medio de comunicación eficiente, seguro y profesional.

PRINCIPIOS PARA DOCUMENTAR INTERVENCIONES PROFESIONALES

La documentación en terapia ocupacional es un componente esencial para garantizar la calidad de los servicios, la comunicación entre profesionales y la evidencia de los resultados obtenidos. A continuación, se presentan los principios fundamentales que guían la documentación de intervenciones de terapia ocupacional:

- **Claridad y precisión:** la información debe ser redactada de forma clara y comprensible, evitando el uso de terminología ambigua o excesivamente técnica que pueda generar confusiones. Cada término empleado debe alinearse con los estándares de la profesión, como, por ejemplo, los definidos por el Marco de trabajo para la práctica de terapia ocupacional: dominio y proceso (AOTA, 2020).
- **Relevancia:** la documentación debe estar directamente relacionada con los objetivos establecidos, reflejando las necesidades ocupacionales de la persona asistida. Esto asegura que los registros estén enfocados en el impacto de la intervención en actividades y ocupaciones centradas en lo prioritario, y no en detalles irrelevantes para su tratamiento.
- **Objetividad y basada en la evidencia:** es fundamental describir hechos y observaciones sin juicios subjetivos. Los informes deben incluir datos sustentados y registrados profesionalmente por el terapeuta ocupacional. Por ejemplo, pueden ser datos cuantificables, como mejoras en el rango de

movimiento, la fuerza o las habilidades de desempeño, respaldados por evaluaciones estandarizadas, siempre que sea posible.

- **Reglas para elegir palabras:**
  - *No repetir:* la repetición reiterada de una palabra de significado pleno (nombre, verbo, adjetivo, adverbio) en un período breve provoca monotonía y aburrimiento.
  - *Evitar muletillas:* en cuanto a las expresiones, el hecho de repetir a menudo ciertas palabras actúa, de alguna manera, como un proceso de fijación de auténticas muletillas lingüísticas. Se utilizan para llenar vacíos o articular una frase incompleta, pero no hay que abusar de ellas. Las más comunes son las siguientes: «a nivel de», «a raíz de», «a través de», «desde el punto de vista», «como muy/mucho», «como mínimo», «de alguna manera», «el acto de», «el proceso de», «quiere decir que», «en cualquier caso», «en función de», «es evidente», «evidentemente», «de cara a», «de entrada», «para empezar», «personalmente», «pienso que» y «en base a».
  - *Eliminar comodines:* la palabra comodín es aquel nombre, verbo o adjetivo, de sentido bastante genérico, que una persona utiliza cuando no se le ocurre otra palabra más específica. Son palabras comodín las que sirven para todo, es decir, que se pueden utilizar siempre, pero que precisan poco o nada el significado de la frase. Si se abusa de ellas, empobrecen el texto.
- **Actualización y continuidad:** la documentación debe mantenerse al día, reflejando el progreso o los cambios en la condición de la persona y adaptando los objetivos cuando sea necesario. Esto garantiza la continuidad de la atención y facilita la transición entre profesionales, si el caso lo requiere.
- **Confidencialidad y cumplimiento legal:** la información debe proteger la privacidad de la persona conforme a regulaciones como, por ejemplo, la Ley Orgánica de Protección de Datos y Garantía de los Derechos Digitales en España, y el Reglamento General de Protección de Datos (RGPD) de la Unión Europea, que establecen las directrices para garantizar que la información personal se maneje de manera segura y con el consentimiento explícito del paciente. Por ejemplo, en Argentina, la Ley 25.326 de Protección de Datos Personales y la Ley 27.589 también buscan asegurar que los datos personales, especialmente en el ámbito de la salud, sean protegidos con rigurosidad, cumpliendo con principios de confidencialidad, integridad y disponibilidad. Además, la documentación debe cumplir con los estándares éticos y legales aplicables al contexto profesional.

- **Medible y centrada en resultados:** los registros deben incluir objetivos claros, específicos y medibles, utilizando acrónimos como SMART, RHUMBA, COAST, ABCDE o MARROC, para guiar su formulación. Esto permite evaluar de manera objetiva el impacto de las intervenciones y justificar los servicios brindados.
- **Consistencia y profesionalismo:** el estilo de redacción debe ser uniforme y reflejar profesionalismo. Se recomienda usar estructuras estandarizadas como SOAP (Subjetivo, Objetivo, Análisis y Plan) para organizar las notas clínicas. En el **capítulo 7** se presentará esta estructura SOAP, así como otras también estandarizadas, que facilitan la organización de las notas desde un perfil consistente y profesional.
- **Reflejar el enfoque ocupacional:** la documentación debe destacar cómo las intervenciones promueven la participación de la persona en ocupaciones significativas. Esto asegura que los registros sean coherentes con la perspectiva centrada en la ocupación que caracteriza a la terapia ocupacional. Es importante que este enfoque refleje coherencia con el marco teórico del profesional.
- **Secuencia lógica del contenido:** la secuencia lógica en la escritura de documentación clínica es fundamental porque asegura que la información se presente de manera clara, coherente y estructurada, lo que facilita la comprensión tanto para el profesional que realiza la intervención como para aquellos que revisan el documento, como colegas o supervisores. Un orden secuencial bien definido permite que cada sección del informe se base en la anterior, evitando confusiones y

asegurando que las observaciones, las intervenciones y las conclusiones se relacionen de manera fluida. Además, una secuencia lógica en la documentación ayuda a establecer un seguimiento efectivo del progreso del paciente, asegurando que se cubran todas las áreas clave de evaluación, intervención y resultados, y garantizando que las decisiones terapéuticas se basen en información precisa y bien organizada.

 Ejemplo de organización del contenido de un documento profesional que cumple una secuencia lógica

- **Introducción:**
  - Presentación del propósito del documento: explicar el objetivo de la intervención o del informe.
  - Contextualización: breve información sobre el paciente, situación o caso clínico, para contextualizar lo que se va a desarrollar.
- **Antecedentes o historia clínica:**
  - Información relevante sobre el paciente, el diagnóstico y los antecedentes médicos y sociales.
  - Descripción de las actividades de la vida diaria (AVD) y cualquier otro dato relacionado con las necesidades del paciente.
- **Objetivos del tratamiento:**
  - Objetivos a largo y a corto plazo de la intervención terapéutica, basados en la evaluación del paciente.
  - Importancia de los objetivos en relación con las necesidades y metas del paciente. Justificación de la priorización de dichos objetivos.
- **Métodos de intervención y frecuencia:**
  - Descripción de las herramientas, los métodos o los enfoques utilizados en la evaluación del paciente.
  - Explicación de la estrategia terapéutica empleada y cómo se adapta a las necesidades del paciente.
  - Frecuencia acordada de tratamiento.
- **Intervención y progreso:**
  - Detalle de las actividades realizadas durante las sesiones.
  - Observaciones sobre el progreso del paciente, con datos concretos sobre las intervenciones.
- **Análisis y resultados:**
  - Evaluación del impacto de las intervenciones y comparación con los objetivos iniciales.
  - Reflexión sobre los cambios observados y su relación con los objetivos terapéuticos.
- **Conclusiones y recomendaciones:**
  - Resumen de los resultados obtenidos en relación con los objetivos establecidos.
  - Recomendaciones para futuras intervenciones, ajustes o seguimiento del caso.
- **Cierre o recomendaciones finales:**
  - Resumen final y conclusiones sobre el plan terapéutico.
  - Posibles líneas de acción futuras o ajustes en el tratamiento.

Al seguir una secuencia lógica como esta, se asegura que el contenido sea claro, esté bien estructurado y que cada parte del documento fluya de manera coherente, facilitando la comprensión tanto para el profesional como para cualquier otro lector del informe.

Mantener un estilo coherente a lo largo de todo el escrito de documentación clínica es esencial para garantizar la claridad, la coherencia y la efectividad en la comunicación. Utilizar términos similares y un lenguaje uniforme facilita la comprensión del contenido, evitando malentendidos o interpretaciones erróneas. Además, un estilo constante asegura que el documento sea accesible y adecuado para el público al que va dirigido, ya sea un equipo multidisciplinario o cualquier otro profesional relacionado con el caso. Al mantener un nivel de lenguaje coherente, se optimiza la precisión en la descripción de los procesos y resultados de la intervención, lo que facilita la toma de decisiones basadas en información clara y uniforme. Esto también refuerza la profesionalidad del documento y asegura que la documentación clínica cumpla con los estándares de calidad necesarios.

TÉCNICAS DE REGISTROS EN SALUD

La documentación en el ámbito de la salud es un proceso esencial que garantiza la continuidad, la calidad y la seguridad de los cuidados brindados a los pacientes. Para ello, es necesario utilizar técnicas de registro que permitan una comunicación clara, estructurada y accesible entre los profesionales, facilitando el análisis, la toma de decisiones y la coordinación de intervenciones. Estas técnicas incluyen metodologías específicas que promueven el orden, la precisión y la relevancia en la información registrada. Entre ellas, destacan herramientas como la técnica de comunicación estructurada SBAR (por sus siglas en inglés: *Situation, Background, Assessment, Recommendation*), diseñada para mejorar la transmisión de información crítica en situaciones de alta presión, y el método CARE, que fomenta la redacción clara, precisa y relevante de los registros clínicos, asegurando su utilidad y comprensión por diferentes equipos interdisciplinarios.

Técnica de registros electrónicos en salud

Los registros electrónicos en salud (RES) han transformado la manera en que los terapeutas ocupacionales documentan y gestionan la información clínica de sus pacientes. Estas plataformas digitales permiten un acceso rápido y seguro a los datos, facilitando la continuidad de la atención y la colaboración interdisciplinaria. En el ámbito de la terapia ocupacional, los RES ofrecen funcionalidades específicas, como la integración de evaluaciones estandarizadas, el seguimiento de objetivos terapéuticos y el registro de intervenciones centradas en las ocupaciones de la persona. Además, contribuyen a mejorar la precisión y la eficiencia en la documentación, reduciendo errores y garantizando el cumplimiento de normativas de privacidad y confidencialidad.

Sin embargo, el uso de los RES requiere una formación adecuada de los profesionales, asegurando que empleen estas herramientas de manera ética y efectiva, priorizando siempre la calidad de la atención brindada. Entre las técnicas de documentación electrónica más relevantes se incluyen la estandarización de la terminología, el uso de plantillas y formularios estructurados, la documentación clara y

concisa, así como el seguimiento regular de los datos clínicos. Estas prácticas permiten una gestión más eficiente de la información clínica, facilitan la colaboración entre equipos interdisciplinarios y aseguran que se respeten los derechos de privacidad de los pacientes.

Algunas técnicas clave para una adecuada documentación en los registros electrónicos son:

- **Estandarización de la terminología:** utilizar términos y definiciones estandarizadas según las guías de la Asociación Americana de Terapia Ocupacional (AOTA) o los marcos internacionales como la Clasificación Internacional del Funcionamiento, de la Discapacidad y de la Salud (CIF) de la Organización Mundial de la Salud (OMS). Esto garantiza que la documentación sea comprensible tanto para los terapeutas ocupacionales como para otros profesionales de la salud, y facilita la comparación de datos entre pacientes y a lo largo del tiempo.
- **Uso de plantillas y formularios estructurados:** los sistemas electrónicos suelen contar con plantillas prediseñadas que guían al profesional en la recopilación de datos relevantes, como las evaluaciones, los objetivos de intervención y el seguimiento del progreso. Estas plantillas aseguran que todos los aspectos importantes del tratamiento estén cubiertos de manera sistemática y estandarizada.
- **Documentación clara y concisa:** es esencial que los registros sean fáciles de leer y comprendan la información clave. Utilizar un lenguaje claro, sin ambigüedades, y estructurar la información en secciones (evaluación, intervención, resultados) mejora la legibilidad y facilita la revisión de los documentos por otros profesionales involucrados en el cuidado de la persona.
- **Seguimiento y actualización regular:** los RES permiten un seguimiento constante de los avances del paciente. Es importante actualizar los registros de forma regular, documentando el progreso hacia los objetivos, los cambios en el plan de intervención y cualquier ajuste realizado durante las sesio-

nes. Esto permite hacer cambios oportunos en el tratamiento, basados en datos objetivos y actualizados.

- **Integración de herramientas de evaluación estandarizadas:** muchos registros electrónicos permiten integrar evaluaciones y escalas estandarizadas para medir el rendimiento del paciente, como el *Assessment of Motor and Process Skills* (AMPS; Evaluación de Habilidades Motoras y de Proceso) o el *Canadian Occupational Performance Measure* (COPM; Medida de Desempeño Ocupacional Canadiense). Estas herramientas permiten documentar de manera objetiva los resultados y comparar el desempeño del paciente antes y después de la intervención.
- **Seguridad y confidencialidad de los datos:** es fundamental garantizar que la información esté protegida según las normativas de privacidad y seguridad (como el RGPD en Europa o la *Health Insurance Portability and Accountability Act* [HIPAA; Ley de Portabilidad y Responsabilidad del Seguro Médico] en EE. UU.). El uso de contraseñas fuertes, accesos restringidos y auditorías regulares son prácticas esenciales para proteger la confidencialidad de los datos del paciente.
- **Documentación de la comunicación con otros profesionales:** los registros electrónicos facilitan la comunicación entre miembros del equipo multidisciplinario. Es importante documentar las interacciones con otros profesionales de salud (como médicos, fisioterapeutas o psicólogos), de manera que todos los involucrados en el tratamiento puedan estar al tanto de los avances y los ajustes realizados.
- **Incorporación de notas de progreso y de seguimiento:** los RES deben incluir notas de progreso detalladas que reflejen cómo las intervenciones realizadas están afectando al paciente, utilizando datos cuantificables siempre que sea posible, como el rango de movimiento, la fuerza, la independencia en las AVD, etc.

Al implementar estas técnicas de documentación en los registros electrónicos, los terapeutas ocupacionales pueden garantizar una gestión más eficiente de la información clínica, mejorar la calidad del tratamiento y facilitar la colaboración con otros profesionales, todo en el marco de la seguridad y la protección adecuadas de datos. Sin embargo, su implementación debe ir acompañada de una formación continua para asegurar que los terapeutas ocupacionales mantengan la ética profesional y el respeto por la privacidad de los datos de los pacientes, alineándose con las leyes locales e internacionales en vigor.

Técnica de registros en telesalud

La telesalud ha revolucionado la prestación de servicios en terapia ocupacional, permitiendo la intervención a distancia a través de plataformas digitales. En este contexto, la documentación es crucial para garantizar la continuidad de la atención, el cumplimiento de los estándares éticos y la protección de la privacidad del paciente. Los registros en telesalud deben reflejar de manera clara y precisa los objetivos del tratamiento, las intervenciones realizadas, las respuestas del paciente y cualquier modificación en el plan de atención, similar a lo que ocurre en los entornos presenciales. Además, es esencial que los terapeutas ocupacionales registren cualquier desafío técnico o barrera comunicacional que haya surgido durante las sesiones virtuales, así como el impacto de estos factores en el progreso terapéutico. A través de registros electrónicos, la telesalud facilita la integración de evaluaciones y el monitoreo de objetivos de manera eficiente. La seguridad de los datos debe ser una prioridad, respetando las regulaciones sobre privacidad y confidencialidad, como la Ley de Protección de Datos Personales. De esta manera, la documentación en telesalud no solo asegura la calidad de la intervención, sino también la protección de los derechos de los pacientes y la integridad del proceso terapéutico.

La documentación en telesalud también debe ser rigurosa y estar adaptada a las particularidades de la atención remota, garantizando que se mantengan los mismos estándares de calidad y precisión que en las consultas presenciales. Algunas técnicas clave para una adecuada documentación en este contexto incluyen:

- **Uso de plataformas seguras y estandarizadas:** es fundamental utilizar sistemas de gestión de registros electrónicos que cumplan con las normativas de seguridad y privacidad de datos, asegurando que la información del paciente esté protegida contra accesos no autorizados.
- **Documentación detallada de las intervenciones:** al igual que en la atención presencial, se deben registrar con claridad las actividades realizadas, las herramientas o materiales utilizados durante las sesiones virtuales, así como los métodos específicos empleados para adaptar las intervenciones a la modalidad remota (p. ej., ajustes en la comunicación, actividades físicas o uso de tecnología).
- **Descripción precisa del entorno virtual:** la documentación tiene que incluir detalles sobre las condiciones del entorno de telesalud, como la calidad de la conexión, los problemas técnicos o factores que pudieron haber influido en la dinámica de la intervención, así como cualquier ajuste realizado durante la sesión.
- **Registro de la participación del paciente:** se debe evaluar y documentar la participación de la persona durante las sesiones virtuales, considerando factores como la interacción, el compromiso y la respuesta a las intervenciones. También es importante registrar la adaptación de la persona a la tecnología, como, por ejemplo, su capacidad para manejar las herramientas de comunicación o sus reacciones a los ejercicios en línea.
- **Seguimiento de objetivos y resultados:** como se ha mencionado antes, los objetivos terapéuticos deben ser documentados con claridad, al igual que el progreso hacia su consecución. Esto incluye la actualización de metas, la evaluación de logros y los ajustes necesarios, basados en la evolución del paciente a lo largo de las sesiones de telesalud.
- **Documentación de consentimiento informado:** es esencial obtener el consentimiento informado para la prestación de servicios de telesalud, y este debe ser documentado adecuadamente en el expediente clínico del usuario, asegurando que se haya explicado el proceso, las posibles limitaciones de la modalidad remota y las implicaciones de privacidad.

El uso de estas técnicas asegura que la documentación en telesalud sea completa, precisa y accesible, respetando tanto la calidad del proceso terapéutico como las normativas legales de privacidad y seguridad de la información.

Técnica de registro SBAR

La técnica de registro SBAR (por sus siglas en inglés: *Situation, Background, Assessment, Recommendations*) es una herramienta de comunicación eficaz utilizada en el ámbito de la salud para transmitir información de manera clara y estructurada entre los profesionales de la salud, incluida la terapia ocupacional. Esta técnica es especialmente útil cuando se necesita comunicar de manera rápida y eficiente la condición de un paciente a otros miembros del equipo, como, por ejemplo, médicos, enfermeras o fisioterapeutas. Guise y Lowe (2006) afirman que el modelo SBAR fue originalmente desarrollado por el ejército para estandarizar la comunicación entre soldados y comandantes norteamericanos, y fue adaptado por organizaciones de salud para mejorar la seguridad del paciente, especialmente durante transferencias de responsabilidad, como los cambios de turno o el traslado de pacientes de una unidad a otra.

La técnica SBAR tiene como propósito facilitar la comunicación clara y efectiva entre profesionales de la salud, asegurando que se transmitan de manera precisa y concisa los aspectos clave de la atención del paciente. Aunque el modelo SBAR se originó en el contexto de la atención médica, su aplicación en terapia ocupacional mejora la colaboración interprofesional y la toma de decisiones.

Aplicación de la técnica SBAR en terapia ocupacional

Situación. El terapeuta ocupacional describe la situación actual del paciente. Este es el punto de partida para la comunicación, asegurando que los demás profesionales comprendan inmediatamente el problema o el cambio relevante.

 Ejemplo

Hola, soy Laura, la terapeuta ocupacional que trabaja con Carla G. Estoy observando dificultades significativas en la capacidad de Carla para realizar AVD, particularmente con el autocuidado.

Antecedentes. Se proporcionan detalles sobre el paciente, su historia clínica y cualquier factor relevante que contribuya a su situación actual. Esto da contexto a la comunicación y asegura que todos los involucrados comprendan las condiciones previas del paciente.

 Ejemplo

Carla tiene 45 años y sufrió un accidente cerebrovascular (ACV) hace 3 meses. Desde entonces, ha tenido dificultades para mover el brazo derecho y realizar tareas cotidianas, como vestirse y comer. Actualmente, está recibiendo rehabilitación en fisioterapia y logopedia.

Evaluación. El terapeuta describe la evaluación actual sobre el progreso o el estado del paciente. Esto implica compartir observaciones objetivas, como las mejoras o las dificultades identificadas durante las sesiones.

 Ejemplo

He observado que Carla ha mejorado en la fuerza de su brazo derecho, pero sigue teniendo dificultades con la coordinación y la destreza para realizar movimientos finos, como abrocharse la camisa.

Recomendaciones. Aquí el terapeuta realiza sugerencias o solicita la intervención o acción de otros miembros del equipo de salud, como médicos o fisioterapeutas, para abordar las necesidades del paciente.

 Ejemplo

Me gustaría sugerir la introducción de ejercicios de motricidad fina para mejorar la coordinación de su mano derecha y, si es posible, revisar su plan de medicación para ver si hay algún ajuste que pueda mejorar la función cognitiva durante las AVD.

Ventajas del uso del modelo SBAR en terapia ocupacional

- **Claridad y eficiencia:** facilita la transmisión de información relevante de manera estructurada y concisa.
- **Mejora la colaboración interdisciplinaria:** ayuda a los terapeutas ocupacionales a colaborar eficazmente con otros profesionales de la salud al proporcionar un marco común de comunicación.
- **Aumento de la seguridad del paciente:** al utilizar un enfoque organizado, se reduce la posibilidad de malentendidos o de omitir información crítica, lo que contribuye a una mejor atención del paciente.

El uso del modelo SBAR en terapia ocupacional facilita que los terapeutas ocupacionales comuniquen la información necesaria de manera efectiva y contribuyan a un enfoque más integrado y seguro en la atención al paciente. Este modelo se puede utilizar tanto para registros telefónicos, es decir, comunicación oral, como por escrito, para compartir información importante sobre un paciente. En resumen, se puede decir que el modelo SBAR –a diferencia de la historia clínica, que suele ser leída más tarde por otros profesionales– es una nota rápida de comunicación.

MÉTODO DE AUTOCONTROL CARE

Como se acaba de mencionar, la redacción cuidadosa en la documentación es esencial. Existe un sistema para que el terapeuta pueda verificar la documentación dos veces, a fin de asegurarse de que está bien redactada. Este sistema se llama *Documentar con CARE* (Sames y Berkeland, 1998). Este enfoque es una guía práctica para asegurar que los registros clínicos sean claros, precisos, relevantes y completos.

- **Claridad:** la documentación debe estar redactada de manera que sea fácilmente entendida por el lector, evitando ambigüedades. Esto ayuda a asegurar que el mensaje se comunique de manera efectiva.

- **Exactitud/precisión:** la documentación debe reflejar exactamente lo que ocurrió durante la sesión de terapia o intervención, con una descripción de los hechos. Esto es importante para mantener la profesionalidad y la responsabilidad.
- **Relevancia:** toda la información registrada debe estar directamente relacionada con las necesidades y los propósitos identificados. Se deben excluir detalles irrelevantes para mantener el enfoque en los aspectos esenciales.
- **Excepciones:** cualquier ocurrencia inusual, como desviaciones del plan de intervención, falta de cumplimiento por parte del paciente o cambios en su condición o en el plan de tratamiento, debe ser documentada de manera clara. Esto asegura que cualquier variación significativa quede registrada para futuras referencias.

A continuación, se desarrolla cada punto por separado.

Claridad

Para que el lector entienda correctamente lo que se ha escrito, la documentación debe estar escrita en un lenguaje claro, conciso e imparcial (Sames y Berkeland, 1998). Las abreviaturas y la jerga deben reducirse al mínimo y, cuando se utilicen, deben ser aprobadas por la institución en la que se usan. La gramática y la ortografía deben ser precisas para no interferir en la apariencia profesional y el mensaje de la documentación. Por lo general, las oraciones simples y breves son más claras que las largas. En algunos entornos, es aceptable usar frases u oraciones incompletas para que la nota sea breve. Además, las personas que no estén familiarizadas con la jerga de la profesión deben poder leer y comprender las notas con facilidad.

Sames y Berkeland (1998) presentan unas pautas para tener en cuenta. Estas pueden parecer de sentido común, pero no está de más mencionarlas. Así, las características de la documentación son las siguientes:

- Libre de jerga.
- Concisa.

- Solo abreviaturas aprobadas por la institución.
- Legible.
- Gramática y ortografía correctas.
- Comprensible para todos los lectores.

Es importante recordar que el exceso de jerga puede hacer que la documentación sea menos clara para las personas ajenas a la profesión, pero simplificar demasiado el lenguaje puede restar profesionalismo a la documentación. La especificidad o tecnicismo de lo que se documenta dependerá del contexto, del tipo de personas que probablemente leerán la documentación y del tipo de servicio que se está documentado (Sames, 2008). Por ejemplo, si se está escribiendo un plan de servicio familiar individualizado para la familia de un bebé con el que se está trabajando, lo ideal es minimizar el uso de jerga. En cambio, si se está redactando un informe de evaluación detallado en un hospital universitario, puede ser adecuado usar términos más técnicos y más jerga (Sames, 2008).

 Ejemplo de un informe de evaluación de un niño en edad preescolar a los padres/colegio

- **No claro:** Mariana presenta un retraso en la motricidad fina y una disminución en la fuerza de prensión manual, lo que afecta su capacidad para realizar actividades funcionales propias de su edad. También muestra dificultades en la planeación motora y la coordinación viso-motora.
- **Claro:** los resultados de la evaluación indican que Mariana tiene dificultades con habilidades de motricidad fina, lo que interfiere en actividades como abotonarse la ropa, cortar con tijeras y sostener un lápiz correctamente. Además, tiene problemas para planificar y coordinar movimientos, lo que le dificulta completar tareas como dibujar formas simples o construir estructuras con bloques.

Así, el segundo enfoque (claro) conecta los términos técnicos con ejemplos específicos y observables, lo que ayuda a los padres y los maestros a entender las áreas de dificultad y cómo estas impactan en las actividades diarias del niño.

Exactitud/precisión

La documentación debe ser objetivamente correcta (Sames y Berkeland, 1998). Generalmente, debe realizarse de manera cronológica, es decir, registrar los eventos en el orden en que fueron ocurriendo. Además, debe ser coherente con los protocolos de la institución o la agencia correspondiente. Es importante no mencionar a otros usuarios por su nombre en los registros de un paciente. Por ejemplo, si el Sr. Pérez y la Sra. López juegan juntos a las cartas y el terapeuta ocupacional está documentando en la historia clínica del Sr. Pérez, debe escribir que «El señor Pérez jugó a las cartas con otro usuario del servicio», sin mencionar el nombre de la Sra. López. Otro aspecto relevante de la precisión es distinguir entre lo que observa y lo que se interpreta o se cree que significa (Sames y Berkeland, 1998). Es fundamental evitar generalizar observaciones únicas o breves para describir el comportamiento habitual de una persona. Por ejemplo, si se observa a la persona con un lápiz en la mano intentando escribir en un papel, podría describirse así: «La paciente sostiene el lápiz con su mano derecha y comienza a trazar líneas en el papel. El lápiz se desliza de su agarre y cae al suelo. La paciente recoge el lápiz, lo sostiene nuevamente e intenta escribir, pero aplica demasiada presión, rompiendo la punta. Luego deja el lápiz y utiliza un marcador para continuar trazando líneas».

A continuación, se presentan un ejemplo *incorrecto*, en el que se interpreta y generaliza el desempeño observado, y su versión *correcta*, que describe con total objetividad.

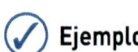 **Ejemplo**

- **Incorrecto:** la paciente no sabe escribir con el lápiz. Se frustra fácilmente y opta por usar un marcador.
- **Correcto:** la paciente intentó escribir con un lápiz en dos ocasiones. En el primer intento, el lápiz se deslizó de su mano y cayó al suelo. En el segundo, aplicó demasiada presión, lo que rompió la punta del lápiz. Posteriormente, dejó el lápiz y utilizó un marcador para continuar escribiendo.

Relevancia

La documentación debe demostrar claramente por qué se inició, continuó o interrumpió el tratamiento en terapia ocupacional, destacando la necesidad de servicios especializados que requieren las habilidades únicas de un terapeuta ocupacional (Sames y Berkeland, 1998). Esto asegura que el lector comprenda que las intervenciones son específicas de terapia ocupacional, y no de otra disciplina, como fisioterapia o kinesiología. Cuando se revisa el expediente del cliente de principio a fin, debe haber un hilo conductor coherente que enlace la remisión, la evaluación, la planificación de la intervención, la implementación y el alta. Por ejemplo, si un adulto con diagnóstico de esquizofrenia es referido para mejorar su independencia en las AVD, cada parte de la documentación debe centrarse en habilidades relacionadas con esta meta. De igual manera, si un niño es referido para trabajar en la escritura manual, las notas y planes deben enfocarse en esta área, integrando otras metas solo si se identifican necesidades adicionales.

La relevancia también implica cumplir con los plazos establecidos por la institución, lo que asegura que la información sea oportuna y útil para la continuidad del tratamiento. Además, es fundamental evitar sobrecargar los registros con detalles innecesarios, enfocándose únicamente en información que respalde los objetivos de la terapia.

 Ejemplo de resumen de alta en un entorno de salud mental

- **No relevante:** Lucía ahora se cepilla el cabello diariamente y se mantiene despierta durante las sesiones grupales. Solía discutir con otros pacientes sobre el control de la televisión y a veces habla sobre su amor por los gatos.
- **Relevante:** al inicio del programa, Lucía evitaba cepillarse el cabello y se dormía durante las sesiones grupales. Actualmente, se cepilla el cabello a diario de manera independiente y participa activamente en las sesiones grupales. Esto refleja un progreso significativo hacia su objetivo de mejorar las habilidades de autocuidado y participación social.

En la manera relevante, este ejemplo muestra cómo seleccionar información directamente relacionada con los objetivos de la terapia y el progreso del cliente, evitando detalles irrelevantes.

Excepciones

Cualquier evento o situación inusual debe documentarse de manera precisa y detallada. Por ejemplo, si un usuario muestra un cambio repentino en sus capacidades, como no reconocer un objeto familiar, esto podría indicar un problema médico crítico y requerir atención inmediata. En estos casos, además de notificarlo verbalmente al equipo médico, es crucial dejar constancia escrita de lo sucedido, usando descripciones objetivas de los hechos observados.

Asimismo, el incumplimiento de las indicaciones terapéuticas también debe ser registrado. Si un usuario no sigue un programa prescrito, esto podría influir en su progreso, y es importante reflejarlo en la documentación. Cuando se realizan cambios en el plan de intervención, debe justificarse de forma clara, explicando por qué surgió la necesidad de modificarlo.

Ejemplo de nota de contacto para un evento excepcional

- **No bien documentado:** María se quejó de molestias al usar su silla de ruedas. Se encontró una herida en su cadera. Mencionó que no había cambiado de posición como se le indicó.
- **Bien documentado:** María informó molestias en el lado derecho de su cadera tras usar la silla de ruedas. Al examinarla, se identificó una lesión de aproximadamente 4 cm de diámetro, con enrojecimiento y piel abierta en la zona. María mencionó que había pasado más de 6 horas sin cambiar de posición, lo cual no cumple con las indicaciones de movilización cada 2 horas. Se notificó al médico tratante y se ajustó su plan de cuidado, incluyendo el uso de un cojín o almohadón antiescaras y una revisión médica inmediata.

En la **tabla 5-1**, el lector encontrará una Guía de autoevaluación CARE (Pellegrini, 2022). Esta guía es útil para, antes de finalizar la documentación, revisar cada sección de la guía y marcar las casillas correspondientes. Si alguna casilla no puede marcarse, se deben realizar los ajustes necesarios para cumplir con los estándares de calidad.

Tabla 5-1. Guía de autoevaluación CARE (Pellegrini, 2022)

Antes de finalizar la documentación, revise cada sección de la guía y marque las casillas correspondientes. Si alguna no puede marcarse, realice los ajustes necesarios para cumplir con los estándares de calidad

Claridad

¿La documentación es fácil de entender para cualquier lector?

- ☐ Libre de jerga técnica o profesional innecesaria
- ☐ Concisa, sin redundancias o explicaciones extensas
- ☐ Uso exclusivo de abreviaturas aprobadas por la institución
- ☐ Es legible, con caligrafía clara (si es manuscrita) o formato adecuado (si es digital)
- ☐ Ortografía, gramática y puntuación correctas
- ☐ La información es comprensible para profesionales y no profesionales relacionados con el caso

Exactitud/precisión

¿La documentación refleja exactamente lo que ocurrió durante la intervención?

- ☐ Cronología clara de los eventos, reflejando secuencias lógicas
- ☐ Contenido técnico, objetivo y basado en hechos observados, no en interpretaciones personales
- ☐ Instrucciones específicas, individualizadas y adaptadas al usuario
- ☐ Consistencia en el uso de terminología ocupacional y clínica
- ☐ Cumple con los protocolos y las políticas de la institución
- ☐ Respeta la confidencialidad y la privacidad de los usuarios y del equipo involucrado

(Continúa)

Tabla 5-1. Guía de autoevaluación CARE (Pellegrini, 2022) (cont.)

Relevancia

¿El contenido está alineado con los objetivos y las necesidades identificadas?

- ☐ Justifica por qué se inicia, continúa o interrumpe la terapia ocupacional
- ☐ Refleja coherencia entre evaluación, planificación de intervención, intervención, notas de progreso y alta
- ☐ Destaca el valor de los servicios especializados de terapia ocupacional (servicio calificado)
- ☐ Relaciona los cambios observados en las funciones del usuario con los objetivos de tratamiento
- ☐ Realizada de manera oportuna, cumpliendo con los plazos establecidos por la institución
- ☐ Describe precauciones y contraindicaciones específicas del usuario
- ☐ Incluye información esencial para procesos de calidad y proyectos de investigación
- ☐ Elimina información irrelevante para centrar el enfoque en las prioridades del tratamiento

Excepciones

¿Se documentaron incidentes inusuales, cambios o incumplimientos relevantes?

- ☐ Las desviaciones del plan original están justificadas y explicadas
- ☐ Se describen y explican alteraciones en los protocolos de evaluación e intervención
- ☐ El incumplimiento del usuario o la familia es observado y documentado adecuadamente
- ☐ Se incluyen descripciones claras de sucesos inusuales, complicaciones o respuestas inesperadas
- ☐ Detalla claramente las acciones tomadas en respuesta a eventos excepcionales

EJEMPLOS DE DOCUMENTACIÓN EN DIFERENTES POBLACIONES Y GRUPOS ETARIOS

 Ejemplo de documentación de intervención profesional

Descripción: el cliente, un hombre de 45 años, presenta limitaciones en la fuerza y el rango de movimiento del miembro superior derecho debido a una fractura de húmero proximal. Estas dificultades impactan en su capacidad para realizar AVD, como vestirse y cargar objetos.

Intervención documentada: durante la sesión de terapia ocupacional, se trabajó en ejercicios progresivos de fortalecimiento muscular y movilidad articular. El cliente realizó una serie de ejercicios con bandas elásticas de resistencia leve, alcanzando un rango de movimiento de 120° en flexión de hombro al finalizar la sesión. También se practicaron actividades funcionales, como alcanzar objetos en estantes a diferentes alturas.

Observaciones: el cliente mostró tolerancia adecuada a los ejercicios, sin reportar dolor significativo durante la actividad. Se evidenció una mejora leve en la coordinación al manipular objetos ligeros.

Recomendaciones: continuar con el programa de fortalecimiento y movilidad durante las próximas 3 semanas, aumentando progresivamente la resistencia. Integrar actividades específicas relacionadas con vestirse, como ponerse camisas y abrochar botones, para facilitar la transferencia de habilidades a su entorno cotidiano.

Este ejemplo mantiene un enfoque ocupacional claro y resalta el impacto funcional de las intervenciones. Además, evita referencias a formatos específicos, adaptándose al nivel introductorio del contenido.

 Ejemplo de documentación de intervención en salud mental

Descripción: usuario de 29 años con diagnóstico de trastorno depresivo mayor, quien reporta dificultades para iniciar actividades diarias, especialmente relacionadas con la alimentación y el autocuidado. Refiere sentimiento de apatía y falta de energía, lo que afecta su desempeño ocupacional en el hogar.

Intervención documentada: durante la sesión, se trabajó en la estructuración de rutinas mediante una planificación visual diaria. El usuario participó activamente en la creación de un horario con metas alcanzables, priorizando actividades de autocuidado y alimentación. Se realizaron prácticas guiadas para preparar un desayuno simple como actividad significativa, con énfasis en el uso de estrategias de organización paso a paso.

Observaciones: el usuario mostró disposición para participar y completó la actividad propuesta con apoyo verbal mínimo. Identificó sentirse menos abrumado al dividir las tareas en pasos concretos. Reportó una percepción de logro tras finalizar la actividad.

Recomendaciones:

- Implementar el uso del horario visual en casa, priorizando actividades esenciales de la mañana, como vestirse y preparar el desayuno.
- Realizar un seguimiento en la próxima sesión para evaluar el uso del horario y su impacto en la rutina diaria.
- Introducir gradualmente otras actividades significativas para fomentar la participación ocupacional y reducir la sensación de apatía.

Este ejemplo resalta un enfoque ocupacional centrado en la creación de rutinas y actividades significativas para abordar los desafíos de un cliente con problemas de salud mental, sin hacer referencia a formatos específicos, lo que lo hace adecuado para una documentación inicial.

Ejemplo de documentación de intervención en un niño con trastorno del espectro autista

Descripción: niño de 5 años con diagnóstico de trastorno del espectro autista (TEA), nivel de apoyo medio. Presenta dificultades en la interacción social y en la regulación sensorial, lo que afecta su participación en actividades grupales del jardín de infantes, especialmente en rutinas como la merienda y los juegos compartidos.

Intervención documentada: durante la sesión, se trabajó en estrategias para fomentar la participación en actividades grupales. Se utilizó una tabla visual de apoyo para anticipar las tareas y reducir la ansiedad del niño. Además, se practicaron turnos en un juego simple de encajar bloques con un compañero, reforzando el contacto visual y el uso de frases cortas como «mi turno» y «tu turno».

Observaciones: el niño toleró el uso de la tabla visual y mostró mayor disposición para integrarse a la actividad después de comprender los pasos que debía seguir. Logró participar en el juego compartido durante 5 minutos consecutivos con apoyo constante, respondiendo adecuadamente a dos intercambios verbales.

Recomendaciones:

- Introducir la tabla visual en el hogar y en el entorno escolar para promover la predictibilidad y facilitar la transición entre actividades.

- Continuar trabajando en juegos estructurados para desarrollar habilidades de turno y contacto visual.
- Incrementar gradualmente la duración de la participación en actividades grupales, monitoreando los signos de sobrecarga sensorial y ajustando las demandas según sea necesario.

Este ejemplo enfatiza el trabajo ocupacional con niños con TEA desde un enfoque práctico y centrado en la funcionalidad, integrando herramientas de apoyo visual y habilidades sociales para facilitar la participación en entornos cotidianos.

Ejemplo SBAR en terapia ocupacional

Este es un ejemplo de cómo un terapeuta ocupacional podría usar el modelo SBAR para comunicar un avance significativo de un niño con TEA en su proceso de integración sensorial.

Situación: hola, Dr. López, mi nombre es Mariana Sánchez y soy la terapeuta ocupacional que trabaja con Lucas García en el Centro de Rehabilitación Infantil.

Antecedentes: Lucas es un niño de 6 años con diagnóstico de TEA, que ha estado recibiendo terapia ocupacional para mejorar su integración sensorial y habilidades motoras gruesas. Actualmente, ha mostrado avances significativos en su tolerancia a las texturas y la interacción con su entorno.

Evaluación: en nuestra última sesión, Lucas fue capaz de participar activamente en una actividad sensorial de agua, tocando y sumergiendo las manos sin signos de incomodidad ni rechazo. Además, su tolerancia a sonidos fuertes ha mejorado notablemente, ya no se cubre los oídos y continúa interactuando con otros niños durante las actividades grupales.

Recomendación: me gustaría sugerir que continuemos con la misma estrategia de estimulación táctil y auditiva, y también agregar actividades que impliquen mayor movimiento, como saltar en trampolines pequeños, para trabajar el equilibrio y la coordinación. ¿Está de acuerdo con esta propuesta o le gustaría ajustar alguna recomendación?

Esta estructura organizada de SBAR facilita la comunicación precisa y rápida, permitiendo que los profesionales de la salud, incluidos los terapeutas ocupacionales, puedan ofrecer información relevante de manera clara, mejorando la colaboración interdisciplinaria y la calidad de la atención al paciente.

 Ejemplos de certezas infundadas y sus correcciones

1. **Certeza infundada:** el paciente está motivado por las actividades grupales.

   – Opción correcta: el paciente participa activamente en actividades grupales y expresa sentirse cómodo en ese entorno.

2. **Certeza infundada:** la paciente no quiere colaborar en las tareas.

   – Opción correcta: la paciente evita participar en las tareas asignadas y manifiesta que no las considera relevantes para su rutina diaria.

Estos ejemplos ilustran cómo transformar afirmaciones vagas o subjetivas en descripciones basadas en observaciones objetivas o información declarada directamente por la persona. Este enfoque fortalece la calidad y la credibilidad de los registros clínicos.

 Ejemplos de apreciaciones personales y sus correcciones

1. **Apreciación personal:** creo que la paciente está demasiado cansada para participar en la actividad.

   – Opción correcta: la paciente se recostó en la silla y evitó interactuar con la actividad cuando se le ofreció, indicando fatiga.

2. **Apreciación personal:** le gustaría mejorar su habilidad para escribir.

   – Opción correcta: Juan expresó interés en practicar la escritura y mostró disposición para trabajar en mejorar su caligrafía durante la sesión.

ACTIVIDADES

Documentación del proceso de admisión y evaluación

6

 OBJETIVOS

- Comprender cómo los marcos de referencia guían e influyen en la redacción de registros de admisión y evaluación.
- Analizar las pautas para la documentación en terapia ocupacional.
- Documentar el proceso de admisión en terapia ocupacional.
- Identificar y escribir registros descriptivos, interpretativos y evaluativos.
- Aplicar diferentes formatos de registro para la evaluación y aprender a adaptarlos a las necesidades de poblaciones y grupos etarios distintos.

INCIDENCIA DEL MARCO DE REFERENCIA EN LA REDACCIÓN DE DOCUMENTACIÓN CLÍNICA

Según el libro de texto que se consulte, las definiciones de un modelo y de un marco de referencia pueden variar. Tanto los modelos como los marcos de referencia se basan en teorías y ayudan a organizar el conocimiento para que pueda ser utilizado por el terapeuta ocupacional para determinar la causa de la disfunción y las formas de asistir al cliente para que participe en ocupaciones significativas. Un modelo integra suposiciones teóricas para su uso en la práctica. Christiansen y Baum (1991) describen un modelo como una manera de estructurar u organizar información relevante para la práctica y para guiar el razonamiento profesional. En cambio, un marco de referencia está estrechamente relacionado con un modelo, pero es por lo general más específico en cuanto a la aplicación del conocimiento y la información. En cambio, un marco de referencia toma el conocimiento que se tiene y lo organiza de manera que puede aplicarse al trabajo con los usuarios (Christiansen & Baum, 1997). Los marcos de referencia se basan en teorías y proporcionan dirección para la evaluación, la planificación,

la implementación de la intervención y la interrupción de los servicios. Los marcos de referencia constituyen las partes de los modelos que tienen un enfoque metodológico, es decir, indican al terapeuta ocupacional cómo usar la información en la práctica.

Un marco de referencia o modelo se puede considerar como el lente a través del cual el terapeuta ve a su paciente. De la misma forma que diferentes lentes de colores (p. ej., gafas de sol) cambian la manera en que uno ve el entorno y qué partes del ambiente destacan, también los diferentes marcos de referencia cambian qué aspectos de la situación del usurario se destacan. Por ejemplo, un marco de referencia biomecánico se enfoca en mejoras estructurales, como el fortalecimiento, la disminución de edemas, el uso de férulas y el rango de movimiento en un miembro lesionado, mientras que un marco de referencia orientado a la tarea se enfoca en encontrar comportamientos funcionales dirigidos a metas para fomentar el uso del miembro afectado (Kielhofner, 2004; 2009; Trombly Latham, 2008). En este ejemplo, el enfoque biomecánico pone su atención en los factores del cliente y las habilidades de rendimiento, mientras que el enfoque orientado a la tarea se centra en los patrones de rendimiento y el rendimiento en las áreas de ocupación (AOTA, 2020). Algunos modelos o marcos de referencia utilizados por los terapeutas ocupacionales se enfocan en identificar y abordar la causa raíz de la disfunción, como los marcos de referencia psicoanalíticos o del neurodesarrollo. Otros, en cambio, se centran en el nivel de disfunción y en cómo minimizarlo, independientemente de su causa, como el marco de referencia de las discapacidades cognitivas o los modelos ecológicos. Mientras que algunos adoptan un enfoque centrado en el desarrollo, otros priorizan un enfoque ambiental. A partir de estos conceptos, se puede apreciar que existe una sola terapia ocupacional, pero muchos profesionales con *lentes de diferentes colores*, según el marco teórico que guíe su práctica. Lo esencial de esta perspectiva es que, independientemente del modelo o marco de referencia, todos los terapeutas ocupacionales comparten un objetivo común: analizar, observar, utilizar y evaluar ocupaciones. Es precisamente la ocupación lo que constituye la esencia y el núcleo unificador de nuestra disciplina.

Análisis del impacto del marco de referencia biomecánico en terapia ocupacional

El marco de referencia biomecánico se enfoca en el cuerpo como una *máquina* o *un conjunto de sistemas interrelacionados,* subrayando la importancia de mejorar la fuerza, la resistencia y la integridad estructural para lograr una mejora en la función. Este enfoque se basa en la premisa de que la función ocupacional puede optimizarse mediante la intervención en los componentes físicos del cuerpo, como los músculos, las articulaciones y otros sistemas y estructuras corporales.

Algunos conceptos clave del marco de referencia biomecánico

Las palabras clave del marco biomecánico en terapia ocupacional reflejan los aspectos fundamentales de este enfoque, centrado en la mejora de la función a través de la intervención física y estructural. Algunas de las palabras clave son:

- Rango de movimiento (ROM): medición y mejora de la movilidad en las articulaciones.
- Fuerza: capacidad del cuerpo para generar fuerza a través de los músculos.
- Resistencia: habilidad para realizar actividades físicas durante un período prolongado sin fatiga excesiva.
- Edema: acumulación de líquido en los tejidos, que se busca reducir a través de técnicas específicas.
- Integridad estructural: la salud y la estabilidad de los tejidos y las articulaciones del cuerpo.
- Intervención física: uso de técnicas como férulas, ejercicios, masajes y otros tratamientos físicos.
- Función ocupacional: la capacidad para realizar actividades significativas en la vida diaria, que mejora al recuperar la función física.
- Lesiones musculoesqueléticas: lesiones que afectan a músculos, huesos, ligamentos o articulaciones, que son tratadas mediante este enfoque.
- Postura: la alineación y el soporte estructural del cuerpo en diferentes actividades.
- Rehabilitación física: el proceso de restaurar la función a través de la mejora de componentes físicos.
- Estabilidad articular: capacidad de las articulaciones para mantener su alineación y funcionalidad.
- Biomecánica: estudio de las fuerzas que actúan sobre el cuerpo y cómo se mueve.
- Movilidad: la capacidad de mover el cuerpo o sus partes de manera eficiente y sin dolor.
- Técnicas de modalidades físicas de tratamiento: métodos como calor, frío y estimulación eléctrica, entre otros, para mejorar la función física. En algunos países estas intervenciones se conocen como PAMs (*Physical Agent Modalities*).
- Rehabilitación posquirúrgica: se enfoca en recuperar la función después de una cirugía, particularmente en lesiones musculoesqueléticas.

Cómo se refleja en la documentación

Informes de evaluación. En los informes de evaluación bajo este marco de referencia, se hace énfasis en las habilidades de rendimiento y los factores del paciente. Específicamente, se centran en la evaluación de la fuerza muscular, el ROM, el edema, la resistencia, entre otros. Se utiliza un enfoque cuantitativo para medir estos aspectos, lo que facilita la evaluación de la condición del paciente y la formulación de objetivos de intervención.

Notas de progreso. Las notas de progreso reflejan las mejoras observadas en el ROM, la fuerza, el edema y la resistencia. Estas métricas son fácilmente cuantificables, lo que permite al terapeuta realizar un seguimiento claro y preciso de los avances del paciente. Cada mejora en estos aspectos es documentada de manera objetiva y sirve como base para la planificación de los siguientes pasos en la intervención.

Establecimiento de objetivos. El establecimiento de objetivos funcionales se basa en la mejora de los aspectos físicos previamente mencionados. Por ejemplo, el objetivo de recuperar el ROM de una articulación afectada se traduce en la capacidad de realizar nuevas actividades que ahora son posibles gracias al aumento del movimiento.

Recuperación de la función. Una vez que el ROM, la fuerza, el edema y la resistencia se han restaurado, se espera que la función ocupacional se recupere de manera natural. El objetivo es que, tras la mejora de estos componentes físicos, el paciente pueda retomar sus actividades cotidianas con mayor facilidad y eficacia.

Áreas de menor enfoque. En el marco biomecánico, aspectos como el dolor, la pérdida de sensibilidad o la mala coordinación no son las principales preocupaciones. Estos temas pueden ser considerados en otros marcos de referencia, pero el enfoque principal aquí es la mejora estructural y física del cuerpo.

 Caso 6-1. Juan Pérez: impacto del marco de referencia biomecánico

Edad: 45 años.
Diagnóstico: fractura distal del radio, con limitación en el ROM, debilidad muscular y edema en la muñeca derecha.
Descripción: Juan sufrió una fractura distal del radio en un accidente de tráfico. Tras una intervención quirúrgica, se le ha recomendado terapia ocupacional para mejorar la función de su muñeca derecha, la cual presenta limitaciones en su ROM, debilidad muscular y edema residual.

- Objetivo a largo plazo (OLP): recuperar el ROM, la fuerza y reducir el edema en la muñeca derecha para permitir a Juan realizar actividades de la vida diaria (AVD) que requieran el uso de esta mano, como vestirse, cocinar y conducir.
- Objetivos a corto plazo (OCP):
  - Incrementar el ROM en la muñeca derecha en un 30 % en las próximas 4 semanas, utilizando ejercicios de estiramiento y movimientos pasivos y activos.
  - Aumentar la fuerza de los músculos flexores y extensores de la muñeca en un 25 % en 6 semanas mediante ejercicios de fortalecimiento y el uso de férulas para soporte.

- Reducir el edema en la muñeca derecha en un 50 % en las próximas 4 semanas mediante técnicas de drenaje linfático manual y compresión controlada.

Notas de progreso:

- Semana 1: el ROM de la muñeca derecha ha mejorado un 5 %. El edema ha disminuido un 10 % con la aplicación de técnicas de modalidades físicas de tratamiento como PAMs (*Physical Agent Modalities*). La fuerza en la muñeca sigue limitada, pero el cliente informa tener menos dolor al mover la muñeca.
- Semana 3: el ROM ha mejorado un 20 %, la fuerza ha aumentado un 10 % y el edema ha disminuido un 30 %. El cliente está experimentando mejoras en la capacidad para realizar actividades de cuidado personal con más autonomía.
- Semana 6: el ROM se ha incrementado en un 30 %, la fuerza ha aumentado un 25 % y el edema se ha reducido un 50 %. El cliente ahora puede realizar tareas como cocinar y vestirse con mayor facilidad.

En este caso, los objetivos funcionales se centraron en la mejora física del cliente (ROM, fuerza y edema), con la expectativa de que, una vez alcanzados, Juan pueda recuperar sus habilidades para las ocupaciones cotidianas, como cocinar y conducir.

Análisis del impacto del modelo canadiense del desempeño ocupacional

Algunos conceptos clave del modelo canadiense del desempeño ocupacional

Destacan los siguientes conceptos clave del modelo canadiense del desempeño ocupacional (*Canadian Model of Occupational Performance*, Law *et al.*, 2001):

- Interacción persona-entorno: la persona está en constante interacción con su entorno, lo que afecta su desempeño ocupacional.
- Práctica centrada en el cliente: enfoque que pone al cliente en el centro del proceso terapéutico, considerando sus preferencias y necesidades.
- Espiritualidad: la espiritualidad da sentido a las ocupaciones y desempeña un papel fundamental en la motivación y la satisfacción del individuo.
- Desempeño ocupacional: la capacidad de la persona para participar en actividades significativas en su contexto.
- Entorno: el entorno tiene una influencia significativa en el desempeño ocupacional, facilitando o limitando la participación de la persona.
- Ocupación: se trata de las actividades significativas que una persona realiza en su vida diaria, que son esenciales para su bienestar y sentido de identidad.
- Salud y bienestar: el desempeño ocupacional está estrechamente relacionado con la salud, el bienestar y la calidad de vida.
- Modelo centrado en la persona: la intervención se adapta a las capacidades y las necesidades del individuo, promoviendo su autonomía y participación activa.
- Contexto cultural: el contexto cultural del cliente influye en las decisiones relacionadas con las ocupaciones y en la intervención.
- Capacidades y habilidades: las habilidades de la persona son consideradas en este modelo, a fin de evaluar su desempeño en diversas ocupaciones.
- Participación ocupacional: el modelo enfatiza la importancia de la participación activa

en ocupaciones significativas como un factor crucial para la salud.
- Facilitadores y barreras: son los factores del entorno (físico, social, cultural), que pueden actuar como facilitadores o barreras para el desempeño ocupacional.

Cómo se refleja en la documentación

En el contexto del modelo canadiense del desempeño ocupacional, la documentación en terapia ocupacional refleja la interacción constante entre la persona, su entorno y las ocupaciones significativas, con el objetivo de promover el bienestar y la participación activa del cliente en su vida diaria. Esta visión se traduce en una documentación detallada que evalúa las capacidades del cliente, sus barreras y facilitadores, así como su grado de satisfacción en la realización de ocupaciones relevantes.

Informes de evaluación. En los informes de evaluación, se da énfasis a las AVD, el juego, la espiritualidad y el trabajo. Estas áreas son fundamentales para la identidad y el bienestar de la persona, por lo que se evalúan no solo las habilidades físicas o cognitivas del cliente, sino también cómo interactúa con su entorno y cómo estas ocupaciones contribuyen a su sentido de satisfacción y significado. Además, el informe evalúa no solo el desempeño en cada área, sino también las barreras que puedan existir en el entorno (físico, social, cultural) que afectan la participación.

Notas de progreso. Las notas de progreso se centran en la capacidad del cliente para realizar ocupaciones significativas y en su satisfacción al llevarlas a cabo. Se realiza un seguimiento continuo de cómo las intervenciones y el entorno modifican el desempeño ocupacional, buscando mejorar la funcionalidad y aumentar la satisfacción del cliente. Aquí se incluye la evaluación de factores como el grado de independencia, el sentido de logro y el impacto emocional o social de las ocupaciones realizadas.

Objetivos. Los objetivos en este modelo están orientados a mejorar la capacidad y satisfacción en la realización de ocupaciones significativas. Estos objetivos no se limitan solo a los aspectos funcionales (como fuerza o movilidad), sino que también consideran los aspectos emocionales y espirituales, como la satisfacción con la vida y el sentido de identidad a través de las ocupaciones. Los objetivos se plantean de manera que la persona pueda participar plenamente en su vida diaria, de acuerdo con sus valores, creencias y prioridades.

Caso 6-2. Marta: impacto del modelo canadiense del desempeño ocupacional (Law *et al.*, 2001)

Edad: 62 años.

Diagnóstico: osteoartritis en las manos, ansiedad generalizada.

Descripción: Marta es una mujer de 62 años que ha experimentado limitación en la realización de AVD debido a la osteoartritis, especialmente en las manos, lo que le dificulta tareas como cocinar, vestirse y mantener su casa. Además, ha experimentado niveles elevados de ansiedad debido a la incapacidad de realizar sus actividades cotidianas de forma independiente. Marta valora profundamente la actividad de cocinar, ya que es una ocupación significativa que le da sentido a su vida y también está muy vinculada a su espiritualidad, ya que considera que cocinar para su familia es una forma de expresar su amor y cuidado. Sin embargo, debido a sus limitaciones físicas, ha dejado de hacerlo, lo que ha afectado su bienestar emocional.

- OLP: aumentar la capacidad para participar en AVD, como cocinar y vestirse, con el fin de recuperar su autonomía y satisfacción en el desempeño de ocupaciones significativas, respetando su espiritualidad y su sentido de identidad.
- OCP:
  - Preparar una comida completa (p. ej., una ensalada y un plato principal) sin ayuda, uti-

lizando técnicas de conservación de energía, en las siguientes 4 semanas.
  - Desarrollar habilidades de vestido de manera independiente, con adaptaciones en las prendas y utilizando dispositivos de asistencia, 2 de 5 veces a la semana, por un período de 6 semanas.
  - Reducir niveles de ansiedad al participar en actividades que implican la preparación de comidas para su familia, con una frecuencia de 3 veces por semana, durante el próximo mes.

Notas de progreso:

En la última sesión, Marta mostró un avance significativo en la capacidad para realizar tareas de cocina, utilizando un dispositivo adaptado para pelar verduras. Informó una mayor satisfacción al preparar las comidas, ya que esto le permitió sentirse conectada con su familia y su espiritualidad. Aunque aún experimenta dolor en las manos, está menos ansiosa y más dispuesta a involucrarse en actividades domésticas. Se han introducido adaptaciones que le permiten cocinar de manera más eficiente y sin dolor excesivo. La intervención seguirá centrada en aumentar la resistencia y la autonomía, respetando su ritmo y necesidades emocionales.

Este caso ejemplifica cómo el modelo canadiense del desempeño ocupacional se refleja en la documentación de un proceso terapéutico centrado en la persona, en el cual se evalúa no solo el desempeño físico, sino también la satisfacción y el significado de las ocupaciones, con el objetivo de mejorar la calidad de vida y el bienestar general del paciente.

Análisis del impacto del modelo ecológico del desempeño humano

El modelo ecológico del desempeño humano *(Ecology of Human Performance)* enfatiza la interacción dinámica entre la persona, su contexto (o entorno) y las ocupaciones. Según este modelo, el desempeño humano no es solo el resultado de las habilidades individuales, sino que se ve afectado por la forma en que la persona interactúa con su entorno y cómo realiza tareas significativas. Este modelo destaca que las personas tienen habilidades diversas que pueden ser modificadas o potenciadas, dependiendo de la interacción con su entorno y las demandas de las tareas.

La premisa fundamental de este modelo es que el desempeño ocupacional puede mejorarse de diferentes maneras:

- Restaurando las habilidades o capacidades de la persona para realizar actividades significativas.

- Modificando o adaptando el contexto o la tarea para apoyar el desempeño en el entorno.
- Previniendo barreras ocupacionales que limiten la participación en actividades.
- Creando un desempeño ocupacional enriquecedor que favorezca el bienestar y la autonomía de la persona.

Algunos conceptos clave del modelo ecológico del desempeño humano

- Interacción (persona-contexto-tareas).
- Desempeño ocupacional.
- Habilidades/persona.
- Contexto/entorno.
- Adaptación/modificación de tareas.
- Barreras ocupacionales.
- Desempeño mejorado.
- Prevención.
- Enriquecimiento del desempeño.
- Intervención ambiental.
- Tareas significativas.
- Participación.
- Restauración de habilidades.
- Soporte contextual.

Cómo se refleja en la documentación

Informes de evaluación. En estos informes, el enfoque se centra en cómo la persona, el entorno y las tareas se interrelacionan y afectan el desempeño. Se evalúan las habilidades de la persona y cómo estas interactúan con las demandas del entorno y las tareas que realiza, incluyendo las barreras ocupacionales y las oportunidades de mejora.

Notas de progreso. Las notas de progreso siguen el impacto de las modificaciones realizadas en el entorno o en las tareas, y cómo estas modificaciones han influido en el desempeño de la persona. Además, se documenta cómo las habilidades de la persona han mejorado o cómo se ha logrado adaptar el contexto para facilitar su participación.

Objetivos. Los objetivos están orientados a mejorar el desempeño ocupacional a través de la restauración de habilidades, la adaptación de tareas o ambientes, así como la eliminación de barreras. Los objetivos también pueden incluir la creación de oportunidades que fomenten un desempeño ocupacional más rico y significativo.

 Caso 6-3. Roberto: impacto del modelo ecológico del desempeño humano (Dunn, Brown y McGuigan, 1994)

Edad: 45 años.
Diagnóstico: lesión medular, paraplejia.
Descripción: Roberto es un hombre de 45 años que sufrió un accidente que resultó en una lesión medular, lo que le ha llevado a perder la movilidad en las piernas. Debido a su situación, enfrenta dificultades significativas para realizar AVD, como vestirse, moverse por la casa y realizar tareas de cuidado personal. Roberto ha mostrado gran motivación para lograr independencia, pero las barreras ambientales (como la falta de accesibilidad en su hogar) y las limitaciones físicas (como la pérdida de fuerza en la parte superior del cuerpo) han dificultado su progreso. El terapeuta ocupacional indicará la adaptación del entorno de su casa para hacerlo accesible (como instalar rampas y barras de apoyo), de manera que pueda moverse con mayor autonomía.

- OLP: incrementar la participación en las AVD.
- OCP:
  - Vestirse con el apoyo de dispositivos de asistencia y técnicas de conservación de energía, 1 vez por día, durante 8 semanas.

- Desarrollar sus habilidades para poder movilizarse en el hogar de manera autónoma el 50 % del tiempo, durante las próximas 6 semanas.
- Incrementar la fuerza en sus brazos y la parte superior del cuerpo mediante un programa de ejercicios adaptados, para realizar tareas como levantarse de la cama y vestirse, 1 vez por día, durante las 4 semanas siguientes.

Notas de progreso:

En la última sesión, Roberto mostró avances en el uso de las barras de apoyo para moverse de la cama al sillón, lo que le ha permitido ganar mayor autonomía. También comenzó a usar dispositivos de asistencia para vestirse, lo que ha reducido su frustración y aumentado su satisfacción con las AVD. Las modificaciones en su hogar han permitido que se sienta más cómodo y seguro al moverse. Se continuará trabajando en el fortalecimiento de sus brazos y en la mejora de la adaptación ambiental para facilitar su independencia.

Análisis del impacto del modelo de integración sensorial

El modelo de integración sensorial de Ayres se centra en la importancia del procesamiento adecuado de los estímulos sensoriales y su influencia directa en el comportamiento y la participación ocupacional. Según este modelo, las personas experimentan un impulso natural de involucrarse en actividades sensoriomotoras que les permiten organizar y procesar la información sensorial. Sin embargo, cuando el cerebro no logra organizar de manera efectiva estos estímulos, pueden surgir disfunciones que impactan negativamente en las actividades cotidianas. Este enfoque terapéutico resalta la necesidad de crear un ambiente controlado y seguro que facilite la integración sensorial a través de actividades específicas, especialmente el juego, que son fundamentales para el desarrollo y bienestar del individuo. A través de este modelo, la terapia ocupacional se dirige a mejorar la capacidad de la persona para participar en actividades significativas, garantizando que las respuestas sensoriales se gestionen adecuadamente para promover la inclusión y la funcionalidad en la vida diaria.

Algunos conceptos clave del modelo de integración sensorial

- Interacción entre organización cerebral y comportamiento adaptativo: la forma en que el cerebro organiza la información sensorial afecta la capacidad de la persona para adaptarse al entorno.
- Disfunción de la integración sensorial: se origina cuando el cerebro no organiza e interpreta correctamente la información sensorial.
- Impulso interno hacia la participación en actividades sensoriomotoras: las personas tienen un impulso natural de participar en actividades que proporcionen sensaciones organizadoras.
- Autorregulación: el juego es autorregulado en un entorno cuidadosamente diseñado por el terapeuta ocupacional para satisfacer las necesidades sensoriales del cliente.

- Oportunidades para experiencias sensoriales: el entorno ofrece acceso a estímulos sensoriales que permiten procesar todos los sistemas sensoriales del cuerpo, incluido el sistema vestibular, en un ambiente seguro y no amenazante.
- Procesamiento sensorial: es la capacidad del cerebro para recibir, organizar e interpretar estímulos provenientes de los sentidos para dar una respuesta adecuada.
- Comportamiento adaptativo: son las respuestas o conductas que una persona utiliza para adaptarse y funcionar eficazmente en su entorno, influidas por el procesamiento sensorial.
- Modulación sensorial: es el proceso mediante el cual el cerebro regula y ajusta la intensidad de las respuestas a los estímulos sensoriales, permitiendo una respuesta adecuada según el contexto y la necesidad.
- Praxis: se refiere a la capacidad del cerebro para planificar, organizar y ejecutar movimientos en respuesta a la estimulación sensorial. Esto implica un proceso de comprensión y ejecución de una acción motora basada en la percepción sensorial, de modo que la persona pueda interactuar de manera efectiva con su entorno. La praxis incluye tres componentes esenciales:
  - Ideación: la capacidad de formular ideas o planes sobre cómo llevar a cabo una tarea.
  - Planificación: la habilidad para organizar y secuenciar las acciones necesarias para realizar una tarea de manera exitosa.
  - Ejecución: la capacidad de llevar a cabo el plan motor de manera eficiente y adecuada.

Cómo se refleja el modelo en la documentación

Informes de evaluación. Se centran en identificar áreas de déficit en el procesamiento sensorial y cómo estas afectan la participación en las experiencias cotidianas de la vida.

Notas de progreso. Reflejan las respuestas de la persona (especialmente en niños) a diferentes experiencias sensoriales, las cualidades del movimiento y los cambios en su participación en las experiencias diarias.

Objetivos de intervención. Se enfocan en aumentar la duración o las repeticiones de una actividad, mejorar la calidad de los movimientos durante la actividad o lograr formas socialmente aceptables de obtener y alcanzar estímulos sensoriales.

 Caso 6-4. María: impacto del modelo de integración sensorial (Ayres)

Edad: 8 años.
Diagnóstico: desafíos en la integración sensorial (hipersensibilidad táctil y vestibular).
Descripción: María tiene dificultades en el procesamiento sensorial: ha mostrado reacciones exageradas al contacto físico y evita actividades que involucren la estimulación táctil. La participación en actividades escolares y recreativas está limitada por su sensibilidad a los estímulos sensoriales.

- OLP: participar activamente en actividades escolares y recreativas que involucren diversas formas de estimulación sensorial sin experimentar malestar excesivo, aumentando su capacidad para integrar la información sensorial de manera efectiva en su vida diaria.
- OCP:
  - Tolerar el contacto físico leve (como abrazos o juegos que impliquen contacto) durante al menos 5 minutos sin mostrar signos de incomodidad, dentro de las próximas 4 semanas.
  - Participar en juegos que impliquen movimientos vestibulares, como balancearse en un columpio, durante 10 minutos sin mostrar ansiedad ni evasión, dentro de las próximas 6 semanas.
  - Incrementar progresivamente la duración de su participación en actividades con diferentes tipos de estimulación sensorial (como texturas, sonidos, movimientos) sin experi-

mentar respuestas negativas, dentro de las próximas 8 semanas.

Ejemplo con el formato GAS del primer OCP:

Escala GAS (tolerancia al contacto físico leve):

+2 (mucho mejor de lo esperado): tolera el contacto físico leve durante 10 minutos o más en diversas actividades, sin mostrar signos de incomodidad.
+1 (mejor de lo esperado): tolera el contacto físico leve durante al menos 7 minutos en actividades planificadas, con leves signos de incomodidad ocasional.
0 (logro esperado): tolera el contacto físico leve durante al menos 5 minutos en actividades específicas, sin mostrar signos de incomodidad.
−1 (menor de lo esperado): tolera el contacto físico leve durante 2-4 minutos, pero con signos de incomodidad frecuentes.
−2 (mucho menor de lo esperado): tolera el contacto físico leve por menos de 2 minutos o evita completamente el contacto físico.

Notas de progreso:

En la última sesión, María mostró una mejora significativa en la tolerancia al contacto físico, permitiendo que la terapeuta le tocara los brazos de manera suave durante 4 minutos sin incomodidad. Además, ha comenzado a disfrutar de actividades en el columpio, demostrando mayor seguridad al participar y sin signos evidentes de angustia.

Análisis del impacto del modelo del comportamiento ocupacional

El modelo de comportamiento ocupacional, desarrollado por Mary Reilly, se centra en la relación entre las ocupaciones significativas y el desarrollo personal. Este modelo destaca cómo la participación activa en el trabajo, el juego y las AVD fomenta el dominio y el desempeño exitoso de roles, promoviendo un ciclo de aprendizaje y desarrollo continuo. La intervención terapéutica, según este enfoque, guía a la persona a través de un proceso de exploración, competencia y logro, ayudándola a superar barreras y a fortalecer su desempeño ocupacional en roles significativos.

Algunos conceptos clave del modelo del comportamiento ocupacional

- Participación activa en tareas: la participación activa en actividades permite el desarrollo de habilidades y, por ende, facilita el desempeño exitoso de roles significativos.
- Enfoque en el trabajo, el juego y el autocuidado: este modelo se centra en las ocupaciones relacionadas con el trabajo, el juego y las actividades de autocuidado que son

fundamentales para el equilibrio ocupacional.

- **Cumplimiento de roles:** el cumplimiento satisfactorio de roles proporciona retroalimentación positiva, lo que fomenta el desarrollo de nuevas habilidades y la capacidad de abordar tareas más complejas.
- **Intervención basada en un continuo:** la intervención en terapia ocupacional ayuda al cliente a progresar a través de un continuo que incluye exploración, competencia y logro.

Cómo se refleja en la documentación clínica

Informes de evaluación. Se enfocan en identificar actividades relacionadas con el trabajo, el juego y las AVD que son significativas para el cliente. Además, analizan cómo estas ocupaciones contribuyen al cumplimiento de sus roles.

Notas de progreso. Describen el desempeño de la persona durante la realización de ocupaciones significativas, detallando avances en las habilidades necesarias para cumplir roles importantes.

Objetivos. Están orientados hacia la mejora del desempeño en ocupaciones y roles significativos para el cliente, así como hacia la prevención de barreras que puedan dificultar su desempeño ocupacional.

 Caso 6-5. Sofía: impacto del modelo del comportamiento ocupacional (Reilly)

Edad: 42 años.
Diagnóstico: estrés laboral crónico con impacto en su desempeño ocupacional.
Descripción: Sofía es una trabajadora social que ha experimentado dificultades para equilibrar su vida laboral y personal. Informa falta de tiempo para actividades de ocio y siente que su desempeño en el rol de madre se ha deteriorado. Durante la evaluación, identifica el juego con sus hijos y la práctica de yoga como actividades significativas que desea reintegrar en su rutina.

- **OLP:** participar en roles significativos (madre y profesional) mientras mantiene un equilibrio saludable entre trabajo y ocio.
- **OCP:**
  - Participar en 2 sesiones de yoga, 2 veces por semana, durante las próximas 4 semanas.
  - Identificar un plan de rutina diaria que equilibre al menos 3 actividades significativas relacionadas con el rol de madre, 2 actividades relacionadas con el desempeño profesional y 2 actividades de ocio personal, con mediano apoyo de terceros, durante 4 semanas.

Este caso ejemplifica cómo el modelo de comportamiento ocupacional guía la identificación de ocupaciones significativas y el establecimiento de objetivos centrados en roles y equilibrio ocupacional.

Análisis del impacto del marco de referencia del neurodesarrollo

El marco de referencia del neurodesarrollo, desarrollado por los Bobath, se centra en la evaluación y el tratamiento de personas con alteraciones neuromotoras, como la espasticidad o hipotonía, que dificultan el movimiento funcional. Este enfoque parte de la idea de que el cerebro es plástico y puede aprender nuevos patrones de movimiento a través de experiencias terapéuticas repetitivas. El objetivo principal del modelo es facilitar movimientos normales, inhibiendo patrones anormales y desarrollando estabilidad proximal para mejorar la funcionalidad de las extremidades. La intervención se basa en un manejo cuidadoso que incluye posicionamiento, estimulación sensorial y técnicas manuales específicas, promoviendo un enfoque bilateral para maximizar la independencia ocupacional.

Algunos conceptos clave del marco de referencia del neurodesarrollo

- **Espasticidad e hipotonía:** identificadas como las principales barreras para el movimiento normal.
- **Estabilidad proximal:** la estabilidad en el tronco y las articulaciones proximales es esencial para permitir el movimiento de las extremidades.
- **Plasticidad cerebral:** el cerebro tiene la capacidad de aprender nuevos patrones de movimiento a través de experiencias repetitivas.
- **Inhibición de reflejos anormales:** el tratamiento busca reducir reflejos y sinergias

anormales para facilitar el aprendizaje de patrones de movimiento normalizados.

- Enfoque bilateral: se utilizan técnicas de manejo, posicionamiento y estimulación sensorial para promover patrones de movimiento simétricos y funcionales.

Cómo se refleja en la documentación

Reportes de evaluación. Se enfocan en observar y describir patrones de movimiento del cliente, identificando barreras como reflejos anormales, rigidez o debilidad muscular que dificulten el desempeño ocupacional.

Notas de progreso. Documentan observaciones clínicas frecuentes, reflejando los cambios en los patrones de movimiento, las respuestas al manejo terapéutico y el impacto en las actividades funcionales.

Objetivos. Se dirigen a desarrollar patrones de movimiento que permitan el desempeño ocupacional, como mejorar la coordinación, la estabilidad postural o la capacidad de realizar actividades específicas.

Caso 6-6. Martín: impacto del marco de referencia del neurodesarrollo (Bobath)

Edad: 8 años.
Diagnóstico: parálisis cerebral espástica leve.
Descripción: Martín presenta espasticidad en los miembros inferiores que dificulta su movilidad y participación en actividades escolares y recreativas. Durante la evaluación, se observan patrones de movimiento anormales al caminar y al intentar sentarse sin apoyo. Su familia y maestros refieren que desea participar en juegos grupales con sus compañeros, pero su limitación de movimiento lo frustra y lo excluye de estas actividades.

- OLP: mejorar los patrones de movimiento funcional para facilitar su participación en actividades recreativas grupales con sus compañeros.
- OCP: incrementar la estabilidad del tronco durante 10 minutos, con apoyo del terapeuta, 3 veces por semana, en las próximas 4 semanas.

Este caso ejemplifica el uso del modelo de neurodesarrollo al identificar barreras neuromotoras específicas, como la espasticidad, y desarrollar objetivos enfocados en patrones

de movimiento que promuevan la participación ocupacional y la integración social de Martín.

Análisis del impacto del modelo de ocupación humana

El modelo de ocupación humana, desarrollado por Gary Kielhofner, se centra en la interacción entre los factores personales y ambientales que influyen en el desempeño ocupacional. Este modelo se basa en la premisa de que las personas son seres ocupacionales cuya capacidad para participar en ocupaciones significativas está regulada por tres subsistemas interrelacionados: volición (motivación), habituación (hábitos y roles) y desempeño (habilidades). La participación en ocupaciones no solo se ve influida por las capacidades del individuo, sino también por su contexto social y ambiental. El modelo de ocupación humana destaca la importancia de la relevancia ocupacional y la adaptación constante en el proceso de cambio, promoviendo el bienestar y la salud ocupacional.

Algunos conceptos clave del modelo de ocupación humana

- Volición: la motivación interna que regula la toma de decisiones, incluyendo intereses, valores y creencias personales.
- Habituación: la organización de ocupaciones diarias en patrones y roles, los cuales proporcionan estructura y previsibilidad en la vida de una persona.
- Desempeño: las habilidades y capacidades del individuo para ejecutar tareas y actividades dentro de los contextos ocupacionales.
- Factores personales y ambientales: estos influyen en la elección, la organización y el desempeño de las ocupaciones, y pueden facilitar o dificultar la participación.
- Cambio holístico: el proceso de cambio en el desempeño ocupacional involucra una integración de los aspectos físicos, emocionales y sociales de la persona.
- Relevancia de las ocupaciones: las ocupaciones deben ser significativas y estar relacionadas con los roles, los hábitos y el entorno

de la persona para que se logre una participación efectiva.

Cómo se refleja en la documentación

Informes de evaluación. Se enfocan en el desempeño del cliente en áreas ocupacionales, sus intereses, motivación, hábitos y roles.

Notas de progreso. Se centran en las elecciones de la persona, sus hábitos y roles durante las ocupaciones significativas.

Objetivos. Están relacionados con el desempeño en ocupaciones significativas, hábitos y roles, y buscan fomentar la participación activa y significativa en la vida diaria del cliente.

 Caso 6-7. Laura: impacto del modelo de ocupación humana

Edad: 29 años.

Diagnóstico: ansiedad generalizada con impacto en el desempeño ocupacional.

Descripción: Laura es una diseñadora gráfica que ha experimentado altos niveles de ansiedad debido a la presión laboral y a la dificultad para equilibrar su vida personal y profesional. En la evaluación, Laura informa que sus preocupaciones excesivas y la sensación constante de estar ocupada han afectado su capacidad para disfrutar de actividades significativas, como pasar tiempo con amigos y familiares. Sus hábitos diarios se han visto alterados, perdiendo la estructura en sus rutinas de descanso y ocio. Laura está motivada para mejorar su bienestar y recuperar el equilibrio entre sus roles de profesional y persona.

- OLP: participar en ocupaciones significativas, equilibrando su vida laboral y personal y reduciendo la ansiedad.
- OCP:
  - Participar en una actividad social de interés (como una cena con amigos), con mínimo apoyo, al menos 1 vez a la semana, durante las próximas 4 semanas.
  - Explorar la organización de un cronograma con 5 actividades en la semana, con mediano apoyo, durante 4 semanas.

Este caso ejemplifica cómo el modelo de ocupación humana guía la intervención al centrarse en los factores que afectan la motivación, los hábitos y el desempeño ocupacional de Laura, con un enfoque en la mejora de su bienestar general.

Análisis del impacto del modelo de discapacidad cognitiva

El modelo de discapacidad cognitiva –también llamado *modelo de cognición y actividad*– de Claudia Allen se centra en la relación entre la capacidad cognitiva de una persona y su rendimiento ocupacional. Este modelo reconoce que las limitaciones cognitivas, causadas por trastornos neurológicos, pueden afectar significativamente la capacidad para participar en actividades diarias. Sin embargo, el enfoque de este modelo no busca cambiar los niveles cognitivos debido a la patología cerebral, sino que se enfoca en adaptar las tareas y el entorno para optimizar el rendimiento ocupacional, ajustándose a las capacidades cognitivas disponibles. A través de esta perspectiva, se facilita la participación en ocupaciones significativas de manera personalizada.

Algunos conceptos clave del modelo de discapacidad cognitiva

- Los problemas neurológicos conducen a limitaciones en la capacidad cognitiva, lo que a su vez lleva a un déficit en el rendimiento.
- Los niveles cognitivos son categorías de función y disfunción. Estos niveles reflejan el grado de capacidad cognitiva disponible para realizar tareas y actividades.
- La terapia ocupacional no puede cambiar los niveles cognitivos que son el resultado de una patología cerebral, pero puede trabajar para adaptar tareas y actividades dentro de las capacidades cognitivas disponibles.
- Se debe realizar un análisis de las tareas y las actividades para ajustarlas al nivel cognitivo de la persona, eliminando obstáculos y maximizando las capacidades cognitivas disponibles.

Cómo se refleja en la documentación

Informes de evaluación. Identifican el nivel cognitivo actual del cliente, apoyado por el rendimiento funcional en las ocupaciones diarias de este.

Notas de progreso. Describen la respuesta del cliente a las adaptaciones realizadas en la tarea o el entorno y cualquier cambio observado en el nivel cognitivo, basado en las observaciones.

Objetivos. Se establecen para identificar el rendimiento deseado en el contexto del entorno del cliente, y están relacionados con el tratamiento paliativo, expectante o de apoyo.

Este enfoque permite una intervención que se ajusta al nivel cognitivo de la persona, adaptando el entorno y las actividades para promover un rendimiento significativo en función de sus capacidades cognitivas.

Caso 6-8. Elisa: impacto del modelo de discapacidad cognitiva

Edad: 58 años.
Diagnóstico: demencia de tipo Alzheimer (nivel cognitivo 4 según la Escala de Allen).
Descripción: Elisa es una mujer de 58 años que ha sido diagnosticada con demencia de tipo Alzheimer. Actualmente se encuentra en un estadio temprano de la enfermedad, con un nivel cognitivo 4 (es capaz de realizar actividades simples con asistencia). Tiene dificultades para organizar sus actividades diarias y necesita apoyo para realizar tareas complejas, es decir, disfruta de participar en actividades simples, como ordenar objetos, pero se siente frustrada cuando tiene que lidiar con tareas más complejas, como cocinar o manejar las finanzas. La familia informa que, aunque Elisa tiene aún cierta independencia, a menudo se olvida de realizar algunas rutinas de cuidado personal.

- OLP: mejorar la capacidad para participar en AVD con mayor independencia en función de sus limitaciones cognitivas, manteniendo su seguridad y satisfacción en el entorno doméstico.
- OCP: participar en la actividad de ordenar objetos en su hogar con mínima asistencia, durante 20 minutos, 3 veces por semana, durante las próximas 4 semanas.

Este caso ejemplifica cómo el modelo de discapacidad cognitiva de Allen se centra en adaptar las actividades a las capacidades cognitivas actuales del paciente, identificando las áreas en las que puede realizarse una mejora funcional dentro de sus capacidades y limitaciones cognitivas.

Análisis del impacto del modelo del desempeño ocupacional persona-entorno

El modelo del desempeño ocupacional persona-entorno, desarrollado por Christiansen y Baum, se centra en la interacción dinámica entre la persona, su entorno y las ocupaciones que realiza. Este modelo reconoce que diversos factores intrínsecos (como las capacidades cognitivas, emocionales y físicas) y extrínsecos (como el entorno social, cultural y físico) influyen en el desempeño ocupacional. El enfoque de este modelo es promover la adaptación del individuo, ayudándole a utilizar sus recursos personales para superar barreras y maximizar su participación en las actividades significativas. Se prioriza el bienestar y las necesidades del cliente, buscando optimizar su capacidad para realizar tareas y roles en su contexto de vida.

Algunos conceptos clave del modelo del desempeño ocupacional persona-entorno

- Factores intrínsecos y extrínsecos: la *performance* ocupacional está influida por una combinación de factores intrínsecos (neuroconductuales, fisiológicos, cognitivos, psicológicos y espirituales) y extrínsecos (apoyo social; sistemas sociales y económicos; cultura y valores; entorno construido y tecnología, y entorno natural).
- Adaptación: proceso mediante el cual la persona utiliza sus recursos personales para enfrentar los desafíos en la vida diaria y lograr una participación ocupacional satisfactoria.
- Personas, entorno y naturaleza de las acciones: se toman en cuenta las características del individuo, su entorno y la naturaleza/significado de las acciones, tareas y roles al evaluar la *performance* ocupacional.
- Enfoque en las necesidades y los deseos del individuo: en lugar de centrarse únicamente en la disfunción, se considera el bienestar y la satisfacción de las personas en su desem-

peño ocupacional, haciendo énfasis en lo que el individuo desea y necesita.

Cómo se refleja en la documentación

Informes de evaluación. Se enfocan en las fortalezas y limitaciones de la persona en relación con su desempeño ocupacional, considerando también los apoyos y barreras presentes en su entorno.

Notas de progreso. Reflejan el desempeño ocupacional del cliente dentro de los contextos ambientales en los que se desenvuelve, destacando la interacción entre la persona y el entorno.

OLP. Se relacionan con el desempeño funcional de las tareas diarias y los roles significativos del cliente, promoviendo su integración y participación plena en la vida cotidiana.

OCP. Pueden enfocarse en factores intrínsecos que dificultan el desempeño ocupacional, como, por ejemplo, habilidades cognitivas, emocionales o físicas que necesitan ser mejoradas.

 Caso 6-9. Carla: impacto del modelo de desempeño ocupacional persona-entorno (Christiansen y Baum)

Edad: 34 años.
Diagnóstico: trastorno de ansiedad generalizada con impacto en las actividades diarias.
Descripción: Carla es una mujer de 34 años que ha estado lidiando con altos niveles de ansiedad durante varios años. Esto ha afectado su capacidad para mantener su trabajo como asistente administrativa y su rol de madre. A menudo siente que no puede completar sus tareas en el trabajo o en el hogar debido a la constante preocupación y la fatiga. Durante la evaluación, Carla identificó como actividades significativas pasar tiempo con sus hijos, cocinar para la familia y realizar tareas en su trabajo que requieran concentración. Sin embargo, experimenta dificultades para cumplir con estas ocupaciones debido a la ansiedad y la falta de energía.

- OLP: desarrollar estrategias para disfrutar de tiempo de calidad con sus hijos, mientras maneja su ansiedad.
- OCP: participar en una sesión de relajación (p. ej., meditación o respiración profunda), 2 veces por semana, durante las próximas 4 semanas.

Este caso ejemplifica cómo el modelo de desempeño ocupacional persona-entorno se utiliza para identificar los factores que afectan el desempeño ocupacional de la persona en su entorno y desarrollar objetivos que promuevan la adaptación a esos desafíos.

Como se evidencia en el análisis de los modelos y los marcos teóricos presentados, estos aportan un encuadre para organizar el pensamiento sobre cómo abordar a un usuario, así como guiar la manera en que un terapeuta ocupacional evalúa, planifica e implementa intervenciones, y determina cuándo un usuario ha alcanzado los resultados deseados. Tanto los modelos como los marcos de referencia se basan en teorías. Al elegir un marco de referencia o un modelo teórico, el terapeuta ocupacional debe reflejar su razonamiento en la forma en que redacta la documentación clínica. A menudo, muchas palabras que se utilizan en la documentación son sugeridas por el modelo o marco de referencia que se está empleando. Un modelo o marco de referencia se puede usar para ayudar a seleccionar un método de evaluación apropiado, establecer metas y describir el progreso. Es importante destacar que diversos profesionales, instituciones o programas emplean múltiples modelos o marcos de referencia.

DOCUMENTACIÓN CLÍNICA: TIPOS DE DOCUMENTACIÓN EN EL PROCESO DE TERAPIA OCUPACIONAL

La documentación clínica es una herramienta esencial en la práctica de la terapia ocupacional, ya que permite registrar y comunicar información relevante sobre la intervención profesional. A continuación, se describen los distintos tipos de documentación que elaboran los terapeutas ocupacionales. Es importante reconocer que, cuando terceros pagadores, como obras sociales o prepagas, participan en el proceso de atención, se añaden requisitos específicos que los profesionales deben integrar en su documentación.

Los servicios de terapia ocupacional se desarrollan en una amplia variedad de entornos, incluyendo hospitales médicos, psiquiátricos o de rehabilitación, clínicas, consultorios, centros de atención a largo plazo, hogares de los usuarios, talleres protegidos, hogares grupales y otras instalaciones. La documentación debe adaptarse a estos contextos, asegurando el cumplimiento de estándares legales, éticos y administrativos que garanticen una práctica profesional de calidad. El proceso de documentación clínica incluye registros fundamentales, como la remisión del usuario a los servicios, un resumen de los resultados de la evaluación (incluidos el perfil ocupacional y el análisis del desempeño ocupacional), planes de intervención, documentación del progreso, registros de asistencia, así como resúmenes de alta y seguimiento. Estos elementos permiten una atención organizada y centrada en las necesidades de cada persona, además de facilitar la comunicación entre los profesionales y las instituciones involucradas. La **tabla 6-1** presenta los tipos de documentación sugeridos según la etapa del proceso de intervención profesional.

En esencia, cada etapa del proceso de terapia ocupacional requiere una documentación específica que la respalde. Sin importar el tipo de documentación clínica, es fundamental seguir ciertas normas para garantizar una documentación adecuada. Aunque pueden existir diferencias en la forma y el contenido de los registros elaborados por un terapeuta ocupacional en un tipo de servicio (p. ej., en rehabilitación), en comparación con aquellos generados en un servicio dirigido a otro tipo de población (p. ej., disfunciones del desarrollo), toda la documentación debe ser clara, precisa y redactada correctamente.

Tabla 6-1. Tipos de documentación según la etapa del proceso de intervención profesional	
Pasos en el proceso de terapia ocupacional	**Tipos de documentación**
Identificación del usuario	• Referencia u órdenes del médico • Notas de contacto • Ingreso al servicio
Cribado (evaluación rápida, si se requiere)	• Informes descriptivos breves • Notas de contacto • Recomendaciones
Evaluación inicial	• Informes de evaluación o resúmenes de evaluación
Plan de intervención	• Planes de intervención (también llamados *planes de atención*) • Objetivos a largo y a corto plazo, u objetivos o metas
Intervención	• Registros de asistencia • Registros de evolución • Notas de progreso (SOAP, DAP o narrativa)* • Notas de contacto • Planes de transición
Reevaluación (revisión de la intervención de terapia ocupacional)	• Planes de intervención revisados
Resultados Interrupción (alta/abandono, etc.)	• Resúmenes de alta/baja/derivación • Epicrisis
Seguimiento	• Notas de seguimiento/control • Notas de contacto

* SOAP (subjetivo, objetivo, evaluación, plan). DAP (descripción, evaluación, plan).

✓ Ejemplo

Los elementos clave de la documentación en terapia ocupacional incluyen:

1. **Identificación del usuario:** en cada página debe figurar el nombre completo del usuario, acompañado, si corresponde, del número de caso. El número de caso puede ser un número de historia clínica, un número de habitación/cama, u otro número o código utilizado por la institución o programa.
2. **Fecha y hora:** cada documento debe incluir la fecha completa (día, mes y año) y, en muchos casos, la hora del día. En el caso de las sesiones de terapia ocupacional (evaluaciones o intervenciones), también se puede registrar la duración de la sesión. Estas marcas temporales aseguran un orden cronológico de los sucesos.
3. **Tipo de documento:** el tipo de documentación debe indicarse claramente, así como el nombre de la institución, la agencia y el departamento. Por ejemplo, el tipo de documento puede ubicarse en la parte superior de la página, y el nombre del departamento puede estar debajo de la línea de la firma.
4. **Firma:** el autor debe firmar el documento utilizando al menos la inicial del nombre y el apellido completo, seguidos de la designación profesional apropiada (p. ej., Lic. TO, TO, Mg., entre otros). El uso de iniciales solas no suele ser suficiente, excepto en casos específicos que la institución acepte (p. ej., registro de asistencia). En los sistemas electrónicos, la firma se registra digitalmente y, una vez que se firma, el documento no puede ser modificado. La documentación clínica se firma al final del escrito, sin dejar espacio entre lo escrito y la firma. Si es necesario realizar correcciones, deben incluirse como un apéndice de la nota original.

5. **Terminología:** toda la terminología utilizada debe ser aceptada por la institución. Se pueden utilizar documentos oficiales de la profesión para definir términos, o la institución puede especificar la terminología que utilizarán todos los profesionales. Esto incluye el término que emplea para identificar al destinatario de sus servicios, por ejemplo, paciente, cliente, usuario, residente, estudiante, trabajador, etc.
6. **Abreviaturas:** solo deben utilizarse abreviaturas aprobadas por la institución. Por lo general, existe una lista institucional de abreviaturas estándar para todas las disciplinas.
7. **Correcciones:** para corregir errores, se deben seguir las políticas institucionales. Es importante corregir únicamente los errores propios. En registros manuscritos, el método más común consiste en trazar una línea sobre el error, escribir la corrección y agregar las iniciales.
8. **Razonamiento profesional y experiencia:** toda la documentación debe reflejar el razonamiento clínico y la experiencia de un terapeuta ocupacional, demostrando la necesidad de su intervención para garantizar una atención segura y eficaz.
9. **Legibilidad:** toda la documentación manuscrita debe ser clara y fácilmente legible, evitando malentendidos que puedan comprometer la atención del usuario.
10. **Enfoque centrado en el usuario:** la documentación debe reflejar las acciones y progresos del usuario, no las del terapeuta. Esto requiere redactar las notas manteniendo al usuario como el protagonista central del registro. Es decir, no se debe incluir lo que hizo el terapeuta, sino mantener siempre al usuario en el centro de la documentación.

DOCUMENTACIÓN DE DERIVACIÓN Y ADMISIÓN

Derivación

Los terapeutas ocupacionales pueden recibir notificaciones de nuevos usuarios a través de diversos medios, dependiendo del entorno en el que trabajen. Estas notificaciones pueden llegar por teléfono, correo electrónico, una conversación informal (p. ej., en un pasillo) o mediante sistemas de alerta informática. Por lo general, esta comunicación toma la forma de una derivación o solicitud de prestación.

Una derivación es una recomendación realizada por alguien que considera que un usuario en particular podría beneficiarse de los servicios de terapia ocupacional. Estas derivaciones pueden provenir de una amplia variedad de personas, incluidos otros profesionales, familiares o el usuario mismo. Cuando la derivación es realizada por otro profesional, es fundamental que se indiquen claramente las expectativas respecto a los servicios de terapia ocupacional. Esto permite al terapeuta comprender las necesidades específicas del usuario y alinear sus intervenciones con los objetivos establecidos por el equipo interdisciplinario o el remitente.

- **Datos relevantes de la derivación a terapia ocupacional:**
  – Nombre completo del cliente/usuario.
  – Fecha de nacimiento/edad.
  – Género.
  – Diagnóstico o condiciones.
  – Precauciones y contraindicaciones conocidas en este momento.
  – Nota: la mayoría de esta información se completará en el momento.
- **Información de la derivación:**
  – Nombre de la fuente de derivación.
  – Fecha de derivación.
  – Razón para derivación.
  – Servicios solicitados.
  – Duración prevista del servicio.
  – Pagador.
- **Breve perfil ocupacional:** se debe registrar todo lo que se sepa sobre:
  – Razón por la cual el cliente busca determinados servicios.
  – Fortalezas y áreas que necesita mejorar.
  – Contextos y entornos que apoyan o dificultan la ocupación/actuación.
  – Historia ocupacional.
  – Historia médica, educativa y/o laboral.
  – Prioridades y objetivos del cliente.
- **Evaluaciones utilizadas y resultados:**
  – Se debe describir cómo se obtuvo la información y qué se encontró.
- **Recomendación:**
  – Juicios profesionales sobre los próximos pasos (p. ej., si se hará una evaluación o no).

Admisión

En numerosos servicios de salud, como hospitales de día, hospitales psiquiátricos, centros de día, centros de rehabilitación, centros de rehabilitación psicosocial, etc., las admisiones suelen realizarse en el marco de un equipo interdisciplinario. Los terapeutas ocupacionales, como parte fundamental del equipo, pueden desempeñar un papel central en el proceso de admisión. Una herramienta que se recomienda utilizar durante la admisión en servicios ambulatorios de salud mental (p. ej., centro de rehabilitación psicosocial, hospital de día, centro de día, etc.) es una ficha de admisión rápida. En este formato, el usuario marca con una cruz los ítems que reflejan sus áreas de dificultad, así como aquellos en los que desea trabajar. Posteriormente, el terapeuta ocupacional concluye la entrevista vinculando estos puntos con los servicios disponibles, fundamentados en un análisis detallado de las actividades y las necesidades identificadas. Este proceso facilita al usuario comprender el propósito y el valor de las actividades propuestas, promoviendo su compromiso y motivación para participar activamente en la intervención. Este enfoque permite:

- **Identificar prioridades del usuario:** el usuario participa activamente al señalar las áreas que considera importantes, lo que favorece un tratamiento centrado en la persona.
- **Personalizar los servicios:** el terapeuta ajusta las intervenciones a partir de las dificultades y metas planteadas, asegurando que los servicios ofrecidos sean relevantes y significativos.
- **Establecer una conexión clara:** al relacionar las necesidades expresadas por el usuario con los servicios disponibles, se facilita la comprensión de cómo la terapia ocupacional puede apoyar su participación en actividades significativas.
- **Fomentar la comprensión y el compromiso:** explicar al usuario el *para qué* de cada actividad le permite entender cómo estas contribuyen a alcanzar sus objetivos, reforzando su implicación en el proceso terapéutico.

Así, al aplicar este enfoque no solo se mejora la experiencia del usuario durante el proceso de admisión, sino que también se sientan las bases para una relación terapéutica significativa desde el primer contacto.

Ejemplo de registro de admisión en terapia ocupacional en un centro de rehabilitación psicosocial

Nombre y apellidos:

Fecha:

Marque con una cruz qué dificultades presenta y qué le gustaría mejorar:

Actividades de la vida diaria:

☐ Tengo dificultad para sostener hábitos de higiene y arreglo personal
☐ Tengo dificultad para mantener la limpieza de mis prendas de vestir
☐ Tengo dificultad para ordenar mi cuarto

Otros: _____

Cuidado de la salud:

☐ Me olvido de tomar la medicación
☐ Tengo dificultad para llevar una dieta nutritiva y variada
☐ Me cuesta mantener una rutina saludable
☐ Tengo dificultad para cuidar mi propio cuerpo

Otros: _____

Expresión de emociones:

☐ Me cuesta manejar mis enojos
☐ Tengo dificultad para relajarme y disfrutar de diferentes momentos
☐ Tengo dificultad para manejar situaciones de estrés

Otros: _____

Ocio y tiempo libre:

☐ Me cuesta identificar actividades de esparcimiento que me interesen
☐ Tengo dificultad para sostener la participación en actividades de ocio
☐ Me cuesta destinar tiempo para actividades de ocio

Otros: _____

Participación social:

☐ Me cuesta participar en actividades en la comunidad y/o con familia/amigos
☐ Tengo dificultad para interactuar con otros
☐ Me cuesta hacer amigos
☐ Me cuesta escuchar y aceptar las opiniones de los demás

Otros: _____

Área productiva (estudio/trabajo/voluntariado):

☐ Me cuesta identificar intereses laborales/vocacionales
☐ Me cuesta identificar mis habilidades
☐ Tengo dificultad para cumplir con mis responsabilidades
☐ Me cuesta concentrarme en mi trabajo/estudio

Otros: _____

Frecuencia y metas que se deben trabajar en el centro de rehabilitación psicosocial:

REGISTRO DEL PROCESO DE EVALUACIÓN

El informe de evaluación inicial es uno de los documentos más importantes que hay que redactar. Todos los demás documentos (p. ej., notas de progreso, planes de intervención y resúmenes de alta) dependen de un informe de evaluación inicial claro y válido. Los informes de evaluación demuestran la necesidad de servicios de terapia ocupacional. Si la necesidad de los servicios no está documentada, ¿por qué debería alguien pagar por ellos? Sin la documentación de una evaluación, es difícil identificar el nivel funcional de la persona como línea de base para la intervención y el parámetro de progreso.

Conceptos básicos de las evaluaciones

Bass-Haugen (2009) identificó tres propósitos principales para hacer una evaluación: las evaluaciones se realizan (1) para describir el nivel actual de desempeño de un usuario; (2) para seleccionar intervenciones y predecir resultados, y (3) para construir una teoría de ciencia de la ocupación y terapia ocupacional. La mayoría de las veces, después de la evaluación, se realizará algún tipo de intervención de terapia ocupacional. Como resultado, el terapeuta deberá describir las circunstancias únicas de la situación del usuario, predecir la función futura mediante el establecimiento de objetivos y establecer una línea de base a partir de la cual se pueda medir y comparar el desempeño futuro.

El Marco de trabajo para la práctica de terapia ocupacional: dominio y proceso (AOTA, 2020) sugiere que el proceso de evaluación se enfoca en encontrar lo que el cliente quiere hacer, necesita hacer, solía hacer, puede hacer y se espera que haga, así como en identificar aquellos factores que apoyan o inhiben el desempeño. Además, sugiere un enfoque *de arriba hacia abajo* para realizar la evaluación. Stewart (2001) sostiene que un enfoque *de arriba hacia abajo* comienza analizando los roles ocupacionales y el desempeño general, para luego identificar los factores que contribuyen al desempeño ocupacional. Este enfoque prioriza las tareas específicas que una persona necesita, desea o se espera que realice, así como los patrones de desempeño y las características de los contextos en los que se desenvuelve. Posteriormente, se consideran las habilidades de desempeño y los factores personales (Weinstock-Zlotnik e Hinojosa, 2004). Ejemplos de este tipo de enfoque son el modelo de la ocupación humana, el modelo canadiense y el modelo ecológico, entre otros. Algunos modelos y marcos de referencia apoyan el enfoque *de arriba hacia abajo*; sin embargo, otros apoyan un enfoque *de abajo hacia arriba*. El enfoque *de abajo hacia arriba* requiere un análisis inicial de los recursos y las limitaciones del cliente, bajo el supuesto de que, al eliminar, reducir o compensar dichas limitaciones, el desempeño ocupacional mejorará de manera natural (Weinstock-Zlotnik e Hinojosa, 2004). Por ejemplo, se puede observar en modelos como la integración sensorial, el neurodesarrollo o el enfoque cognitivo. Este enfoque puede ser el más apropiado en determinados contextos y personas.

Es importante basar el proceso de evaluación en un modelo o marco de referencia particular. Esto le da un punto de partida y una dirección en la que proceder. El modelo o marco de referencia guiará el pensamiento crítico del terapeuta ocupacional en la selección de métodos de evaluación y herramientas de evaluación, así como el lenguaje mediante el cual el terapeuta ocupacional describirá las fortalezas y deficiencias del desempeño ocupacional.

Por otro lado, existen dos conceptos clave que impulsan la práctica contemporánea de la terapia ocupacional: la práctica basada en la evidencia y la práctica centrada en la persona/familia (Hinojosa *et al.*, 2010). La práctica basada en la evidencia implica que las interpretaciones de los datos recolectados y los planes de intervención deben estar respaldados tanto por las necesidades de la persona como por investigaciones científicas. Por otro lado, la práctica centrada en la persona como socia activa en el proceso de evaluación considera tanto las experiencias subjetivas del cliente (persona, familia), como las observaciones y mediciones objetivas del terapeuta ocupacional, elementos críticos para el proceso de evaluación. El establecimiento de los resultados (metas) de la terapia ocupacional es un esfuerzo de colaboración entre el cliente y el terapeuta ocupacional. Las experiencias subjetivas del cliente se reflejan en el perfil ocupacional, y las observaciones y mediciones objetivas se reflejan en el análisis del desempeño ocupacional (AOTA, 2020). Conviene recordar que el término *evaluación* se refiere a un proceso, mientras que el término *instrumento de evaluación* se refiere a una herramienta que se utiliza para recopilar información para la evaluación (AOTA, 2010). El proceso de evaluación es dinámico, continuo e interactivo, comenzando desde el primer contacto con la persona y continuando con las evaluaciones a lo largo del tratamiento. Incluye planificar el enfoque, recopilar e interpretar los datos, formular hipótesis, establecer metas y planificar la intervención.

Componentes de un informe de evaluación

Las evaluaciones en terapia ocupacional pueden variar significativamente en su enfoque y profundidad. Algunas son exhaustivas y abarcan múltiples aspectos de la vida de la persona, mientras que otras se centran en problemas específicos. Pueden emplearse tanto evaluaciones formales estandarizadas, como no estandarizadas e informales basadas en actividades. Además, existen diversos métodos para registrar los resultados de las evaluaciones, utilizando términos como *informe de resumen de evaluación, resumen de evaluación, informe de evaluación, nota de evaluación* o *informe y plan de evaluación*. En este libro, se adopta el término *informe de evaluación*.

Como se ha mencionado antes, el proceso de evaluación según el Marco de trabajo para la práctica de terapia ocupacional: dominio y proceso (AOTA, 2020) incluye tres componentes: el perfil ocupacional, el análisis del desempeño y la síntesis de evaluación.

Perfil ocupacional. Una parte clave del informe de evaluación es el perfil ocupacional, que proporciona una visión integral de la historia ocupacional del cliente, sus patrones de vida diaria, intereses, valores y necesidades (AOTA, 2020). Este componente refleja las prioridades y perspectivas del cliente, usando un enfoque centrado en la persona. El terapeuta ocupacional debe obtener una comprensión profunda de las experiencias previas del cliente, su contexto actual, así como los resultados ocupacionales deseados. Además, establecer una relación terapéutica durante esta etapa inicial es crucial para fomentar la colaboración durante todo el proceso de intervención (AOTA, 2020).

Análisis del desempeño. El análisis del desempeño ocupacional complementa el perfil ocupacional y se centra en identificar y priorizar las habilidades, patrones de desempeño, factores personales y contextos que impactan en las actividades del cliente. La recopilación de datos incluye herramientas estandarizadas y no estandarizadas, y su análisis puede realizarse de manera secuencial o simultánea con la construcción del perfil ocupacional.

Síntesis de evaluación. La síntesis de evaluación es el componente en el proceso de evaluación que integra los resultados del perfil ocupacional y el análisis del desempeño ocupacional para proporcionar una visión comprensiva y clara de la situación de la persona. En esta sección, el terapeuta ocupacional resume los hallazgos clave obtenidos a través de diversas herramientas de evaluación, observaciones, datos de la historia clínica y entrevistas, destacando tanto las fortalezas como las dificultades de la persona en relación con su desempeño ocupacional. La síntesis permite identificar las áreas prioritarias de intervención, establecer un diagnóstico ocupacional y definir los objetivos y enfoques para la intervención. Este componente tiene como objetivo proporcionar una base sólida para el diseño de la intervención terapéutica, alineada con las necesidades, deseos y contextos de la persona.

Contenido del informe de evaluación

El informe de evaluación debe incluir información clara, estructurada y completa. Algunos de los componentes esenciales son:

- **Datos del cliente:** nombre, fecha de nacimiento, edad, diagnóstico médico, historia de salud y antecedentes relevantes.
- **Fuente de derivación:** fecha, profesional o institución derivante, motivo de derivación y tipo de servicios solicitados.
- **Precauciones y contraindicaciones:** aspectos relevantes que puedan interferir en el proceso de evaluación o intervención.
- **Herramientas de evaluación utilizadas:** se debe indicar si son estandarizadas (especificando autor, año y nombre de la evaluación) o no estandarizadas.

Además, los hallazgos de la evaluación deben presentarse de forma diferenciada:

- **Datos subjetivos:** incluyen las percepciones y los comentarios de la persona, familiares o sus cuidadores.
- **Datos objetivos:** consisten en mediciones, observaciones y resultados obtenidos de las herramientas de evaluación.

Es fundamental mantener separados los datos objetivos y subjetivos de la interpretación del terapeuta, para garantizar un análisis imparcial y profesional. También es importante destacar que la evaluación no solo sirve para identificar problemas, sino también para destacar las fortalezas de la persona y diseñar estrategias que le permitan participar en actividades significativas y alcanzar sus objetivos. Este proceso debe basarse en principios de práctica centrada en la persona y práctica basada en la evidencia, lo que garantiza que las decisiones terapéuticas se alineen con las necesidades del cliente y el mejor conocimiento disponible (Hinojosa *et al.*, 2010).

 Ejemplo de caso con informe de evaluación y plan

Institución y fecha: Hospital San Marcos, 23 de noviembre de 2024.
Datos del profesional que evalúa: Lic. María Plantti, terapeuta ocupacional, matrícula 12345.

Datos del cliente:

- **Nombre:** Juan Manuel Gómez.
- **Fecha de nacimiento:** 15 de marzo de 1965.
- **Edad:** 59 años.
- **Diagnóstico médico:** accidente cerebrovascular (ACV) isquémico, hemiparesia derecha.
- **Obra social:** OSDE 310.
- **Número de afiliado:** 123456789.
- **Estado de salud actual:** estable, con hipertensión controlada.
- **Historia médica y social:** vive con su esposa y tiene dos hijos adultos. Se desempeñaba como contador antes del ACV.

Fuente de derivación:

- **Fecha de derivación:** 15 de noviembre de 2024.
- **Profesional derivante:** Dr. Martín Álvarez, neurólogo.
- **Motivo de derivación:** evaluación y rehabilitación ocupacional para facilitar la reintegración en AVD y actividades laborales.

Precauciones y contraindicaciones:

- Movilidad reducida: requiere supervisión al trasladarse para prevenir caídas.
- Fatiga frecuente al realizar actividades prolongadas.
- Evitar posiciones que generen aumento del tono muscular en el miembro superior derecho.

Perfil ocupacional: el paciente tiene una historia ocupacional activa, con énfasis en actividades cognitivas y laborales. Antes del ACV, sus rutinas incluían jornadas laborales de 8 horas, caminatas diarias y actividades sociales en un club de ajedrez. Actualmente, su prioridad es recuperar la independencia en AVD básicas, como vestirse y alimentarse, y eventualmente reintegrarse a su trabajo. Expresa frustración por su dificultad para realizar tareas manuales con la mano dominante (derecha) y preocupaciones sobre la carga para su esposa.

El paciente valora profundamente su rol como proveedor y desea participar en actividades que contribuyan a la dinámica familiar. Sus objetivos inmediatos incluyen vestirse de manera independiente y retomar la escritura con adaptaciones.

Análisis del desempeño ocupacional:

- Habilidades y patrones observados:
  - Dificultad para abotonarse camisas y manipular utensilios debido a la hemiparesia.
  - Patrón compensatorio emergente en el uso de la mano izquierda para actividades cotidianas.
  - Reducción en la tolerancia a la actividad física, con fatiga tras 10 minutos de actividad continua.
- Factores del paciente y contexto:
  - Físicos: fuerza y coordinación limitadas en el hemicuerpo derecho.
  - Cognitivos: conservación de habilidades cognitivas avanzadas, sin deterioro significativo.
  - Contexto: apoyo familiar positivo, con disponibilidad para participar en el proceso de rehabilitación.
- Evaluaciones utilizadas:
  - Estandarizadas:
    - Barthel Index (Mahoney y Barthel, 1965): nivel de dependencia moderada (puntuación: 65).
    - Box and Block Test: desempeño disminuido en el miembro superior derecho (10 bloques/min).
  - No estandarizadas:
    - Observación del desempeño en la vestimenta y la alimentación.
    - Entrevista estructurada sobre prioridades ocupacionales y barreras percibidas.

(Continúa)

Ejemplo de caso con informe de evaluación y plan (*cont.*)

Síntesis de evaluación: en base a la información recopilada a través del perfil ocupacional y el análisis del desempeño, se observa que el cliente presenta una significativa limitación en la movilidad y destrezas motoras finas del miembro superior derecho, lo que afecta directamente su capacidad para realizar AVD de manera independiente. A pesar de estas dificultades, se destacan aspectos positivos como la conservación de sus habilidades cognitivas y la motivación para retomar su rol en la familia y su actividad laboral. El apoyo familiar es un factor clave en su proceso de rehabilitación. Las intervenciones deben centrarse en promover la autonomía a través de adaptaciones y el uso de estrategias compensatorias, mientras se trabaja en el fortalecimiento de su confianza y la tolerancia a la actividad.

Hallazgos:

- **Subjetivos:** el cliente expresa preocupación por su independencia en casa y menciona su deseo de retomar la escritura, aunque reconoce las dificultades actuales. Comenta sentirse frustrado y ansioso por su progreso.

- **Objetivos:**
  - Limitación significativa en habilidades motoras finas del miembro superior derecho.
  - Uso funcional emergente de la mano izquierda para actividades básicas.
  - Necesidad de supervisión para tareas de higiene y movilidad.

REGISTROS DESCRIPTIVOS, INTERPRETATIVOS Y EVALUATIVOS

Los informes de evaluación contienen información objetiva y subjetiva. Al registrar hallazgos subjetivos, es fundamental documentar textualmente lo que expresa el usuario o sus cuidadores, sin añadir interpretaciones. Los hallazgos objetivos incluyen puntuaciones de pruebas, descripciones, observaciones o mediciones cuantitativas. Una buena práctica es separar claramente los hallazgos de la interpretación de estos, con el fin de evitar confusiones. El contenido escrito en este contexto se organiza mediante declaraciones descriptivas, interpretativas y evaluativas, cada una con un propósito específico.

Plan de intervención inicial:

- OLP: incrementar su independencia en actividades de vestimenta y alimentación, utilizando adaptaciones y estrategias compensatorias.
- OCP:
  - Desarrollar habilidades de vestimenta básica (p. ej., colocarse una camiseta) sin apoyo de terceros, durante 4 semanas, utilizando el miembro no dominante y técnicas adaptadas.
  - Manipular utensilios con la mano izquierda en actividades simuladas, sin apoyo, alcanzando un tiempo máximo de 15 minutos sin fatiga en 6 sesiones.
  - Mejorar el ROM activo en el miembro superior derecho, alcanzando 50° de flexión de hombro y 30° de flexión de codo en 4 semanas.

- Frecuencia de sesiones: 3 veces por semana, sesiones de 45 minutos.
- Duración estimada del plan: 8 semanas.

Recomendaciones:

- Continuar con ejercicios de movilidad y fortalecimiento en casa.
- Proveer utensilios adaptados para la alimentación.
- Reevaluar al finalizar el período de intervención para determinar progresos y ajustar objetivos.

Declaraciones descriptivas

Las declaraciones descriptivas son objetivas y detallan únicamente lo que puede ser percibido a través de los sentidos o instrumentos de medición, sin inferencias ni opiniones. Estas declaraciones responden al qué o al cómo y reflejan hechos, como, por ejemplo:

- Durante la sesión, el paciente colocó 5 cubos de madera en una torre sin ayuda en 15 segundos.
- La usuaria expresó: «Me siento frustrada porque no puedo vestirme sola».
- El informe de la prueba estandarizada indica una puntuación de 12/20 en habilidades de motricidad fina, situándolo en el percentil 45 para su grupo de edad.

- Llevaba un pantalón azul.
- Dejó intacta la comida del lado izquierdo de su plato; solo comió lo que estaba del lado derecho.

Declaraciones interpretativas

Las declaraciones interpretativas surgen del análisis de datos o hallazgos observacionales, con una inferencia o explicación fundamentada en estos. Se basan en razonamientos clínicos para explicar por qué ocurre algo o cómo impacta una situación en el desempeño ocupacional. Algunos ejemplos son los siguientes:

- El tiempo requerido para completar la tarea (15 segundos) indica que el paciente tiene un nivel de habilidad motriz dentro del rango esperado para su edad.
- La frustración que verbaliza la usuaria parece estar relacionada con la pérdida de autonomía en las AVD.
- Las puntuaciones bajas en motricidad fina sugieren dificultades en tareas que requieren precisión, como escribir o abotonarse la ropa.

Declaraciones evaluativas

Las declaraciones evaluativas emiten juicios de valor sobre los datos o hallazgos observados. Reflejan una valoración personal o profesional, y muchas veces están influidas por el impacto emocional o ético de la situación. Algunos ejemplos son:

- El desempeño del paciente en esta tarea es aceptable para su edad, pero puede mejorarse con práctica.
- La frustración de la usuaria es preocupante, ya que podría derivar en una pérdida de motivación para participar en la intervención.
- Las puntuaciones en la prueba son inadecuadas para garantizar una participación efectiva en actividades escolares.

Interpretar los datos puede ser un proceso complejo. A menudo, se utilizan términos como «aparentemente» o «parece». Si estos son términos utilizados y elegidos por la institución o el programa, el terapeuta puede emplearlos; de lo contrario, es recomendable evitarlos, ya que pueden transmitir una sensación de inseguridad. Al interpretar datos o hallazgos, se debe intentar mantener un lenguaje claro y objetivo, alejándose de las declaraciones evaluativas.

Informar datos implica proporcionar información objetiva y basada en hechos, mientras que interpretar datos consiste en hacer inferencias basadas en los datos objetivos previamente informados. Registrar las puntuaciones brutas de una prueba o las observaciones directas corresponde al acto de informar datos. En cambio, tomar esas puntuaciones y utilizar el manual de calificación para derivar una puntuación T o un equivalente de edad constituyen una interpretación de los datos. Asimismo, formular conclusiones basadas en lo observado también forma parte del proceso de interpretación. Law *et al.*, 2001, sostienen que, al interpretar los datos y aclarar el camino para el plan, es importante tener en cuenta los principios de eficiencia y eficacia. Dado que los pagadores pueden utilizar el informe de evaluación para determinar si se pagarán los servicios, dicho informe debe presentar argumentos convincentes de que la intervención de terapia ocupacional es necesaria para mejorar la calidad de vida de su cliente. Por ejemplo, la mala postura de M. durante su jornada laboral contribuye al dolor de mano, muñeca y hombro. Un argumento podría ser que la mala postura contribuirá a lesiones y dolores articulares recurrentes de por vida. Enseñarle formas de adaptar sus muebles y su ordenador podría prevenir futuras lesiones. En entornos clínicos, a menudo se tiene que demostrar que los servicios son clínicamente necesarios, lo que puede definirse de manera diferente según los distintos pagadores. El terapeuta puede hacer que sus argumentos sean más convincentes al demostrar que hay apoyo en la literatura científica para sus conclusiones (interpretaciones) y su plan de intervención. A esto se lo denomina *práctica basada en la evidencia*. El terapeuta también debe demostrar que lo que planea hacer con el paciente en cuestión se basa únicamente en los principios de la terapia ocupacional y que no puede hacerse mediante el uso de otras disciplinas.

En conclusión, las declaraciones descriptivas son objetivas, es decir, describen lo que puede verse, oírse, saborearse, tocarse u olerse, y son útiles para registrar información imparcial y observar tendencias. Las declaraciones interpretativas, basadas en observaciones o datos, extraen inferencias o conclusiones que enriquecen el análisis y justifican las estrategias de intervención. Por otro lado, las declaraciones evaluativas emiten juicios, reflejando las emociones o actitudes del emisor, y deben utilizarse con precaución, asegurando que los juicios estén basados en datos sólidos, y no en opiniones personales. Por ende, incorporar claridad en los diferentes tipos de declaraciones es esencial para mantener la precisión y el profesionalismo en los registros, asegurando que los informes sean comprensibles y útiles tanto para el equipo interdisciplinario como para los usuarios.

A continuación, se presentan algunos ejemplos con datos provistos, así como una posible interpretación de dichos datos.

 Ejemplo

- **Hallazgos:** el cliente babeó durante la comida. Tosió y tuvo arcadas con agua y jugo, pero no con compota de manzana, puré de papas o gelatina. Cuando masticaba, frecuentemente abría la boca y sacaba la lengua con comida. A veces, la comida se le caía de la lengua y volvía al plato. Se le proporcionaron utensilios para comer, pero no los usó. El cliente recogió la comida con ambas manos y se llevó grandes cantidades a la boca de una vez. Tragó 5 veces durante toda la comida.
- **Interpretación:** el cliente corre riesgo de aspiración con líquidos poco espesos. Parece preferir usar sus manos en lugar de utensilios.

Se mete la comida en la boca; sin embargo, no puede masticar ni tragar las grandes porciones que se lleva a la boca. Necesita ser supervisado en todas las comidas.

 Ejemplo

- **Hallazgos:** durante la entrevista, Gabriel se apartaba constantemente del entrevistador, girando la cabeza cada 1 o 2 minutos mientras murmuraba palabras ininteligibles, ocasionalmente acompañadas de risas espontáneas y descontextualizadas. Sus respuestas a las preguntas fueron breves y a menudo vagas; por ejemplo, cuando se le preguntó dónde vivía, respondió «aquí», y cuando se le preguntó qué tipo de trabajo quería hacer, dijo «elefante». También mencionó que hizo Internet y que se lo robaron, sin contexto claro. Mantuvo contacto visual brevemente, no más de 2 segundos en 3 ocasiones durante los 10 minutos que duró la entrevista. Su apariencia indicaba descuido personal: vestía ropa sucia, su cabello estaba despeinado, sus uñas mordidas y sucias, y su aliento y olor corporal eran intensos y desagradables.
- **Interpretación:** Gabriel exhibe comportamientos que podrían ser indicativos de alteraciones perceptuales, como alucinaciones, y sus respuestas sugieren un pensamiento desorganizado o delirios. Su limitada interacción social y contacto visual podrían reflejar dificultades de socialización o incomodidad en situaciones interpersonales. Además, su higiene personal deficiente y el descuido en su apariencia indican una posible afectación en sus habilidades de autocuidado. Estos hallazgos sugieren la necesidad de una evaluación más profunda para determinar posibles trastornos de salud mental y establecer intervenciones que aborden tanto sus habilidades de interacción social como su autocuidado.

A continuación, se presenta un caso desarrollado en cuatro formatos diferentes.

Caso 6-10. Diana. Formato A

Formato de texto continuo o en párrafos

Datos de la usuaria:

Nombre: Diana.
Edad: 23 años.
Diagnóstico médico: depresión grave, dependencia farmacológica (cocaína), trastornos de conducta.
Motivo de derivación: evaluación ocupacional para intervención en crisis y manejo de habilidades cotidianas.

Informe de evaluación de terapia ocupacional

Diana es una madre de 23 años, con 5 hijos menores de edad, cuyas edades oscilan entre los 5 meses y los 6 años. Recientemente fue ingresada en una unidad de internación de agudos tras un intento de suicidio vinculado a un episodio de abuso hacia sus hijos, los cuales fueron posteriormente enviados con otros miembros de la familia. Diana tiene un historial de dependencia farmacológica, habiendo completado dos programas de tratamiento hospitalario. En su vida laboral ha tenido empleos temporales que no han superado los 6 meses, siendo su último trabajo como recepcionista en un concesionario de automóviles, que perdió recientemente. Además, Diana no ha completado la educación secundaria y no está en una relación de pareja, asumiendo sola la crianza de sus hijos.

Durante la evaluación, Diana mostró signos claros de depresión grave. No mantuvo contacto visual, su habla fue arrastrada y sus respuestas fueron escuetas, lo que reflejó falta de interés y energía. Manifestó una visión completamente negativa del futuro y expresó desinterés en mejorar su situación. A pesar de reconocer su situación con sus hijos, expresó que no veía ningún futuro para ella ni para sus hijos y que no había posibilidad de tener una vida independiente. En cuanto a sus actividades cotidianas, relató que en su tiempo libre se dedicaba principalmente a ir a bares y ver televisión, sin interés en mejorar sus habilidades parentales ni adquirir nuevas habilidades para la vida.

Los resultados obtenidos en la evaluación de depresión (Inventario de Depresión de Beck, 2ª ed.) revelaron una puntuación de 48, lo que indica depresión grave. Este resultado concuerda con sus manifestaciones de desesperanza y falta de motivación para participar en actividades que pudieran mejorar su situación. Además, su rechazo a realizar la evaluación de Kohlman de habilidades para la vida destaca la falta de interés en abordar sus dificultades cotidianas, como la crianza de sus hijos, el manejo del hogar y la búsqueda de empleo. La combinación de la depresión grave y la dependencia de sustancias requiere una intervención terapéutica integral que aborde tanto su salud mental como sus dificultades en el funcionamiento ocupacional.

La intervención debe centrarse en la estabilización emocional de Diana a través de tratamiento psicológico y apoyo psicosocial. Es crucial también un enfoque integral para tratar la dependencia de sustancias y trabajar en el desarrollo de habilidades para la vida, especialmente en áreas como el cuidado de sus hijos, el manejo del hogar y las habilidades laborales. Asimismo, es necesario evaluar la seguridad de sus hijos y considerar la derivación a servicios de protección infantil, si fuera necesario. La intervención también debe incluir el fomento de actividades ocupacionales significativas que ayuden a Diana a encontrar sentido y propósito en su vida diaria, lo que podría contribuir a mejorar su bienestar y su capacidad para afrontar los desafíos de su vida.

Se recomienda iniciar tratamiento psicológico para abordar la depresión grave y la ansiedad, además de implementar programas de rehabilitación para su dependencia de sustancias. También es importante proporcionar apoyo en el desarrollo de habilidades parentales y de manejo de la vida diaria, así como en la búsqueda de empleo y el fortalecimiento de la autoestima. Para asegurar el bienestar de los niños, se recomienda evaluar la necesidad de intervención por parte de servicios sociales y de protección infantil. Este informe servirá como base para un plan de intervención que deberá ser ajustado conforme avance el proceso terapéutico.

Caso 6-10. Diana. Formato B

Datos de la usuaria:

Nombre: Diana.
Edad: 23 años.
Diagnóstico médico: depresión grave, dependencia farmacológica (cocaína), trastornos de conducta.
Motivo de derivación: evaluación ocupacional para intervención en crisis y manejo de habilidades cotidianas.

Perfil ocupacional

Diana es madre de 5 hijos menores de edad, con edades comprendidas entre los 5 meses y los 6 años. Recientemente fue ingresada en una unidad de internación de agudos, luego de un intento de suicidio vinculado a la situación de abuso hacia sus hijos y el deterioro de su salud mental. Diana tiene un historial de dependencia farmacológica, habiendo completado dos programas de tratamiento hospitalario. Su vida laboral ha sido inestable, con trabajos temporales que no han superado los 6 meses, siendo su último empleo como recepcionista en un concesionario de automóviles, trabajo que perdió recientemente. No ha finalizado sus estudios secundarios. Actualmente, no se encuentra en una relación de pareja y se encarga del cuidado de sus hijos sin apoyo significativo.

Análisis del desempeño ocupacional

Durante la evaluación, Diana mostró signos claros de depresión grave. No mantuvo contacto visual, su habla fue arrastrada y sus respuestas fueron escuetas, lo que reflejó falta de interés y energía. Manifestó una visión negativa del futuro y mostró una total desmotivación, refiriendo que no ve posibilidad de tener una vida independiente ni de cuidar adecuadamente a sus hijos. Expresó sentirse abrumada por la situación y no cree que haya trabajos adecuados para ella que le permitan sostener a su familia. En cuanto a sus actividades diarias, mencionó que se dedica principalmente a ir a bares y ver televisión en su tiempo libre, sin mostrar interés en mejorar sus habilidades parentales o adquirir nuevas habilidades para la vida cotidiana.

Síntesis de evaluación

La evaluación de Diana revela una situación compleja de crisis con múltiples factores de riesgo, tanto psicológicos como sociales. Los resultados obtenidos en el Inventario de Depresión de Beck (2ª ed.) indicaron una depresión grave (48 puntos),

lo que concuerda con sus manifestaciones de desesperanza y desinterés. Su escasa motivación para participar en la evaluación de habilidades para la vida subraya la necesidad de un enfoque terapéutico que aborde tanto sus trastornos emocionales como sus dificultades en la vida diaria, como la crianza de sus hijos, el manejo del hogar y la búsqueda de empleo. Además, su dependencia de sustancias, junto con la historia de abuso hacia sus hijos, requiere intervención inmediata para garantizar la seguridad de los niños y la estabilización emocional de Diana. Es fundamental trabajar en un plan de intervención centrado en la restauración de la funcionalidad ocupacional de Diana que contemple apoyo psicosocial, rehabilitación de habilidades para la vida, así como un abordaje integral que incluya tratamiento para la adicción y seguimiento psicológico.

Herramientas de evaluación utilizadas

- Inventario de Depresión de Beck, 2ª ed. (48 puntos, depresión grave).
- Evaluación de Kohlman de habilidades para la vida (no realizada debido a la falta de motivación de la paciente).

Recomendaciones

1. Iniciar tratamiento psicológico enfocado en la depresión grave y la ansiedad.
2. Abordar la dependencia de sustancias con intervención de desintoxicación y programas de rehabilitación.
3. Implementar intervenciones centradas en el desarrollo de habilidades parentales y de manejo de la vida diaria, con enfoque en el autocuidado y el cuidado de los hijos.
4. Fomentar la participación en actividades de ocupación significativa para reducir los comportamientos destructivos y mejorar la calidad de vida.
5. Proveer recursos y apoyo para la búsqueda de empleo y habilidades laborales, con énfasis en el fortalecimiento de la autoestima y la autonomía.
6. Evaluar la posibilidad de apoyo social y contacto con servicios de protección infantil para garantizar la seguridad de los niños.

Este informe es parte del proceso integral de evaluación y tratamiento, y debe ser actualizado conforme avance el proceso terapéutico.

Caso 6-10. Diana. Formato C

Información general:

Nombre: Diana.
Edad: 23 años.
Estado civil: soltera.
Número de hijos: 5.
Motivo de ingreso: ingreso en la unidad de internación de agudos durante 72 horas, traída por la policía.

Contexto del ingreso

Diana fue encontrada en un puente sobre un río importante, presuntamente arrojando a su hija mayor (6 años) por la barandilla y preparándose para tirar al resto de sus hijos. Ella manifestó su intención de saltar tras ellos, ya que ninguno sabía nadar. Diana estaba abatida y expresó que no quería vivir más. La niña fue rescatada por unos peatones, y todos los niños fueron enviados a quedarse con otros miembros de la familia. Su caso será escuchado por un juez mañana, quien realizará una audiencia de compromiso.

Historia laboral y educativa

Diana perdió recientemente su trabajo como recepcionista en un concesionario de automóviles, donde trabajó durante 3 meses. Antes de eso, tuvo una serie de trabajos, ninguno de los cuales duró más de 6 meses. No completó sus estudios secundarios.

Historia familiar y personal

Diana es madre de 5 hijos: una niña de 6 años, un niño de 5 años, un niño de 3 años, una niña de 21 meses y un niño de 5 meses. No está en pareja y es la principal cuidadora de sus hijos. Tiene un historial de dependencia farmacológica y ha completado programas de tratamiento hospitalario 2 veces. Al ser arrestada, dio positivo en cocaína y se encontró una pequeña cantidad de esta sustancia en el bolsillo de su abrigo. Ha sido arrestada 2 veces por prostitución y cumplió sentencias breves (de 30 a 90 días).

Evaluación de salud mental

Durante la entrevista, Diana no hizo contacto visual, arrastraba las palabras, daba respuestas muy breves y expresó no tener interés en volver a tener una vida independiente. Manifestó que no ve ningún futuro para ella, no tiene apetito y duerme poco. Se angustia hablando de sus hijos y admitió haberles pegado repetidamente «no la dejan en paz», aunque insiste en que los ama con todo su corazón.

En relación con su educación, manifestó no haber terminado la educación secundaria, justificando que quedó embarazada antes de empezar el segundo año por un hombre que conoció en la casa de su prima, quien desapareció al enterarse de su embarazo. Diana expresó que ningún hombre quiere apoyarla a ella ni a sus hijos, ya que son demasiados. Está convencida de que no hay un buen trabajo para ella y que no podrá mantenerse a sí misma ni a sus hijos.

Resultados de las evaluaciones

• Inventario de Depresión de Beck, 2ª ed.: Diana obtuvo 48 puntos, lo que indica depresión grave.
• Evaluación de Kohlman de habilidades para la vida: no pudo completarse, ya que Diana manifestó no tener ganas ni interés en llevarla a cabo.

Comportamiento y habilidades

Diana expresó que no hace nada con su tiempo libre, excepto ir a bares o ver televisión. No cree necesitar ayuda para aprender estrategias de crianza, nutrición, habilidades para buscar trabajo o actividades de la vida diaria (AVD).

Recomendaciones

1. Evaluación adicional: realizar evaluaciones adicionales para determinar el impacto de la dependencia farmacológica y el historial de trauma en su estado actual.
2. Plan de intervención integral: diseñar un plan de intervención que incluya terapia ocupacional.
3. Apoyo familiar: involucrar a la familia y otros sistemas de apoyo en el plan de tratamiento para asegurar una red de apoyo sólido.

Conclusión

Diana se encuentra en una situación de crisis grave con necesidades urgentes de intervención en múltiples áreas. La coordinación entre servicios de salud mental, terapia ocupacional y apoyo social es esencial para abordar sus necesidades y mejorar su bienestar y el de sus hijos.

Caso 6-10. Diana. Formato D

Datos generales:

Fecha del informe: 18/08/2019.
Nombre o iniciales del cliente: Diana L.
Fecha de nacimiento y/o edad: 01-09-91.
Fecha de remisión: 19/08/2019.
Diagnóstico/preocupación de la intervención primaria: depresión, intento de suicidio.
Diagnóstico secundario/preocupación: ninguno.
Precauciones/contraindicaciones: riesgo de suicidio.
Motivo de la derivación a un terapeuta ocupacional: evaluar y tratar las actividades de la vida diaria (AVD) y las actividades instrumentales de la vida diaria (AIVD).

Terapeuta: D. D.

Evaluaciones realizadas

- ☐ Observación de AVD.
- ☐ Inventario de Ansiedad de Beck (BAI).
- ✓ Inventario de Depresión de Beck, 2ª ed. (BDI-II).
- ☐ Medida Canadiense de Desempeño Ocupacional, 4ª ed. (COPM-IV).
- ☐ Miniexamen del Estado Mental (MMSE).
- ☐ Evaluación de la Interacción Social (ACIS).
- ☐ Valoración de actividades de la vida diaria e instrumentales (VAVDI).
- ☐ Observación de AVD.
- ☐ Evaluación de Kohlman de habilidades para la vida (KELS).
- ☐ Perfil de interés de ocio para adultos.
- ☐ Evaluación de las habilidades de la vida diaria de Milwaukee (MEDLS).
- ☐ Segunda versión de la entrevista sobre el historial de desempeño ocupacional (OPHI-II).
- ☐ Escala de Satisfacción de los Padres (PSS).
- ✓ Entrevista al paciente.
- ☐ Lista de verificación de roles.
- ☐ Cuestionario ocupacional.
- ☐ Listado de intereses.
- ☐ Cuestionario de manejo del estrés.
- ☐ Otro: _____

Perfil ocupacional

Diana tiene 23 años, fue admitida en la unidad cerrada tras un intento fallido de suicidio. Recientemente perdió su trabajo y dice que no podía imaginar un futuro para ella ni para sus 5 niños. Diana no terminó la educación secundaria. Ha tenido una serie de trabajos, ninguno de los cuales ha durado más de 6 meses. Ella admite un historial de consumo de cocaína, pero niega la adicción. Diana nunca se ha casado, pero tiene 5 hijos de 6 años (niña), 5 años (niño), 3 años (niño), 21 meses (niña) y 5 meses (niño), todos con diferentes padres. Ella dice que quedar embarazada es lo único en lo que es buena. En el momento de la admisión, no identificó ningún objetivo para sí misma, aparte de quedarse sola.

Análisis ocupacional

Diana informa ser independiente en todas las AVD y las AVDI; sin embargo, se negó a completar la KELS. Tiene un historial de una serie de trabajos a corto plazo. Admite que pega a sus hijos, a veces repetidamente, pero insiste en que los ama con todo su corazón. Ha dormido un poco desde que ingresó, pero informa que no durmió mucho en los 3 días previos al ingreso. Informa que no tiene apetito y no ha comido mucho últimamente. Dijo que ayer dio de comer a sus hijos. En este momento, ella niega tener interés en las actividades de ocio.

Habilidades de desempeño

Diana arrastró las palabras durante la entrevista. Hizo contacto visual fugaz y dio respuestas breves durante la entrevista. Siguió las instrucciones para el comienzo de la KELS, pero se retiró antes de terminar. Durante la entrevista, lloró cuando hablamos de sus hijos.

La referencia de la escala es la siguiente:

- Limitado/no eficiente: no tiene las habilidades necesarias para realizar la tarea de manera adecuada o requiere mucha supervisión y asistencia.
- Competente/aceptable: realiza la tarea de manera funcional, con pocos errores y de forma general satisfactoria, pero aún puede mejorar en algunos aspectos.
- Habilidoso: realiza la tarea con destreza, precisión y confianza, mostrando un alto nivel de competencia y sin necesidad de supervisión.

(Continúa)

Caso 6-10. Diana. Formato D (*cont.*)

Habilidades de desempeño	No evaluado	Limitado/no eficiente	Competente/ aceptable	Habilidoso	Comentarios
Postura	X				
Balance/equilibrio	X				
Coordinación motora fina	X				
Coordinación motora gruesa	X				
Integración visomotora	X				
Seguir instrucciones			X		
Regulación emocional		X			
Destrezas cognitivas	X				
Destrezas de comunicación		X			
Otras (describir)					

Factores del cliente

- *Funciones corporales:* Diana parecía distraída y su atención en la tarea se desvaneció durante la evaluación. Aunque las funciones sensoriales y motoras no se probaron específicamente, no se observaron deficiencias evidentes.
- *Estructuras corporales:* no se observaron deformidades ni limitaciones de movimiento.

En el caso de Diana, los *factores de la persona* relacionados con *valores*, *creencias* y *espiritualidad* pueden influir significativamente en su proceso de intervención en terapia ocupacional. Por esta razón, a continuación se describen ampliamente, a la vez que se identifican y analizan estos factores basados en la información proporcionada por la evaluación.

Valores

Los valores de Diana pueden estar profundamente afectados por su situación actual, marcada por la depresión grave y la dependencia de sustancias. Los valores pueden haber cambiado o disminuido debido a sus difíciles experiencias de vida, como el abuso hacia sus hijos, la falta de estabilidad laboral y personal, y la sensación de desesperanza. Aunque no se mencionan explícitamente los valores de Diana, algunos puntos clave que podrían ser relevantes incluyen los siguientes:

- Valoración de la familia y los hijos: Diana sigue mostrando una cierta conciencia de la importancia de sus hijos, aunque su visión es negativa respecto a su futuro y el de ellos. Esto podría indicar un valor central relacionado con la maternidad, aunque se vea afectado por sus dificultades emocionales y de salud mental.
- Valor del trabajo: su historial de trabajos temporales y la reciente pérdida de empleo como recepcionista pueden indicar una falta de un valor sostenido en la estabilidad laboral o el desarrollo profesional, tal vez debido a la falta de motivación o la depresión.
- Autovaloración: la falta de interés en mejorar su situación y la visión negativa de sí misma reflejan una posible baja autoestima, lo cual puede estar relacionado con valores internos como la creencia de que no merece una vida mejor.

(Continúa)

Caso 6-10. Diana. Formato D (*cont.*)

Creencias

Las creencias de Diana están claramente influidas por su estado de salud mental y su situación de vida. Algunas creencias clave podrían ser:

- Creencia en la falta de posibilidades: Diana ha expresado una visión completamente negativa del futuro, tanto para ella como para sus hijos. Esto indica una *creencia fatalista* o la percepción de que no hay oportunidades para el cambio o la mejora.
- Desconfianza en la mejora: su desinterés en mejorar su situación o aprender nuevas habilidades refleja una *creencia de desesperanza*, que es común en casos de depresión grave. Ella no parece tener la *creencia de que el cambio es posible* o de que sus esfuerzos serían recompensados.
- Creencia sobre la crianza de los hijos: aunque ha cometido abuso hacia sus hijos, Diana parece tener cierta conciencia de su rol como madre, pero no cree que pueda ofrecerles un futuro mejor, lo que podría reflejar una *creencia limitante sobre su capacidad de ser una buena madre*.

Espiritualidad

En el caso de Diana, la espiritualidad no se menciona directamente, pero se podrían identificar algunos elementos indirectos relacionados con este factor:

- Desconexión o ausencia de recursos espirituales: debido a la depresión grave y la desesperanza, Diana podría estar experimentando una desconexión con cualquier sistema de apoyo espiritual, ya sea religioso o filosófico. La espiritualidad puede estar ausente en su vida actual debido a la falta de motivación y su percepción negativa del futuro.
- Posible necesidad de reconectar: la intervención podría considerar explorar aspectos espirituales, si Diana tiene alguna forma de creencias religiosas o filosóficas. Reconectar con un sentido de *propósito o esperanza* a través de la espiritualidad podría ser una vía importante en su proceso de recuperación.

Resumen de factores

- Valores: maternidad (consciente pero afectada por la depresión), trabajo (falta de estabilidad laboral), autovaloración (baja autoestima).
- Creencias: fatalismo, desesperanza, incapacidad para mejorar, limitación en la capacidad de crianza.
- Espiritualidad: desconexión de los recursos espirituales, posible necesidad de reconectar con un sentido de propósito o esperanza.
- Entorno: entorno desconocido en este momento; se determinará en una audiencia judicial el lunes. Antes de la admisión, vivía en Tigre, en una pensión de dos habitaciones, a tres calles de la casa de su madre. Diana tiene una hermana que vive en Córdoba, otra hermana en Entre Ríos y un hermano con el que ha perdido el contacto. Su padre falleció hace varios años.

Interpretación

- *Fortalezas:*
  - Diana tiene hasta el último año de la educación secundaria (le faltan dos asignaturas).
  - Ama a sus hijos.
  - Tiene a su madre, que la apoya.
- *Áreas que necesitan intervención:*
  - Estrategias de afrontamiento cuando el estrés está presente.
  - Habilidades de madre.
  - Habilidades de búsqueda y retención de empleo.
  - Baja autoestima.
- *Apoyos y obstáculos al desempeño ocupacional:*
  - Su madre la apoya y la ayudará con la crianza de los hijos.
  - Su madre se ha ofrecido a dejar que Diana y los niños se queden con ella después de que Diana salga del hospital.
  - Diana no tiene trabajo al que regresar; carece de una fuente de ingresos y de seguro médico.
- *Priorización de áreas de necesidad:*
  1. Mejorar la autovaloración y certeza interna.
  2. Mejorar las habilidades de afrontamiento.
  3. Mejorar las habilidades del rol de madre.

Firma:

Fecha:

Por último, se muestran dos casos en los que se han desarrollado los diferentes modos de registro: el descriptivo, el interpretativo y el evaluativo.

 ## Caso 6-11. Lorena M. Informe breve

Edad: 8 años.

Motivo de consulta: dificultades en el desempeño escolar, especialmente en tareas de escritura.

Observaciones y hallazgos: durante la sesión, Lorena utilizó un lápiz estándar para completar una actividad de trazado. Observé que sostenía el lápiz con un agarre inmaduro tipo «puño cerrado» y que su trazo era irregular y requería múltiples pausas (descriptivo). Lorena comentó: «No me gusta escribir, siempre me canso y se me sale de la raya» (descriptivo).

Los resultados de la evaluación estandarizada indican una puntuación baja en coordinación visomotora (percentil 20), lo que refleja una dificultad significativa en habilidades de precisión (descriptivo). Este desempeño puede estar relacionado con su agarre inadecuado del lápiz y su limitada fuerza en la mano dominante (interpretativo).

El bajo rendimiento en escritura podría afectar negativamente su participación en tareas escolares, limitando su capacidad para completar actividades académicas a tiempo y con precisión (interpretativo). Esta situación genera preocupación, ya que podría impactar en su autoestima y predisposición hacia el aprendizaje (evaluativo).

Identificación de los registros

1. Descriptivos:
   - «Durante la sesión, Lorena utilizó un lápiz estándar para completar una actividad de trazado».
   - «Observé que sostenía el lápiz con un agarre inmaduro tipo "puño cerrado" y que su trazo era irregular y requería múltiples pausas».
   - «Lorena comentó: "No me gusta escribir, siempre me canso y se me sale de la raya"».
   - «Los resultados de la evaluación estandarizada indicaron una puntuación baja en coordinación visomotora (percentil 20), lo que refleja una dificultad significativa en habilidades de precisión».

2. Interpretativos:
   - «Este desempeño puede estar relacionado con su agarre inadecuado del lápiz y su limitada fuerza en la mano dominante».
   - «El bajo rendimiento en escritura podría afectar negativamente su participación en tareas escolares, limitando su capacidad para completar actividades académicas a tiempo y con precisión».

3. Evaluativos:
   - «Esta situación genera preocupación, ya que podría impactar en su autoestima y predisposición hacia el aprendizaje».

Este ejemplo combina las tres declaraciones para construir un informe completo, separando hechos objetivos, interpretaciones razonadas y juicios valorativos.

 ## Caso 6-12. Sara T. Informe breve

Edad: 4 años.

Motivo de consulta: dificultades para comer alimentos sólidos y participar en comidas familiares.

Observaciones y hallazgos: durante la sesión, Sara estuvo sentada en una silla infantil frente a una mesa. Cuando se le ofrecieron trozos pequeños de zanahoria cocida, observé que los tomó con los dedos, pero los soltó en el plato sin intentar llevárselos a la boca (descriptivo, lo que se ve). Al aproximar una cuchara con puré de manzana cerca de su boca, giró la cabeza hacia un lado y dijo: «No quiero, no me gusta» (descriptivo, lo que se oye).

La madre informó que Sara rechaza alimentos de texturas grumosas y prefiere solo comidas trituradas o en puré, lo cual concuerda con la observación de su reacción a la zanahoria (descriptivo, lo que se dice). Además, se detectó un olor agrio en el aliento de Sara, lo que puede indicar problemas gástricos (descriptivo, lo que se huele).

El patrón de rechazo de alimentos sólidos podría estar relacionado con hipersensibilidad oral o ansiedad frente a nuevas experiencias alimentarias (interpretativo). Estas conductas podrían limitar su exposición a una dieta variada y nutritiva, afectando tanto su desarrollo físico

(Continúa)

Caso 6-12. Sara T. Informe breve (*cont.*)

como su integración en las comidas familiares (interpretativo).

La dificultad para aceptar alimentos sólidos y su preferencia por texturas trituradas es un área crítica que debe abordarse, ya que podría impactar negativamente en su salud general y en la dinámica familiar (evaluativo).

Identificación de los registros

1. Descriptivos:

   – «Durante la sesión, Sara estuvo sentada en una silla infantil frente a una mesa» (lo que se ve).
   – «Cuando se le ofrecieron trozos pequeños de zanahoria cocida, observé que los tomó con los dedos, pero los soltó en el plato sin intentar llevárselos a la boca» (lo que se ve).
   – «Al aproximar una cuchara con puré de manzana cerca de su boca, giró la cabeza hacia un lado y dijo: "No quiero, no me gusta"» (lo que se oye).

   – «La madre informó que Sara rechaza alimentos de texturas grumosas y prefiere solo comidas trituradas o en puré» (lo que se dice).
   – «Además, se detectó un olor agrio en el aliento de Sara, lo que puede indicar problemas gástricos» (lo que se huele).

2. Interpretativos:

   – «El patrón de rechazo de alimentos sólidos podría estar relacionado con hipersensibilidad oral o ansiedad frente a nuevas experiencias alimentarias».
   – «Estas conductas podrían limitar su exposición a una dieta variada y nutritiva, afectando tanto su desarrollo físico como su integración en las comidas familiares».

3. Evaluativos:

   – «La dificultad para aceptar alimentos sólidos y su preferencia por texturas trituradas es un área crítica que debe abordarse, ya que podría impactar negativamente en su salud general y en la dinámica familiar».

 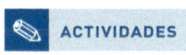 **ACTIVIDADES**

Documentación de la intervención en terapia ocupacional

7

 OBJETIVOS

- Comprender la importancia de la documentación en la intervención de terapia ocupacional y su impacto en la práctica profesional.
- Aplicar principios de legibilidad en la redacción de documentos, utilizando estrategias para mejorar la claridad, la precisión y la coherencia del texto.
- Describir los componentes esenciales de la documentación del plan, la aplicación y el progreso de la intervención en terapia ocupacional.
- Distinguir los diferentes formatos de notas de progreso (narrativas, SOAP, DAP y FIP) y su aplicación en distintos contextos clínicos.
- Analizar el propósito, la estructura y los criterios de calidad de la epicrisis, reconociendo su relevancia en la continuidad del tratamiento.
- Explorar el uso de la inteligencia artificial en la escritura profesional en terapia ocupacional, identificando sus beneficios, limitaciones y mejores prácticas.

DOCUMENTACIÓN DE LA INTERVENCIÓN EN TERAPIA OCUPACIONAL

La documentación de la intervención en terapia ocupacional es una herramienta esencial que garantiza la continuidad, la calidad y la eficacia del proceso terapéutico. A través de registros claros, organizados y centrados en el usuario, el profesional puede reflejar las evaluaciones, los objetivos, las estrategias y los resultados alcanzados. Además, esta documentación no solo cumple un papel clave en la comunicación con otros miembros del equipo interdisciplinario, sino que también asegura el cumplimiento de estándares legales y éticos, fortaleciendo la transparencia y la justificación de las decisiones clínicas. Una adecuada documentación es, por lo tanto, un reflejo del profesionalismo y del compromiso con el bienestar de las personas atendidas.

LEGIBILIDAD DEL ESCRITO: DEFINICIÓN Y ASPECTOS CLAVE

La legibilidad de un texto se refiere al grado de facilidad con que puede ser leído, comprendido y recordado por los lectores. Este concepto engloba tanto factores visuales como lingüísticos, los cuales son determinantes para que un mensaje sea claro y accesible.

Tipos de legibilidad

Legibilidad tipográfica

Se enfoca en cómo el diseño visual influye en la percepción del texto. Entre los aspectos principales destacan los siguientes:

- Tamaño y estilo de la letra.
- Contraste entre el fondo y la forma.

Legibilidad lingüística

Analiza los elementos estrictamente verbales del texto, como, por ejemplo:

- Elección de las palabras (léxico).
- Longitud de las frases.

Características de un texto con alta legibilidad

Un texto altamente legible suele cumplir con las condiciones que se describen a continuación.

Evitar la repetición

Repetir reiteradamente una palabra de significado pleno, como nombres, verbos, adjetivos o adverbios, en un texto breve puede generar monotonía y aburrimiento en la lectura. Para mantener el interés del lector y lograr un texto más fluido, variado y atractivo para el lector, se recomienda:

- Usar sinónimos: cambiar palabras repetidas por sinónimos que respeten el contexto. Por ejemplo, en lugar de repetir «interesante», se puede optar por «fascinante» o «atractivo».
- Reformular ideas: reestructurar las oraciones para evitar redundancias. En lugar de repetir una misma palabra, se pueden expresar las ideas de otra forma.
- Incorporar pronombres o sustantivos equivalentes: para evitar repetir nombres, se pueden emplear pronombres o sinónimos relacionados.
- Aprovechar conectores y frases descriptivas: los conectores como «además», «por otro lado» o «sin embargo» ayudan a enriquecer el texto y a evitar repeticiones.
- Variedad en los tiempos verbales y adjetivos: alternar entre formas verbales y adjetivos similares puede dar mayor dinamismo al texto.

Evitar muletillas lingüísticas

El uso excesivo de ciertas expresiones puede convertirlas en auténticas muletillas, que restan claridad y profesionalismo al discurso. Estas frases suelen emplearse para llenar vacíos o completar ideas inconclusas, pero su abuso afecta la calidad de la comunicación.

A continuación, se muestran estrategias para evitar muletillas:

- **Identificar las muletillas más comunes:** reconocer las expresiones que tienden a repetirse y reflexionar sobre su uso. Algunas de las muletillas más frecuentes son:
  – «A nivel de».
  – «A raíz de».
  – «A través de».
  – «De alguna manera».
  – «En función de».
  – «Es evidente».
  – «Evidentemente».
  – «Pienso que».
  – «Personalmente».
- **Sustituir las muletillas por expresiones más precisas:** cuando sea posible, se deben utilizar frases concretas en lugar de las muletillas anteriores. Por ejemplo, en lugar de decir «a nivel de educación», es mejor decir «en el ámbito educativo».
- **Eliminar redundancias:** algunas muletillas son innecesarias y pueden eliminarse sin afectar el significado. Por ejemplo, «de alguna manera» puede omitirse en muchas ocasiones.
- **Pausar y reflexionar:** en lugar de llenar los silencios con expresiones vacías, es preferible hacer una pausa breve para pensar en lo que se va a decir.
- **Ampliar el vocabulario:** leer y practicar nuevas formas de expresión ayuda a reducir la dependencia de las muletillas.

 Ejemplo de sustitución

- Frase con muletilla: «A nivel de resultados, es evidente que hubo mejoras».
- Frase mejorada: «Los resultados muestran mejoras claras».

Ser consciente del uso de muletillas y trabajar en su sustitución contribuirá a lograr una comunicación más profesional y efectiva.

Eliminar comodines para mejorar la precisión del texto

Las palabras comodín son términos genéricos que se utilizan cuando no se encuentra una palabra más específica. Aunque su uso puede ser útil en ciertas ocasiones, abusar de ellas empobrece la calidad del texto, ya que no aportan precisión ni riqueza al discurso. Evitar las palabras comodín permite construir escritos más claros, ricos y específicos, mejorando la comprensión y el impacto del mensaje. Los ejemplos más comunes de palabras comodín son: «cosa», «hacer», «poner», «dar», «decir», «tener», «bueno», «malo» e «interesante».

Las recomendaciones para evitar los comodines son:

- **Optar por términos específicos:** sustituir las palabras comodín por expresiones concretas que detallen la acción o el concepto:
  - En lugar de «hizo algo interesante», escribir «realizó una presentación innovadora».
  - Cambiar «dio su opinión» por «expresó su punto de vista».
- **Usar sinónimos precisos:** si un comodín resulta inevitable, buscar sinónimos más específicos en función del contexto:
  - En lugar de «poner un cuadro», escribir «colocar un cuadro».
  - Sustituir «tener una idea» por «concebir una idea».
- **Contextualizar para enriquecer el significado:** ampliar la información en la frase para dar más detalles en lugar de recurrir al comodín:
  - En lugar de escribir «decir algo importante», utilizar «anunciar una decisión clave».
- **Revisar y reescribir:** durante la redacción, se deben identificar las palabras comodín y reemplazarlas en la revisión del texto.

 Ejemplo de transformación

- Con comodines: «María hizo algo bueno para resolver la cosa del proyecto».
- Sin comodines: «María implementó una solución eficaz para abordar los problemas del proyecto».

Uso de palabras concretas frente a palabras abstractas

El uso de palabras concretas facilita la comprensión y mejora la claridad del texto. Estas palabras se refieren a objetos, acciones o cualidades tangibles, permitiendo al lector asociarlas directamente con la realidad. En contraste, las palabras abstractas se refieren a conceptos más generales o difusos, lo que puede complicar su interpretación, ya que requieren un mayor esfuerzo para identificar su significado en el contexto. Al optar por palabras concretas, el texto se vuelve más directo, atractivo y fácil de entender. Esto no solo mejora la experiencia del lector, sino que también refuerza el impacto del mensaje.

Las características de las palabras concretas son:

- Brindan especificidad y claridad.
- Facilitan la creación de imágenes mentales.
- Reducen la ambigüedad en el mensaje.

Las características de las palabras abstractas son:

- Expresan ideas, emociones o conceptos intangibles.
- Pueden abarcar múltiples significados según el contexto.
- Requieren mayor esfuerzo para ser comprendidas.

 Ejemplos de sustitución

- Abstracto: «El ambiente era desagradable».
- Concreto: «El lugar estaba oscuro y con un fuerte olor a humedad».
- Abstracto: «María sintió una emoción intensa».
- Concreto: «María sintió una mezcla de alegría y alivio al recibir la noticia».

Recomendaciones para preferir el uso de palabras concretas:

- **Describir detalles específicos:** en lugar de usar términos generales, describir características que permitan visualizar la situación o el objeto.

- **Evitar términos ambiguos:** palabras como «cosa», «situación» o «problema» deben reemplazarse por términos más específicos.
- **Pensar en el lector:** usar palabras que ayuden al lector a captar rápidamente la idea sin esfuerzo adicional.

Uso de palabras cortas y sencillas

El uso de palabras cortas y sencillas mejora la claridad y facilita la comprensión del texto. Las palabras corrientes y directas son más ágiles y permiten una lectura fluida, evitando la complicación innecesaria de conceptos complejos. El uso de palabras directas facilita que el lector entienda rápidamente el mensaje sin tener que hacer un esfuerzo adicional, ya que el texto es más accesible y efectivo.

Ejemplos de dobletes:

- Aproximativo → Aproximado.
- Concretizar → Concretar.
- Diferenciar → Distinguir.
- Disminución → Baja.
- Ejemplificar → Dar ejemplo.
- Entregar → Dar.
- Finalizar → Concluir/terminar.
- Inclusive → Incluso.
- Realizar → Hacer.
- Utilización → Uso.

Recomendaciones para utilizar palabras más cortas y sencillas:

- **Evitar redundancias:** muchas palabras largas pueden ser sustituidas por otras más simples sin perder el sentido.
- **Buscar términos comunes:** elegir vocabulario que sea conocido por un amplio público, evitando tecnicismos innecesarios.
- **Revisar y simplificar:** al revisar un texto, identificar los términos complejos y cambiarlos por versiones más sencillas y comprensibles.

Adverbios terminados en «-mente»: precauciones

Los adverbios terminados en «-mente» son comunes en registros formales, pero pueden resultar innecesarios o poco adecuados en estilos coloquiales o más dinámicos. Además, el uso excesivo de estos adverbios puede generar cacofonías, un sonido repetitivo o desagradable debido a la coincidencia de terminaciones. Es recomendable evitar su uso cuando haya alternativas más sencillas o cuando puedan romper la fluidez del texto. El uso adecuado de estos adverbios mejora la claridad y la sonoridad del texto, haciéndolo más agradable para el lector.

Existen ciertas particularidades de los adverbios en «-mente»:

- Son más comunes en registros formales, por lo que, si el estilo del escrito es coloquial, es mejor optar por adverbios más breves y vivos.
- La terminación «-mente» genera cacofonías, especialmente si se usan varios seguidos, lo que puede afectar la sonoridad del texto.

 Ejemplos de alternativas

- Claramente → De manera más clara, con claridad.
- Finalmente → Al finalizar, al final.
- Indudablemente → Sin duda.
- Permanentemente → Siempre.
- Posteriormente/seguidamente → Después, ahora, a continuación.

Recomendaciones para evitar cacofonías:

- **Evitar iniciar la frase con un adverbio en «-mente»:** en lugar de comenzar con «Posiblemente», mejor usar «Es posible que…» o reestructurar la frase.
- **Usar sinónimos sencillos:** siempre que sea posible, sustituir los adverbios en «-mente» por expresiones más directas o concretas.
- **Revisar la fluidez:** al escribir, prestar atención a las terminaciones en «-mente» para evitar repetirlas excesivamente en frases consecutivas.

Marcadores textuales

Los marcadores textuales son expresiones o palabras que se utilizan para organizar, conectar y dar coherencia a las ideas de un texto. Su función principal es guiar al lector a través de las diferentes partes del discurso, facilitando la comprensión de las relaciones entre las frases y los párrafos.

Ejemplos:

- Introducir el tema del texto:
  – El propósito principal de.
  – El objetivo de este trabajo es.
  – Este texto tiene como propósito.
  – Se busca exponer.
  – A continuación, se abordará.
  – El enfoque de este texto es.
- Iniciar un tema nuevo:
  – En relación con.
  – En cuanto a.
  – Con respecto a.
  – En lo que respecta a.
  – Sobre el tema de.
  – Acerca de.
  – Un aspecto importante es.
  – Otro punto relevante es.
- Marcar el orden de los puntos:
  – En primer lugar, primero.
  – En segundo lugar, segundo.
  – Por último, finalmente.
  – Para comenzar, primero.
  – A continuación, luego.
  – Posteriormente, después.
  – Finalmente, para terminar.
- Distinguir ideas:
  – Por un lado, por otro.
  – Ahora bien.
  – Por una parte, por otra.
  – No obstante, en cambio.
  – Sin embargo, por el contrario.
  – En cambio, a diferencia de.
- Continuar sobre el mismo punto:
  – Además, luego.
  – Posteriormente.
  – Ahora bien.
  – Por otra parte, por otro lado.
  – En este sentido.
  – De hecho, así pues.
- Hacer hincapié:
  – Es decir, o sea.
  – En otras palabras.
  – Como se ha expresado.
  – Lo más importante es.
  – La idea principal es.

- – Cabe destacar que.
  – Es fundamental tener en cuenta que.
- Resumir:
  – En resumen.
  – En pocas palabras.
  – Brevemente.
  – En síntesis.
  – Para resumir.
- Terminar:
  – En conclusión.
  – Para finalizar.
  – En definitiva.
  – Para concluir.
  – Finalmente.

Signos de puntuación

Los signos de puntuación son esenciales para estructurar y clarificar las ideas en un texto, y cada uno cumple una función específica. A continuación, se explica la importancia de la coma, el punto y coma, el punto seguido y el punto y aparte.

Coma (,)

La coma es uno de los signos de puntuación más importantes porque permite separar elementos dentro de una oración, evitando ambigüedades y facilitando la comprensión. Se usa en los siguientes casos:

- Para separar elementos en una lista: por ejemplo, «Compré pan, leche, queso y frutas».
- Antes de las conjunciones «pero», «aunque» y «sin embargo»: por ejemplo, «Me gusta el cine, pero prefiero leer libros».
- Para aislar oraciones subordinadas: por ejemplo, «Mi hermana, que es muy organizada, siempre me ayuda».
- En aposiciones y aclaraciones: por ejemplo, «Juan, el jefe del equipo, está de viaje».
- Para separar elementos que modifican la oración principal: por ejemplo, «Ella, cansada de esperar, decidió irse a casa».

Punto y coma (;)

El punto y coma se utiliza para separar oraciones independientes que están estrechamente relacionadas en significado o para organizar elementos complejos en una lista. Su uso es más fuerte que el de la coma, pero más suave que el del punto.

- Para separar oraciones independientes que guardan relación: por ejemplo, «Estudió toda la noche; sin embargo, no aprobó el examen».
- En listas complejas que contienen comas internas: por ejemplo, «Durante las vacaciones visitamos a mis abuelos, que viven en la playa; a mis tías, que llegaron de otro país, y a mis primos, que viven cerca».
- Para separar elementos dentro de una oración que ya contiene comas: por ejemplo, «La conferencia será el lunes, a las 10 am; martes, a las 2 pm, y miércoles, a las 11 am».

Punto seguido (.)

El punto seguido se utiliza para separar oraciones dentro de un mismo párrafo. Su función es indicar el final de una idea y el inicio de otra, manteniendo la coherencia del texto dentro de un mismo párrafo.

- Para indicar el final de una oración y el inicio de una nueva: por ejemplo, «Me levanté temprano. Preparé el desayuno y me senté a leer».

Punto y aparte (.)

El punto y aparte se usa para marcar el final de un párrafo y el comienzo de uno nuevo. Este signo de puntuación es fundamental para organizar el texto y facilitar la lectura, ya que ayuda a estructurar el contenido en bloques temáticos o de ideas.

- Para indicar el final de un párrafo y el inicio de otro.

 Ejemplo

«Esta es una idea importante. Es crucial que todas las personas comprendan la relación entre los conceptos.».

Importancia de los párrafos

Evitar párrafos y oraciones muy largas

El equilibrio adecuado entre la extensión y el contenido en los párrafos ayuda a mantener un ritmo de lectura fluido y a mejorar la comprensión del texto.

Los párrafos largos (de más de 400 palabras) pueden dificultar la lectura, pues obligan al lector a retener mucha información a la vez. La comprensión puede volverse más difícil si se incluye demasiada información en un solo bloque.

Si un párrafo se extiende demasiado, la solución es *dividirlo en dos o más párrafos* para organizar las ideas de manera más clara y comprensible.

 Ejemplo

- **Párrafo largo:** «El sistema educativo actual enfrenta varios desafíos, que incluyen la falta de recursos, la creciente demanda de estudiantes por la digitalización y la necesidad de adaptar los métodos de enseñanza tradicionales a las nuevas generaciones. La brecha entre los estudiantes de diferentes contextos socioeconómicos también contribuye a la desigualdad, lo que hace aún más urgente la reforma educativa. Además, las metodologías de enseñanza requieren innovación, puesto que las técnicas actuales no logran involucrar completamente a los estudiantes ni prepararlos adecuadamente para el futuro. Es necesario replantear las políticas educativas para abordar estos problemas de manera efectiva».
- **Párrafos divididos:**
  - «El sistema educativo actual enfrenta varios desafíos, que incluyen la falta de recursos y la creciente demanda de digitalización. Las nuevas generaciones requieren métodos de enseñanza más innovadores que se adapten a sus necesidades».
  - «Además, la brecha entre los estudiantes de diferentes contextos socioeconómicos genera una gran desigualdad, lo que hace urgente una reforma educativa. Las metodologías actuales no logran involucrar a los estudiantes, lo que requiere una revisión profunda en las políticas educativas».

Evitar párrafos demasiado cortos

Los párrafos demasiado breves (de una o dos líneas) pueden sentirse incompletos, como si el tema no estuviera suficientemente desarrollado. Esto puede generar una sensación de fragmentación y dificultar la fluidez de la lectura.

Se debe intentar que cada párrafo contenga, al menos, una idea completa, que esté explicada con suficiente detalle, pero sin irse al extremo de ser excesivamente largo.

 Ejemplo

- **Párrafo demasiado corto:** «Los métodos tradicionales ya no sirven».
- **Párrafo ampliado:** «Los métodos tradicionales de enseñanza han quedado obsoletos en muchos contextos. Los avances tecnológicos y las nuevas exigencias de los estudiantes requieren que se adapten las técnicas pedagógicas para seguir siendo eficaces».

En síntesis:

- **Si los párrafos son largos:** dividir las ideas en bloques más pequeños y manejables.
- **Si los párrafos son cortos:** ampliar los párrafos para desarrollar las ideas por completo, pero sin hacer que sean innecesariamente largos.

Principales errores en la escritura de párrafos

La escritura de párrafos es un elemento crucial para la claridad y coherencia de un texto. Sin embargo, ciertos errores comunes pueden dificultar la lectura y la comprensión. A continuación, se describen los más frecuentes:

- Desequilibrios: consisten en una mezcla desordenada de párrafos largos y cortos, sin una justificación aparente. Este desequilibrio puede romper la armonía visual y conceptual del texto, afectando la experiencia del lector.
- Repeticiones y desórdenes: se producen cuando se rompe la unidad de significado debido a:
  - Ideas que deberían estar juntas, pero se presentan en párrafos distintos.
  - Reiteración innecesaria de una misma idea en varios párrafos.

- Falta de organización en la distribución de la información.
- Párrafos-frase: en este caso, cada párrafo consta de una sola oración, más o menos extensa, pero sin desarrollar las ideas en profundidad. Esto genera un texto fragmentado y poco elaborado.
- Párrafos-lata: son párrafos excesivamente largos que ocupan casi una página entera, presentándose como bloques densos de texto. En su interior suelen abarcar varias subunidades temáticas, dificultando la identificación de las ideas principales. Se les llama *lata* porque el lector debe abrirla para desentrañar su contenido.
- Párrafos escondidos: aunque el texto esté bien estructurado en un nivel profundo, su organización no es evidente para el lector. La falta de señales claras obliga a una lectura atenta y minuciosa para comprender la estructura y el contenido.

Técnicas para resumir y organizar ideas

Una técnica eficaz para mejorar la construcción de párrafos es asignarles un título que resuma el tema o contenido en dos o tres palabras. Si los títulos no se solapan, guardan coherencia y relación entre sí, y evitan vacíos, repeticiones o desórdenes, entonces los párrafos están bien elaborados. Este método ayuda a garantizar una estructura clara, comprensible y atractiva para el lector.

Vicios o tics personales en la escritura

Así como en el habla se suelen repetir gestos o palabras de manera involuntaria, en la escritura también se pueden desarrollar hábitos que afectan la calidad del texto. Estos vicios o tics personales pueden entorpecer la fluidez, la variedad y la claridad de la redacción.

Principales vicios o tics personales

- *Repetición de palabras o expresiones:*
  - Usar reiteradamente ciertas palabras (como «entonces», «actualmente», «por lo tanto», etc.) que funcionan como *muletas* para articular el discurso.

– Este hábito puede generar monotonía y restar dinamismo al texto.

- *Abuso de estructuras sintácticas:*
  – Emplear en exceso ciertas formas gramaticales, como gerundios, construcciones antepuestas o frases comparativas, puede dar lugar a una redacción redundante o pesada.

Ejemplo

«Realizando la tarea, mientras observaba, se dio cuenta de...».

- *Estructuras calcadas en párrafos y textos:*
  – Iniciar o cerrar sistemáticamente con las mismas palabras, expresiones o frases puede hacer que el texto pierda frescura y variedad.
  – Esto da una sensación de previsibilidad que puede desmotivar al lector.
- *Exceso de incisos:*
  – Abusar de elementos como paréntesis, guiones, dos puntos o asteriscos rompe la continuidad del texto y dificulta la lectura fluida.
  – Los incisos deben ser utilizados con moderación y solo cuando aporten claridad o precisión.

Cómo evitar estos vicios

- *Variedad léxica:* utilizar sinónimos y reformular las oraciones para evitar repeticiones innecesarias.
- *Simplicidad sintáctica:* priorizar estructuras claras y directas, evitando sobrecargar las oraciones con elementos secundarios.
- *Revisión consciente:* leer en voz alta y revisar el texto para identificar patrones repetitivos o excesos.
- *Uso limitado de incisos:* asegurarse de que los elementos añadidos sean realmente esenciales y no interrumpan la fluidez del texto.

Largo o tamaño de las frases

La longitud de las frases es un aspecto fundamental en la escritura, ya que afecta directa-mente la comprensión, la fluidez y la retención de ideas por parte del lector.

Recomendaciones generales

- *Brevedad aconsejada:* la mayoría de los manuales sugieren que una frase no supere las 20-30 palabras como máximo. Este rango facilita la lectura sin sobrecargar al lector.
- *Evitar frases excesivamente cortas:* aunque las frases breves son fáciles de leer, encadenarlas sin conexiones lógicas puede generar un texto fragmentado y poco memorable. El lector percibe las ideas de manera aislada, dificultando la formación de relaciones significativas entre ellas y la construcción de unidades conceptuales superiores.
- Claves para equilibrar la extensión de las frases:
  – Revisar el estilo: la longitud de las frases no es un valor absoluto, pero es importante analizar si el estilo empleado favorece la claridad y la conexión de ideas.
  – Podar lo irrelevante: en frases muy extensas, eliminar palabras o información innecesaria ayuda a aligerar la lectura sin sacrificar el contenido.
  – Agrupar palabras relacionadas: organizar la información de forma coherente, uniendo los elementos que tienen relación directa, contribuye a la fluidez y la comprensión.
  – Criterio de orden: estructurar las ideas de forma lógica permite al lector seguir el hilo del mensaje sin dificultad.

El objetivo es lograr un equilibrio entre frases concisas y aquellas que, con una longitud adecuada, conecten ideas de manera efectiva, formando un texto claro, cohesivo y significativo.

Claves para redactar frases claras y concisas

La eficiencia en la redacción de frases permite transmitir ideas con claridad, brevedad y efectividad. Estas pautas ayudan a construir oraciones precisas y comprensibles:

- *Mantener la brevedad:* limitar la longitud de las frases a un máximo de 30 palabras para garantizar una lectura fluida.

- *Simplificar el contenido:* eliminar palabras e incisos irrelevantes, manteniendo solo lo esencial. Colocar los incisos en posiciones que no separen palabras relacionadas, evitando interrupciones innecesarias.
- *Ordenar con sencillez:* usar la estructura más simple y natural: sujeto + verbo + complementos. Evitar combinaciones complejas o rebuscadas que puedan confundir al lector.
- *Destacar la información relevante:* situar las ideas más importantes al inicio de la frase para captar la atención del lector.
- *Evitar estructuras complicadas:* reducir el uso de construcciones en voz pasiva, negaciones y estilos nominales, que dificultan la claridad del texto. Ejemplo: en lugar de «El problema no puede ser ignorado», escribir «Es necesario abordar el problema».
- *Revisar las frases:* analizar cada frase para asegurarse de que es clara, precisa y contribuye al propósito del texto.
- *Pensar en el lector (tener empatía):* adaptar el tono, el estilo y el vocabulario según el público al que va dirigido el texto. Preguntarse: ¿quién leerá esto?, ¿qué necesita entender rápidamente?

Aspectos sintácticos en la escritura

La estructura sintáctica de las frases tiene un impacto directo en la claridad, la fluidez y la efectividad del texto. Atender a ciertos principios básicos puede marcar la diferencia en cómo el lector percibe y comprende la información. Un texto sintácticamente equilibrado es más fácil de leer y comprender. Al priorizar la claridad y la sencillez, se asegura que el mensaje llegue al lector de manera efectiva, dejando una impresión positiva y duradera.

Recomendaciones sintácticas clave

- *Equilibrio entre nombres y verbos:*
  - En cada frase, la cantidad de sustantivos no debería superar la de los verbos. Un texto con exceso de nombres tiende a ser denso y estático, mientras que los verbos aportan dinamismo y claridad.

 Ejemplo

En lugar de «La realización de la actividad requerirá la supervisión del encargado», usar «El encargado supervisará la actividad».

- *Limitar el uso de gerundios:*
  - Los gerundios, si se usan en exceso, cargan las frases y les dan un tono arcaico o redundante. Es preferible emplearlos con moderación y únicamente cuando sean necesarios para indicar simultaneidad o continuidad.

 Ejemplo

En vez de «Estaba caminando mientras iba pensando», utilizar «Caminaba mientras pensaba».

- *Evitar frases negativas:*
  - Las oraciones negativas son más difíciles de procesar, ya que requieren mayor atención por parte del lector. Además, suelen tener un impacto emocional mayor y pueden desviar el enfoque del mensaje principal.

 Ejemplo

En lugar de «No es conveniente posponer la decisión», usar «Es importante tomar una decisión ahora».

- *Adoptar un estilo activo:*
  - Como ya se ha mencionado antes, la voz activa es más clara, directa y comprensible que la voz pasiva, que puede resultar imprecisa o distante.

 Ejemplo

En lugar de «El informe fue escrito por el equipo», usar «El equipo escribió el informe».

GUÍA PARA LA DOCUMENTACIÓN DE LA INTERVENCIÓN

En general, al redactar un informe de intervención es necesario seguir las pautas establecidas por la institución correspondiente. Durante las revisiones del plan, se deben incluir notas de progreso, que se abordarán más adelante en este capítulo. En el plan de intervención inicial, no se debe resumir el progreso, pero en los planes subsecuentes sí. Es fundamental revisar las notas de progreso de la última evaluación (que podrían abarcar el último mes o el período que se haya determinado en el entorno del terapeuta), al resumir los avances desde la redacción del plan anterior. Esto asegura una imagen precisa del progreso del cliente.

Descripción precisa

Es crucial elegir con cuidado las palabras, ya que la forma en que las interpretan los lectores puede variar. Algunas palabras pueden ser malinterpretadas si no se elige un término adecuado. Por ejemplo, cuando se escribe «Continúa teniendo dificultades con _____», un pagador podría interpretarlo como «No está progresando». En realidad, la persona podría estar progresando, pero tal vez no tan rápidamente como se esperaba.

Comparación de algunos pares de términos:

- «Asiste» frente a «participa»: usar «participa» es más activo y refleja que el cliente está involucrado activamente en la terapia, no solo presente.
- «Entiende» frente a «cumple» o «demuestra»: «cumple» o «demuestra» implican que el cliente ha realizado una acción concreta, lo que hace más evidente el progreso.
- «Abordable/accesible» frente a «sociable»: «sociable» implica una disposición activa para interactuar, lo que muestra una mejora en la participación social.

La selección de términos en los informes de progreso influye de manera significativa en cómo se interpretan los avances de un paciente o usuario. Los términos presentados en segundo término (como participa, cumple, demuestra, sociable) son más activos y descriptivos que los presentados en primer lugar (como asiste, entiende, abordable o accesible). Por ejemplo, si se redacta que un usuario asistió a sesiones de terapia ocupacional, un lector podría interpre-

tarlo como que el cliente simplemente ingresó a la sala, pero no hizo nada. En cambio, si se escribe que el usuario participó en la sesión de terapia ocupacional, se comunica que fue un actor activo en el proceso. De igual manera, aunque alguien asienta con la cabeza y diga que entiende, eso no garantiza que realmente haya comprendido, a menos que se observe la ejecución de la habilidad. Por otro lado, el término «accesible» sugiere que la persona es abordable para iniciar una conversación, pero «sociable» indica que se siente igualmente cómoda acercándose a otros y siendo abordada por ellos.

Palabras descriptivas para notas de progreso

El siguiente listado de palabras refleja el progreso o el cambio en diferentes áreas:

- Comportamientos físicos: se adapta, contra la gravedad, asistencia, cuidadoso, torpe, consistente, coordinado, enérgico, imita.
- Comportamientos sociales: agresivo, agitado, alerta, enojado, ansioso, apático, accesible, atento.
- Cognición: se adapta, alerta, atento, consciente, aclara, concentrado.
- Participación: asiste, contribuye, conversa, diligente, se involucra, expresa, contacto visual, industrioso, iniciado, participa.
- Apariencia y tacto: apropiado, desconcertado, rubor, olor corporal, aburrido, limpio.
- Habla: balbucea, claro, ecolalia, expresivo, sonido gutural, seseos, monótono.

Cuando se resume el progreso a lo largo del tiempo, es fundamental centrarse en la participación en la ocupación como eje central de la terapia ocupacional. Es importante describir las nuevas ocupaciones que el usuario puede realizar en el momento actual y que anteriormente no lograba hacer. De esta manera, la información registrada está centrada en el desempeño ocupacional. Centrarse en la función significa asegurarse de abordar lo que hace el cliente, no las habilidades y capacidades subyacentes. Por ejemplo, si un usuario ahora puede alcanzar el estante superior de la cocina y bajar lo que necesita de ese estante sin ayuda, se está enfocando en la función. Si, en cambio, se informa que el usuario ha aumentado el rango de movimiento (ROM) a 170° en la flexión del hombro, no se está informando sobre la función. Otro ejemplo de registro centrado en la ocupación sería describir cómo un cliente muestra una mejora en su autoestima, en lugar de simplemente informar que ha obtenido un 26 % más en una prueba de autoestima. Por ejemplo, «El usuario se mira en el espejo antes de salir de su habitación, ajustando su ropa o sonriendo al verse. Además, podría estar expresando con más frecuencia confianza en sus habilidades, como asumir nuevos retos o comunicar sus logros con seguridad».

Documentación del progreso de la intervención

Al redactar un plan de intervención, es fundamental utilizar un lenguaje que refleje de manera precisa los cambios observados en el usuario, manteniendo la honestidad y un enfoque en los aspectos más relevantes. Esto implica resaltar solo los logros que están directamente vinculados con los objetivos establecidos, en lugar de detallar cada actividad realizada durante el último período. Este enfoque no solo facilita la lectura y la comprensión del informe, sino que también evita documentos extensos que podrían resultar poco prácticos.

Un ejemplo de redacción concisa y enfocada sería: «Durante el último mes, el cliente logró participar activamente en actividades grupales 3 veces por semana, lo que representa un avance significativo en comparación con el mes anterior, donde únicamente asistía sin involucrarse. Este cambio sugiere un aumento en su capacidad de autorregulación emocional y en su confianza para interactuar con otros». En este caso, las palabras clave como «logró participar activamente» y «avance significativo» destacan el progreso de manera clara y centrada en los resultados funcionales.

Es importante documentar cómo los avances se reflejan en la funcionalidad y las ocupaciones del cliente, más allá de las habilidades específicas o las métricas aisladas.

 Ejemplo

- **Progreso en las habilidades de la vida diaria:** «El paciente ahora puede seleccionar su ropa de forma independiente cada mañana, lo que marca un avance respecto al período anterior, cuando requería recordatorios constantes para realizar esta actividad».
- **Progreso en la participación social:** «En las últimas semanas, el cliente inició espontáneamente conversaciones con sus compañeros durante las sesiones grupales, un comportamiento que no se había observado previamente».
- **Progreso en el manejo emocional:** «El paciente empleó técnicas de respiración profunda durante 2 episodios de frustración en las sesiones, logrando calmarse sin la necesidad de apoyo externo».

Adaptar la descripción según los objetivos establecidos

El progreso debe siempre relacionarse con los objetivos específicos del plan de intervención. Si el objetivo era mejorar la autorregulación emocional, las observaciones deben reflejar cómo el cliente ha aplicado estrategias concretas para gestionar sus emociones.

 Ejemplo

«El cliente demostró un uso consistente de las técnicas de autorregulación aprendidas, incluyendo el empleo de objetos táctiles, logrando mantenerse calmado en un 80 % de los casos en que se expuso a estímulos sensoriales intensos».

Resumen del progreso general

Cuando se resumen los avances en el plan de intervención, es útil incluir una visión global que combine logros específicos y cómo estos contribuyen a mejorar la participación ocupacional, por ejemplo: «A lo largo del último período, el cliente ha mostrado un progreso sostenido en la participación en actividades significativas, como preparar una merienda con mínima asistencia y expresar interés en ampliar sus habilidades culinarias. Este avance refleja un fortalecimiento en su confianza y autonomía en las actividades de la vida diaria».

Elegir palabras que resalten el cambio y relacionar los avances directamente con los objetivos terapéuticos establecidos garantiza un informe claro, relevante y funcional. Este enfoque no solo evidencia el impacto positivo de la intervención, sino que también permite evaluar su efectividad y proporciona fundamentos sólidos para justificar la continuidad del tratamiento.

DOCUMENTACIÓN DEL PLAN DE INTERVENCIÓN

La documentación en terapia ocupacional desempeña un papel crucial en la planificación, la implementación, el monitoreo y la revisión de las intervenciones, facilitando la comunicación con el equipo interdisciplinario, las familias, los pagadores y el propio usuario. El plan de intervención establece los resultados esperados y describe cómo se alcanzarán, fundamentándose en los hallazgos de la evaluación, así como en los intereses y las necesidades del usuario. El desarrollo y la revisión del plan de intervención son procesos colaborativos entre el terapeuta ocupacional y el usuario, garantizando que refleje sus prioridades y objetivos personales. Este documento puede denominarse de diversas formas, como *plan de atención* o *plan de tratamiento*, según el contexto. Sin importar el nombre utilizado, el plan debe comunicar de manera clara y precisa las acciones que llevará a cabo el terapeuta ocupacional para apoyar a la persona asistida en el logro de sus metas.

Establecer objetivos y determinar las estrategias de intervención es fundamental para demostrar el impacto positivo de la terapia en la vida de la persona. Como profesionales de una disciplina de servicio, los terapeutas ocupacionales buscan mejorar la calidad de vida de las personas asistidas, lo cual es la esencia de la disciplina. El terapeuta ocupacional es responsable de desarrollar y documentar el plan de intervención, que debe cumplir con los plazos, los formatos y los estándares requeridos por la institución, los organismos de acreditación y los pagadores. También es responsable de revisar el plan de intervención, la justificación del plan, y los riesgos y beneficios del plan con el

usuario y otras personas relevantes. Cuando sea necesario, el terapeuta ocupacional actualizará el plan de atención, documentando las metas revisadas y los cambios en la condición de la persona y su desempeño.

El proceso de planificación de la intervención convierte al usuario en un socio activo, centrando la intervención en sus necesidades y objetivos. Para facilitar el progreso del usuario hacia los resultados deseados, es importante seleccionar estrategias de intervención alineadas con las metas acordadas. Esto requiere comprender tanto las habilidades y las destrezas de la persona, como las características de las actividades, de modo que exista una correspondencia entre lo que la actividad ofrece y las necesidades e intereses del usuario. Por ejemplo, si un cliente tiene dificultad para resolver problemas, se beneficiará de actividades que involucren la resolución de problemas, pero en un nivel ligeramente superior al que la persona domina actualmente.

Un plan de intervención no es estático; se ajusta conforme cambian las condiciones y los contextos del cliente. Si el terapeuta considera necesario modificar las metas o estrategias de intervención, incluidas la frecuencia, la intensidad o la duración de las sesiones, debe redactar un nuevo plan. Los planes de intervención se establecen tan pronto como el terapeuta ocupacional determina que el cliente necesita intervención. Su revisión puede realizarse cada 30, 60 o 90 días, o de forma trimestral o semestral (2 veces al año), según el entorno, las necesidades de la persona y las exigencias del pagador.

El plan de intervención debe considerar no solo las metas, habilidades y limitaciones de la persona, sino también los valores, creencias, estado de salud y bienestar actual y deseado del cliente, así como los entornos. Además, se debe considerar la mejor evidencia disponible para determinar el mejor curso de acción para las intervenciones.

El plan de intervención puede ser parte del informe de evaluación o presentarse como un documento independiente, dependiendo de las políticas de la institución. Si es parte del informe de evaluación, no es necesario duplicar la información con la identificación o antecedentes. Sin embargo, si se trata de un documento independiente, deberá incluir los mismos datos identificados que el informe de evaluación, como, por ejemplo:

- Nombre de la persona, género y fecha de nacimiento.
- Fecha del documento (que puede figurar junto a la firma) y tipo de documento.
- Nombre de la institución, agencia o departamento correspondiente.
- Diagnóstico o condición de intervención y otros diagnósticos o condiciones relevantes.
- Precauciones y contraindicaciones para considerar durante la intervención.
- Plan (objetivos a largo y a corto plazo; o metas).
- Posibles intervenciones.
- Frecuencia y duración, entre otros.
- Firma y aclaración.
- Fecha.

Este enfoque garantiza que el plan de intervención sea claro, completo y conforme a las normativas establecidas, facilitando su comprensión y uso por todas las partes involucradas.

Los contenidos mínimos sugeridos para registrar en un plan de intervención son los siguientes:

- Información del usuario:
  - Nombre, fecha de nacimiento, edad actual, género.
  - Precauciones y contraindicaciones relevantes para la intervención.
- Objetivos terapéuticos:
  - Incluyen objetivos a largo y a corto plazo, o metas según corresponda, relacionados directamente con las ocupaciones necesarias o deseadas por el usuario.
  - Redactados de forma medible, alcanzable, relevante, observable, comportamental y significativa.
- Modelo y tipos de intervención:
  - Definidos según el marco teórico utilizado para guiar la intervención.
- Detalles de la atención:
  - Especificar el lugar donde se llevará a cabo la intervención, así como su frecuencia y duración.

- Criterios para la discontinuación o alta:
  - Condiciones específicas bajo las cuales se dará por concluido el tratamiento.
- Medición de los resultados:
  - Herramientas e indicadores que evaluarán el desempeño ocupacional; la competencia en roles; las mejoras en la salud, el bienestar y la calidad de vida, y la autopercepción del paciente.
- Evaluaciones utilizadas:
  - Mención de las evaluaciones estandarizadas o no estandarizadas que fundamentaron la planificación de la intervención.
- Datos del terapeuta ocupacional:
  - Nombre del terapeuta, fecha de elaboración del plan y plazo estimado para su revisión.

Este formato garantiza un registro completo y estructurado, promoviendo la claridad y el seguimiento efectivo del proceso terapéutico.

DOCUMENTACIÓN DE LA APLICACIÓN DE LA INTERVENCIÓN

La documentación escrita de la intervención puede adoptar diversos tamaños y formatos, pero siempre tiene el propósito de proporcionar un registro claro y objetivo de las sesiones realizadas. En la mayoría de los casos, se redactan después de cada intervención; sin embargo, dependiendo de las políticas del servicio, también pueden realizarse de forma semanal o en otros intervalos de tiempo. A estas notas se las puede denominar *notas de progreso*, *informes de evolución*, *notas diarias* o similares, pero en este libro se utilizará el término *notas de progreso*. Para que esta documentación sea eficaz, es necesario que cumpla con ciertos requisitos clave. En primer lugar, debe ajustarse estrictamente a las normativas y regulaciones locales, cumpliendo con los plazos y el contenido exigidos por las leyes y las políticas de salud. Además, debe reflejar avances visibles hacia los objetivos terapéuticos, más allá de simplemente listar las actividades realizadas, mostrando cómo estas contribuyen al progreso del paciente en su intervención. Por último, es fundamental que la documentación respete los estándares de privacidad y confidencialidad, asegurando que los informes sean compartidos de manera adecuada y según los lineamientos de protección de datos establecidos.

Registro de la ausencia de progreso

Cuando el progreso esperado no se alcanza, es importante identificar las barreras que pudieron haberlo impedido. Estas barreras pueden incluir complicaciones médicas, cambios en las circunstancias de vida del cliente u otros factores externos que afecten su desempeño. La explicación debe ser breve, clara y enfocada, proporcionando el contexto necesario para entender la situación. Además, se debe documentar cómo se ajustará el plan de intervención para superar estas dificultades y fomentar el avance.

 Ejemplo

«Durante el período evaluado, no se observó el progreso esperado en el objetivo relacionado con la participación en actividades grupales. Esto parece estar relacionado con una complicación médica reciente que limitó la asistencia regular a las sesiones de terapia, junto con cambios significativos en el entorno familiar que afectaron su capacidad de adaptación y concentración».

Es igualmente importante detallar las modificaciones en el plan de intervención:

«Ante la ausencia de avances, se han adaptado las estrategias terapéuticas para incluir sesiones más breves, priorizando actividades individuales que refuercen la autorregulación emocional antes de reincorporarse a dinámicas grupales. Adicionalmente, se trabajará con la familia para establecer una rutina más estable y predecible que favorezca la continuidad del tratamiento».

Este enfoque no solo justifica de manera clara la falta de progreso, sino que también refleja un compromiso con la personalización del tratamiento y la resolución proactiva de las barreras identificadas.

Registro de intervenciones de mantenimiento

En ciertos casos, el objetivo principal de la intervención es evitar un deterioro funcional debido a una condición crónica o progresiva que no permitirá mejoras significativas. Este enfoque, conocido como *intervención de mantenimiento*, se centra en preservar las habilidades funcionales existentes y la calidad de vida del cliente. En este contexto, no es necesario demostrar progreso en el sentido tradicional, sino documentar la estabilidad funcional y las estrategias utilizadas para prevenir el retroceso. Por ejemplo, un cliente con esclerosis múltiple avanzada podría tener como objetivo mantener su capacidad para transferirse de la cama a la silla de ruedas de manera segura con asistencia mínima. Aunque no se espera que mejore su fuerza o independencia, mantener esta habilidad es crucial para su autonomía y bienestar.

 Ejemplo

Un ejemplo de informe de mantenimiento podría describirse así:

«Durante el período de evaluación, el cliente mantuvo su capacidad para realizar transferencias seguras desde la cama a la silla de ruedas con asistencia mínima. Esto se logró mediante la práctica regular de técnicas de transferencia y el uso consistente de un andador adaptado. No se evidenció retroceso en esta habilidad, lo que refleja la eficacia de las estrategias implementadas».

Otro ejemplo podría ser un cliente con Alzheimer en etapa intermedia, cuyo objetivo es mantener su orientación básica dentro del hogar. Aunque no se espera una mejora en su memoria, las intervenciones están diseñadas para evitar confusión y desorientación, utilizando señales visuales y rutinas estructuradas. El registro de mantenimiento podría incluir:

«El paciente ha mantenido la capacidad de identificar las áreas clave de su hogar, como el baño y la cocina, con el apoyo de señalización visual clara y rutinas diarias consistentes. No se han observado episodios significativos de desorientación durante el período de intervención».

Este enfoque destaca la importancia de la intervención como una medida preventiva. Además, permite a los terapeutas justificar la continuidad del tratamiento al demostrar que, sin estas estrategias, el cliente podría experimentar un deterioro funcional significativo.

En los informes de mantenimiento, es útil incluir una evaluación de riesgos potenciales en caso de que se interrumpa la terapia. Por ejemplo: «Si se suspendiera la intervención actual, el paciente podría experimentar un aumento en los episodios de caídas debido a la pérdida de práctica en las transferencias seguras». Este tipo de documentación no solo valida el enfoque de mantenimiento, sino que también subraya su importancia en la promoción de la estabilidad funcional y la prevención de complicaciones.

De esta manera se puede afirmar que el plan de intervención es un documento fundamental, utilizado por pagadores, usuarios o familias, colegas y personal de terapia ocupacional, para evaluar la eficacia del programa de intervención. En general, tras la evaluación inicial, se redacta un plan de intervención y, luego, se revisa periódicamente hasta que se suspenden los servicios. Excepto cuando se trata de objetivos de mantenimiento, cada plan sucesivo debe mostrar progreso en las áreas funcionales del cliente. Si no ha habido progreso, se debe explicar de forma clara las razones. El terapeuta ocupacional es el responsable de redactar y comunicar este plan de intervención, que debe contener un breve resumen del progreso, las metas revisadas, así como las estrategias de intervención. Las estrategias incluyen detalles sobre la frecuencia, la duración de los servicios, las modalidades y el uso de adaptaciones o modificaciones necesarias. Como todo documento clínico, el plan de intervención puede y debe cambiar según evoluciona el estado del cliente.

Registro de notas de progreso: notas narrativas, notas SOAP, notas DAP y notas FIP

Una nota de progreso abarca un intervalo de tiempo mayor que una nota diaria o de encuentro (Brennan y Robinson, 2006) y su función trasciende la mera enumeración de actividades realizadas durante una sesión. Como su nombre indica, estas notas deben reflejar los avances del cliente, documentando su respuesta a las intervenciones y comparando el desempeño actual con el previo (American Occupational Therapy Association [AOTA], 2014; Brennan y Robinson, 2006). También deben incluir sucesos o episodios significativos, el uso de

equipos adaptativos, pruebas de dispositivos o cualquier instrucción proporcionada al cliente o a sus cuidadores.

Es fundamental que estas notas evidencien cómo las habilidades del terapeuta ocupacional han contribuido al progreso hacia los objetivos establecidos en el plan de intervención, destacando los cambios logrados por el cliente gracias a la terapia ocupacional. Además, el terapeuta debe utilizar sus observaciones, los datos recopilados y las entrevistas para evaluar el progreso y realizar las modificaciones necesarias al plan de intervención, las cuales deben quedar registradas en las notas de progreso o en los planes revisados.

Las notas de progreso son herramientas esenciales para comunicar el impacto de la terapia ocupacional y deben destacar cómo las intervenciones benefician al cliente de manera tangible y significativa.

Existen diversos formatos para redactar notas de progreso:

- **Notas narrativas:**
  - Se redactan en forma de párrafo, con una estructura fluida que puede detallar extensamente los sucesos o centrarse en puntos clave.
  - Un subtipo de estas notas son las *notas de contacto*, que documentan interacciones específicas fuera de las sesiones regulares o razones para ausencias.
- **Notas SOAP (subjetivo, objetivo, evaluación, plan):**
  - Son ampliamente utilizadas en múltiples disciplinas de la salud.
  - S (subjetivo): registra la perspectiva del cliente sobre sus problemas o necesidades.
  - O (objetivo): describe hechos observables y datos sin interpretaciones.
  - A (evaluación): integra e interpreta la información previa, mostrando significado y contexto.
  - P (plan): detalla los próximos pasos de intervención para alcanzar los objetivos del cliente.
- **Notas DAP (descripción, evaluación, plan):**
  - A veces denominadas *notas FIP* (hallazgos, interpretación, plan).

– D (descripción): combina información subjetiva y objetiva en una única sección narrativa.
– A (evaluación): interpreta los datos descritos en la sección anterior.
– P (plan): especifica las acciones futuras basadas en la evaluación.

Notas narrativas

Las notas narrativas son un formato ampliamente utilizado en la documentación de intervenciones de terapia ocupacional debido a su flexibilidad y capacidad para proporcionar un relato detallado y contextualizado de las sesiones. A diferencia de formatos estructurados como SOAP o DAP, las notas narrativas no siguen un esquema rígido, lo que permite al terapeuta capturar los eventos y detalles de una manera continua y fluida. Esta estructura libre es especialmente útil cuando se requiere un enfoque descriptivo y detallado de las actividades realizadas, las respuestas del cliente y los cambios observados durante la intervención.

Este tipo de notas se escribe generalmente de manera directa en el registro médico del cliente, en una sección específicamente designada para ese propósito. Las notas deben ser ingresadas lo más cerca posible al momento de la intervención para asegurar que se mantenga el orden cronológico y reflejen con precisión el progreso del paciente. Además, es importante que las notas incluyan la fecha y la hora de la intervención, así como la duración de la sesión. Dado que la información identificativa del cliente ya se encuentra en la página del registro, no es necesario repetirla dentro de la nota. Sin embargo, se debe documentar el tiempo transcurrido durante la sesión, y siempre se deben resaltar los cambios en el desempeño ocupacional del cliente para demostrar su progreso.

El principal objetivo de las notas narrativas es mostrar de manera clara cómo ha cambiado el desempeño del cliente. Aunque escribir «El cliente está progresando» podría parecer una forma sencilla de resumir los avances, esta afirmación no es suficiente ni convincente. Las notas narrativas deben ir más allá, mostrando de manera concreta y específica qué es lo que el cliente está haciendo ahora que antes no podía, reflejando un cambio real en sus habilidades y comportamientos ocupacionales. Además, las notas deben incluir detalles sobre las actividades realizadas, las observaciones sobre el desempeño del cliente, los cambios con respecto a sesiones previas, así como las instrucciones o recomendaciones dadas al cliente o los cuidadores para apoyar el proceso terapéutico.

Las notas narrativas también ofrecen una ventaja significativa en términos de contexto. A diferencia de las notas estructuradas, que pueden centrarse únicamente en hechos y resultados específicos, las notas narrativas permiten un relato más completo que captura el entorno, las circunstancias y las interacciones de manera rica. Esto puede ayudar a comprender mejor cómo diferentes factores están influyendo en el desempeño del cliente y por qué ciertos cambios o dificultades están ocurriendo. Además, este formato más natural facilita la redacción en situaciones dinámicas o atípicas, donde los sucesos no siguen un patrón predecible.

Sin embargo, las notas narrativas tienen algunas limitaciones. Una de las más notables es la falta de uniformidad, lo que puede dificultar la revisión rápida o la comparación entre sesiones, especialmente cuando se necesita analizar los avances de manera eficiente. Además, debido a su naturaleza descriptiva, estas notas pueden requerir más tiempo para ser redactadas, lo que puede ser un desafío en entornos con un alto volumen de pacientes. Aunque ofrecen muchas ventajas en cuanto a la profundidad y el contexto, el tiempo adicional requerido para su elaboración puede afectar la eficiencia del proceso de documentación. En resumen, las notas narrativas son una herramienta valiosa en la documentación de la intervención en terapia ocupacional. Su flexibilidad y capacidad para ofrecer una visión amplia del progreso del cliente las convierten en una opción ideal para situaciones donde se necesita un enfoque más detallado y contextualizado. No obstante, es crucial equilibrar la profundidad de la información con la eficiencia en su redacción para garantizar que la documentación sea tanto completa como manejable.

Notas SOAP

Las notas SOAP (subjetivo, objetivo, evaluación, plan) son ampliamente utilizadas en diversas disciplinas del cuidado de la salud y en diferentes entornos. La sección S de la nota registra la información subjetiva, es decir, la perspectiva del cliente sobre su problema. La sección O, por otro lado, recoge datos objetivos: información sobre lo que el cliente ha hecho, sin juicios ni interpretaciones. En la sección A, se realiza una interpretación y evaluación de la información recopilada en las secciones S y O, con el objetivo de dar sentido a esos datos. Finalmente, en la sección P, se describe el plan de acción: lo que se va a hacer con el cliente para ayudarle a alcanzar sus objetivos. El acrónimo SOAP proviene del inglés: *subjective, objective, assessment, plan*, que se traduce como subjetivo, objetivo, análisis/evaluación, plan. Estos cuatro componentes estructuran la nota de progreso. Una de las ventajas de este tipo de nota es que su universalidad es comúnmente utilizada por profesionales de todas las disciplinas sanitarias, lo que permite a cualquier lector identificar rápidamente la información relevante en cada sección. El desarrollo de las notas SOAP se atribuye al Dr. Lawrence Weed, quien, en la década de 1960, buscó hacer los registros médicos más centrados en el cliente. Weed reorganizó los registros médicos para incluir una lista maestra de los problemas del cliente desde la perspectiva de todas las disciplinas involucradas en su atención, seguida de una sección común para las notas de progreso, que podían ser escritas por cualquier disciplina, en lugar de separarlas por áreas específicas de tratamiento. En resumen, las notas SOAP se han consolidado como un estándar en la documentación clínica, favorecido por su claridad, estructura y adaptabilidad a diversas necesidades de registro, ya sea en el contexto de notas de progreso, evaluaciones o resúmenes de tratamiento.

S (subjetivo). La sección subjetiva de la nota SOAP generalmente incluye los comentarios del cliente sobre sus problemas, quejas, circunstancias de vida, metas, desempeño actual, limitaciones u otros aspectos relevantes para los servicios que está recibiendo. Esta información puede ser citada directamente o parafraseada, pero es importante que las citas directas se marquen con comillas. Las citas directas pueden ser muy útiles para ilustrar la actitud del cliente o su percepción del problema, aunque debe evitarse exagerar con detalles innecesarios.

Es importante reconocer que los profesionales tienden a ser narradores y a incluir detalles adicionales. Sin embargo, existen también notas que incluyen información superflua, que debería evitarse, como, por ejemplo:

- «El paciente estaba sentado en una silla al llegar».
- «El paciente me dejó entrar a su casa».
- «El paciente solicitó que la enfermera limpiara su habitación».

También es importante ser claro y específico al registrar las quejas del cliente. Por ejemplo, en lugar de escribir simplemente «Me siento horrible», se debe buscar una aclaración y proporcionar una descripción más precisa de lo que el cliente está experimentando: «Me siento cansado, y tengo dolor en el pecho y el hombro» ofrece más información útil. Si el cliente no puede comunicarse verbalmente, los comentarios de familiares o cuidadores pueden ser igualmente significativos y también deben ser registrados en esta sección. Además, es posible documentar la comunicación no verbal del cliente, como sonrisas, gestos o asentimientos, cuando corresponda.

 Ejemplo

«Siempre he tenido que sentarme con las rodillas cerca del pecho. Las sillas son demasiado bajas para mí».

Cada nota debe contar una historia sobre el paciente, y la sección subjetiva es clave para establecer el contexto. Se recomienda comenzar con comentarios del paciente sobre lo que funciona y lo que no en sus sesiones de terapia y programas de ejercicios en el hogar. Algunas frases útiles para abrir la nota son las siguientes:

- «La paciente afirma que está entusiasmada con _____».

- «El paciente informa que está frustrado porque aún no puede hacer _____».
- «El paciente tuvo un revés el fin de semana pasado porque _____».

Con estas primeras frases, ya se ha comenzado a dar contexto a la intervención y a justificar la razón de la consulta o el tratamiento.

O (objetivo). En la sección O de las notas SOAP se deben registrar observaciones, datos recopilados y hechos verificables. El foco principal debe ser el desempeño del cliente, no solo una lista de las actividades en las que participó. Se deben detallar las observaciones y las intervenciones de manera clara y precisa. Esta sección suele ser la más extensa, especialmente en las evaluaciones, ya que debe contener mediciones objetivas, observaciones y resultados de pruebas. La información registrada aquí debe ser indiscutible y precisa. Mantener las interpretaciones fuera de esta sección puede ser más complicado de lo que parece, pero es fundamental.

La sección O debe incluir solo declaraciones descriptivas y verificables. Por ejemplo, si el cliente intentó abrir un cartón de leche, pero no lo logró, *no* se debe escribir «El cliente no pudo abrir un cartón de leche» o «El cliente es dependiente para abrir cartones de leche». La primera frase describe lo que ocurrió (descriptivo), mientras que la segunda es una generalización e interpretación, lo cual pertenece a la sección A (evaluación), en lugar de a la sección O.

Es importante tener en cuenta que, en algunos entornos, se prefiere documentar únicamente lo que el cliente puede hacer, enfocándose en sus fortalezas. En otros casos, se espera que se documenten tanto las capacidades como las limitaciones. Sin embargo, la sección O no debe leerse como una lista de las fallas del cliente, sino como un registro de lo observado en términos objetivos.

✓ Ejemplos de declaraciones para la sección O

- «El cliente evitó el contacto con la crema de afeitar».
- «El cliente estaba vestido con pantalones a cuadros y una camisa a rayas».
- «Jazmín hizo contacto visual breve con otros miembros del grupo».
- «El cliente apiló los platos hasta ocho de alto en el estante inferior del gabinete superior».
- «Se instruyó a la clienta en el uso de la ayuda para almacenamiento; la clienta demostró el uso adecuado».
- «La clienta se vistió sola, excepto por una mínima ayuda con los zapatos y los calcetines».
- «Selena entró en la habitación y se dirigió directamente hacia la cafetera».
- «El cliente utilizó espontáneamente su mano derecha para levantar su taza de café».

Según Gateley y Borcherding (2012), se recomienda que la sección O comience con una declaración sobre el lugar y el motivo de la intervención. En algunos casos y con ciertos pagadores, también se espera que se indique la cantidad de tiempo dedicado a la terapia ocupacional desde la última nota de progreso. Algunos ejemplos de cómo comenzar esta sección son:

- «Julio participó en 2 sesiones clínicas de terapia ocupacional de 45 minutos esta semana para desarrollar habilidades sociales apropiadas para su edad».
- «Elsa recibió hoy terapia ocupacional durante 60 minutos en su casa para trabajar en la preparación de comidas y habilidades de limpieza».

La sección O también puede organizarse cronológicamente, describiendo los sucesos en el orden en que ocurrieron. Este formato es ideal cuando la secuencia de intervenciones es importante, como en el caso de un niño con disfunción de integración sensorial, en el que cada paso debe seguir una secuencia específica. Otra opción es categorizar los datos objetivos para mejorar la organización de la nota. Se pueden usar encabezados para identificar temas separados, como resultados de pruebas, actividades funcionales o partes del cuerpo. Por ejemplo, cuando se informa sobre datos relacionados con el ROM o la fuerza de múltiples articulaciones, el uso de gráficos o tablas facilita la lectura y la consulta, siendo más eficaz que una larga oración con varias medidas.

A (evaluación). En la sección A de la nota SOAP se interpreta y analiza la información recopilada en las secciones S (subjetiva) y O (objetiva). En esta parte, se muestra el razonamiento clínico y la experiencia del profesional, y es donde entra en juego el juicio profesional. Una sección A sólida justificará la necesidad de continuar con los servicios de terapia ocupacional.

- **Propósito de la sección A:** en esta sección se deben analizar, resumir y priorizar los datos de las secciones S y O. Es crucial que no se incluya información nueva en esta parte que no esté respaldada por los datos registrados previamente.
- **Lista de problemas:** en algunos entornos, se comienza la sección A con una lista de problemas, organizados por orden de importancia para el cliente. Esto permite que los lectores, incluidos los pagadores, comprendan la razón por la cual se está brindando terapia ocupacional en este caso.

 Ejemplos de problemas

- «Habilidades de autocuidado deterioradas».
- «Disminución de las habilidades laborales».
- «Acceso limitado a los servicios comunitarios».
- «Dificultad para alimentarse».
- «Atención limitada a las tareas».

Es fundamental que lo que se escribe en la sección A esté directamente relacionado con la información presentada en las secciones S y O. Sin embargo, esto puede ser uno de los desafíos más difíciles de dominar para los estudiantes, quienes a menudo escriben buenas declaraciones en A, pero, al revisar la sección O, no encuentran suficiente evidencia que respalde las conclusiones extraídas.

 Ejemplo

- **S (subjetivo):** «El cliente informa dolor en el hombro cada vez que se mueve en cualquier dirección».
- **O (objetivo):** «El cliente giró su tronco y extendió su codo derecho para alcanzar objetos frente a él, en lugar de flexionar el hombro. Una

vez posicionado, agarró varios objetos, como una taza, un vaso, un tenedor, unas tijeras y un bolígrafo».
- **A (evaluación):** «El cliente escribe de forma legible con la mano derecha».
- **P (plan):** «Continuar con las sesiones de terapia ocupacional 3 veces por semana para mejorar el uso funcional».

Una técnica útil para redactar la sección A y asegurar que esté bien conectada con las secciones S y O es preguntarse: ¿qué es lo suficientemente relevante sobre lo que dijo o hizo el cliente como para destacarlo?, ¿qué revela sobre su desempeño en las áreas ocupacionales?, ¿qué muestra sobre sus habilidades de desempeño, sus patrones o factores personales? A menudo, puede haber una diferencia entre lo que el cliente dice y lo que realmente hace. También es importante notar si ha habido, o no, una mejora en la función.

Es clave evitar la repetición de lo que ya se ha escrito en la sección O y asegurarse de que cada declaración en A esté respaldada por datos objetivos de la sección O.

P (plan). En la sección P de la nota SOAP se describe cómo se continuará con el tratamiento para ayudar al cliente a alcanzar sus objetivos. En esta sección, se establece la frecuencia, la duración y la intensidad de las sesiones de terapia ocupacional, además de las intervenciones específicas que se implementarán. También puede incluir detalles sobre la ubicación de las sesiones (p. ej., en la cabecera de la cama, en la clínica o en el hogar) y el equipo proporcionado al cliente (p. ej., dispositivos adaptativos).

Una de las claves para redactar la sección P es garantizar que sea lo suficientemente clara y detallada, de modo que, si el terapeuta ocupacional titular no puede asistir a la próxima sesión, un profesional sustituto pueda intervenir sin dificultad y realizar el plan de tratamiento establecido.

 Ejemplos de declaraciones en la sección P

- «Continuar con la terapia ocupacional 3 veces por semana para el desarrollo de habilidades de autocuidado. Probar el uso de equipo de alimentación adaptable, como protectores de platos y utensilios de mango grande».

- «Continuar con la terapia ocupacional 5 veces por semana para un programa de reentrenamiento tras una lesión cerebral. Las sesiones matutinas se realizarán en la habitación para trabajar en las actividades de vestirse, arreglarse e higiene, y las sesiones vespertinas, en la clínica para practicar la preparación de alimentos, la seguridad y la resolución de problemas».
- «Según el plan de atención, el cliente será atendido 5 veces por semana durante 30 minutos por sesión durante las próximas 2 semanas. El enfoque de la próxima visita será trabajar en las transferencias al baño y en la manipulación de la ropa necesaria para ir al baño. Se incluirá la instrucción del cuidador».
- «El usuario participará diariamente en el grupo de actividades y en el grupo de asertividad».

Es común que la sección P varíe en su nivel de especificidad dependiendo de la práctica del terapeuta, pero, por lo general, cuanto más específico sea el plan, mejor. Asegúrese de detallar claramente los próximos pasos y las expectativas para garantizar un tratamiento eficaz y continuo.

Notas DAP

Las notas DAP son un formato de documentación clínica utilizado en el ámbito de la salud para registrar de manera organizada la información obtenida durante una sesión de intervención. El término *DAP* corresponde a las iniciales de *descripción*, *análisis* y *plan*. Este sistema es similar al formato SOAP, pero combina las observaciones subjetivas y objetivas en una sola sección. Las notas DAP también podrían llamarse *notas FIP* (del inglés, *findings, interpretation, plan*; en español: hallazgos, interpretación, plan).

Cada sección tiene un propósito específico:

- **D (descripción):** registra los hechos observables y reportados, incluyendo lo que dice el paciente, lo que hace, así como los resultados medibles.
- **A (análisis):** interpreta los datos registrados en la sección anterior, identificando problemas, progresos o barreras.
- **P (plan):** establece las acciones futuras, incluyendo estrategias de intervención, frecuencia de sesiones y objetivos a corto o a largo plazo.

En terapia ocupacional, las notas DAP tienen varias funciones esenciales:

- *Organización de la información clínica:* ayudan al terapeuta a registrar y estructurar la información obtenida durante una sesión de manera clara y lógica.
- *Seguimiento del progreso:* permiten evaluar de manera sistemática el avance del paciente hacia los objetivos establecidos, identificando qué estrategias están funcionando y qué ajustes son necesarios.
- *Comunicación con el equipo interdisciplinario:* ofrecen un resumen detallado y comprensible del estado y progreso del paciente, facilitando la colaboración entre profesionales de diferentes áreas.
- *Cumplimiento legal y ético:* proveen un registro formal que respalda las decisiones terapéuticas, documentando los servicios brindados para fines de auditoría, seguros o responsabilidades legales.
- *Evidencia basada en datos:* las notas DAP permiten identificar patrones y evaluar la eficacia de las intervenciones, fomentando una práctica centrada en el paciente y respaldada por la evidencia.

Este formato es especialmente útil en terapia ocupacional porque aborda tanto los aspectos observables del desempeño ocupacional como las interpretaciones profesionales que guían las intervenciones futuras. Es una herramienta que combina precisión clínica y enfoque centrado en el paciente.

Notas FIP

Las notas FIP (por sus siglas en inglés, *findings, interpretation, plan*, que en español corresponden a hallazgos, interpretación, plan) son un formato de documentación clínica *similar al de las notas DAP o SOAP*. Este método organiza la información obtenida durante la intervención de manera sistemática, con el propósito de registrar el estado del paciente, analizar el progreso o las dificultades, y establecer los pasos futuros en el tratamiento.

A continuación, se detallan las tres secciones de las notas FIP.

- **F (*findings*/hallazgos).** Esta sección combina observaciones subjetivas y objetivas. Incluye información sobre lo que informa el paciente o su familia (subjetivo) y lo que el terapeuta observa directamente (objetivo). Ejemplos:
  - Citas directas del paciente.
  - Descripción de comportamientos, habilidades observadas o dificultades.
  - Resultados de pruebas o evaluaciones.
- **I (*interpretation*/interpretación).** En esta parte, el profesional analiza la información de los hallazgos. Esto incluye la interpretación clínica de lo observado o informado, el significado de los datos en relación con los objetivos del tratamiento, así como una evaluación de las barreras y los progresos.
- **P (*plan*/plan).** Aquí se establece el plan de acción que se debe seguir, que incluye:
  - Estrategias de intervención específicas.
  - Frecuencia y duración de las sesiones.
  - Objetivos a corto y a largo plazo.
  - Actividades para que el paciente realice entre sesiones.

Al igual que las notas DAP, las notas FIP en terapia ocupacional sirven para:

- *Documentar la evolución del paciente:* proveen un registro detallado y cronológico de cómo está respondiendo el paciente a la intervención, útil para evaluar el progreso hacia los objetivos.
- *Guiar la toma de decisiones clínicas:* la sección de interpretación ayuda a ajustar las estrategias terapéuticas basándose en el análisis del desempeño del paciente.
- *Facilitar la comunicación profesional:* permiten compartir información clara y estructurada con otros miembros del equipo interdisciplinario.
- *Cumplir con requerimientos legales y administrativos:* ofrecen un registro válido de las sesiones, esencial para auditorías, seguros y responsabilidades éticas.
- *Evidenciar la efectividad del tratamiento:* proveen datos relevantes para justificar la continuidad o modificación de las intervenciones en base al desempeño del paciente.

Las notas FIP son especialmente útiles en contextos donde se requiere un balance entre observaciones objetivas y un análisis profundo del impacto terapéutico, siempre orientado hacia un plan claro y centrado en el paciente.

EPICRISIS: PROPÓSITO, FORMATO Y TIPOS

La epicrisis es un informe clínico esencial que sintetiza el proceso de intervención terapéutica y los resultados obtenidos. El término proviene del griego *epi* (posterior) y *krisis* (juicio o apreciación), reflejando su función de evaluación final. En terapia ocupacional, este documento se estructura en tres secciones principales: información del cliente (datos identificatorios como nombre, diagnóstico y período de intervención), resumen de la intervención (detalles sobre los objetivos planteados, estrategias aplicadas y evolución observada) y recomendaciones (indicaciones para seguimiento, derivaciones y sugerencias relacionadas con el tratamiento).

La epicrisis debe ser un informe claro, resumido y preciso, que no exceda generalmente una página, ofreciendo un panorama integral del proceso terapéutico del cliente durante un período específico. Por definición, se redacta al finalizar el tratamiento, ya sea por alta, derivación o fallecimiento del cliente, paciente o usuario. Sin embargo, en algunas instituciones puede requerirse de manera periódica, como informes mensuales o semestrales.

Este documento tiene múltiples utilidades: permite al paciente y a los profesionales conocer la evolución y los resultados; aporta datos al sistema de salud para estadísticas, auditorías e investigación; sirve como herramienta pedagógica en la formación de profesionales, y tiene valor legal en caso de ser necesario.

Un informe correcto de alta también debe incluir el motivo de la interrupción del tratamiento, el cual puede variar: cumplimiento de los objetivos establecidos, decisión del usuario de no continuar, o situaciones externas como la finalización de la cobertura del seguro. Es importante diferenciar entre decisiones que reflejan los deseos del usuario (como la interrupción voluntaria) y aquellas impuestas por factores externos (como límites en la financiación). En cualquier caso, la documentación debe ser clara y reflejar con precisión el contexto de la interrupción.

Al redactar este informe de epicrisis, es fundamental enfocarse en el progreso hacia las metas y objetivos terapéuticos, y los resultados alcanzados, priorizando una visión ocupacional. Para pacientes con procesos largos, es recomendable centrarse en los objetivos a largo plazo, mientras que para intervenciones más breves se pueden detallar los objetivos logrados a corto plazo. El énfasis debe estar en los logros relacionados con la participación en ocupaciones, más que en factores subyacentes como habilidades específicas o ajustes contextuales.

Además, la epicrisis debe incluir recomendaciones claras para el seguimiento del cliente, como revisiones periódicas o ajustes en dispositivos ortopédicos o equipos adaptativos, si corresponde. Por ejemplo, podría sugerirse un control en 3 meses para evaluar el estado funcional o abordar posibles dificultades o retrocesos. Es fundamental que estas recomendaciones queden documentadas en el informe.

El formato del resumen de epicrisis puede ser narrativo o estructurado (p. ej., en formato SOAP), pero en ambos casos debe reflejar con claridad los cambios en el estado del usuario y las recomendaciones futuras. Este documento no es un resumen sesión por sesión, sino una síntesis de los aspectos más relevantes del proceso terapéutico. La disposición del usuario al alta debe estar claramente consignada, asegurando que las decisiones sobre la continuidad o la derivación de servicios estén justificadas y sean comprensibles.

En conclusión, la epicrisis es una herramienta clave en terapia ocupacional que proporciona un panorama general del progreso del cliente, facilita la continuidad del cuidado

y respalda la toma de decisiones informadas, siempre centradas en las necesidades y las metas ocupacionales del cliente.

Si se desea incorporar elementos o una estructura que dé fortaleza a la epicrisis en su utilidad como herramienta clínica y administrativa, y que refleje un enfoque centrado en la persona y sus necesidades ocupacionales, se pueden considerar las siguientes sugerencias.

Propósito y objetivos de la epicrisis

- **Documentación oficial:** cumple con los requisitos legales y éticos de registro profesional, asegurando transparencia en la intervención.
- **Continuidad del tratamiento:** proporciona información detallada y organizada para otros profesionales que puedan asumir el cuidado del cliente en el futuro.
- **Reflexión profesional:** ayuda a los terapeutas ocupacionales a analizar la eficacia de las estrategias utilizadas y a mejorar sus prácticas.
- **Revisión clínica y administrativa:** es un documento fundamental para auditorías, investigaciones clínicas y planificación administrativa de los servicios.

Componentes esenciales de la epicrisis

- **Información del cliente:** incluye nombre completo, edad, diagnóstico, fecha de inicio y finalización de la intervención, así como detalles del contexto clínico (institución, programa, modalidad).
- **Motivo de consulta inicial:** razón que llevó al cliente a buscar o ser derivado a terapia ocupacional, incluyendo los objetivos esperados al inicio del tratamiento.
- **Estado inicial del cliente:** breve descripción de las capacidades, las limitaciones y las necesidades ocupacionales al inicio de la intervención, con énfasis en su impacto en la participación ocupacional.
- **Desarrollo del tratamiento:** resumen de las estrategias, técnicas y enfoques terapéuticos empleados, incluidos los recursos materiales y tecnológicos utilizados, las adaptaciones

realizadas y las modalidades de intervención (individual, grupal, domiciliaria, etc.).

- **Evolución:** análisis del progreso del cliente en relación con los objetivos planteados, destacando logros alcanzados, obstáculos encontrados y estrategias de ajuste aplicadas.
- **Recomendaciones finales:** planes sugeridos para el seguimiento, derivaciones necesarias, orientación al cliente o familia, así como observaciones sobre dispositivos o ajustes ambientales.

Estilo de redacción y formato de la epicrisis

- **Lenguaje claro y preciso:** se debe evitar el uso de tecnicismos excesivos para garantizar que el cliente y otros profesionales de diferentes disciplinas comprendan la información.
- **Formato organizado:** puede incluir subtítulos, viñetas o numeración para facilitar la lectura. Por ejemplo: información del paciente, motivo de consulta inicial, intervención realizada, resultados alcanzados y recomendaciones finales.
- **Uso de tablas o esquemas:** para resumir los objetivos logrados y el progreso de manera visual.

Tipos de epicrisis

- **Epicrisis de alta definitiva:** se elabora al finalizar completamente el tratamiento, cuando no se esperan nuevas intervenciones a corto plazo.
- **Epicrisis de derivación:** resalta los aspectos esenciales del tratamiento y las recomendaciones específicas para el profesional o el servicio receptor.
- **Epicrisis periódica:** requerida por algunas instituciones para evaluar la evolución del cliente en plazos intermedios (mensual, trimestral, etc.).

Relevancia ocupacional en la epicrisis

- **Enfoque centrado en ocupaciones:** enfatizar los logros en actividades significati-

vas para el cliente (p. ej., retomó el trabajo, aumentó la independencia en actividades de la vida diaria [AVD], participó en actividades comunitarias, etc.).

- **Impacto en la calidad de vida:** reflejar cómo la intervención mejoró el bienestar del cliente en términos funcionales, sociales, emocionales y ocupacionales.

Criterios de calidad en la epicrisis

- **Completitud:** incluir todos los datos relevantes sin omitir información crítica.
- **Concisión:** evitar descripciones innecesarias o redundantes, centrándose en los puntos clave.
- **Coherencia:** mantener un flujo lógico en la redacción y asegurar que las conclusiones reflejen el progreso descrito.
- **Objetividad:** redactar en base a hechos y observaciones, evitando juicios personales o subjetividades.

Herramientas y protocolos para la elaboración de la epicrisis

- Uso de formatos estandarizados recomendados por asociaciones profesionales como la AOTA o la World Federation of Occupational Therapists (WFOT; Federación Mundial de Terapeutas Ocupacionales).
- Integración de sistemas electrónicos de registro (Electronic Health Record [EHR; registro electrónico de salud] y Electronic Medical Record [EMR; registro médico electrónico]) para facilitar la organización y el acceso a la información.

USO DE LA INTELIGENCIA ARTIFICIAL EN LA ESCRITURA PROFESIONAL EN TERAPIA OCUPACIONAL

La inteligencia artificial (IA) se está consolidando como una herramienta revolucionaria en diversas disciplinas, y su impacto en la escritura profesional es cada vez más significativo. En el ámbito de la terapia ocupacional, la IA ofrece un potencial transformador para mejorar la calidad y la eficiencia en la redacción de informes, la creación de material educativo y la generación de planes de intervención. La IA puede asistir en múltiples tareas relacionadas con la escritura profesional, como la generación de contenido, la corrección y la edición de textos, la investigación y la creación de ideas. En el contexto de la terapia ocupacional, estas capacidades se traducen en beneficios concretos: desde la optimización del tiempo y los recursos dedicados a la redacción, hasta la mejora de la precisión y la coherencia en los documentos producidos.

Recomendaciones para el uso correcto de la inteligencia artificial en la escritura profesional

Optimización del proceso de escritura. La IA optimiza la redacción al identificar errores de gramática, puntuación y estilo en tiempo real, lo que permite a los profesionales de la salud dedicar más tiempo al contenido clínico y académico. Además, las herramientas de IA pueden generar borradores iniciales y sugerir estructuras y frases apropiadas, facilitando la creación de documentos claros y coherentes, como informes clínicos, propuestas de investigación y artículos científicos.

Apoyo en la investigación y la citación. En la redacción académica, la citación correcta es clave. Las herramientas de IA gestionan automáticamente las referencias y garantizan el cumplimiento de formatos como los de la American Psychological Association (APA), reduciendo errores y facilitando la creación de bibliografías precisas. Además, las plataformas de búsqueda basadas en IA ayudan a localizar bibliografía relevante, ofreciendo resúmenes y análisis que ahorran tiempo y mejoran la calidad de la investigación en terapia ocupacional.

Personalización y adaptación de contenidos. La IA puede personalizar la escritura según el público objetivo, adaptando informes y presentaciones en terapia ocupacional para diferentes audiencias, como colegas, pacientes o financiadores. Analiza el contexto y las preferencias del lector para ajustar el tono, nivel de detalle y formato. Por ejemplo, puede sugerir términos técnicos para profesionales o simpli-

ficar el lenguaje para pacientes y familias, facilitando la comprensión.

Creación de contenidos educativos y formativos. La IA puede transformar la creación de contenidos educativos en terapia ocupacional, desarrollando materiales didácticos interactivos y personalizados, como módulos de *e-learning* y cuestionarios adaptativos. Estas herramientas se ajustan a las necesidades de aprendizaje individuales y permiten simulaciones prácticas, ofreciendo retroalimentación inmediata y apoyando el desarrollo de habilidades clínicas en entornos virtuales.

Consideraciones éticas y desafíos. La IA tiene un gran potencial para mejorar la escritura profesional, optimizando la redacción, personalizando contenidos y creando recursos educativos. Sin embargo, presenta desafíos éticos, como la dependencia de herramientas automatizadas y la necesidad de garantizar la precisión de la información. Es clave equilibrar el uso de la tecnología con el desarrollo de habilidades profesionales. Al hacerlo de manera ética, la IA puede aportar mayor precisión, eficiencia y relevancia en la escritura en terapia ocupacional.

Algunos tipos de herramientas de inteligencia artificial: generadores de texto, correctores y editores automáticos

Generadores de texto. Estas herramientas utilizan la IA para crear contenido de manera automática, a partir de indicaciones o preguntas específicas. Son útiles para la redacción rápida de textos coherentes y relevantes.

 Ejemplo

ChatGPT (modelo de IA para la generación de textos fluidos y coherentes basados en indicaciones o preguntas) y Jasper (plataforma de IA especializada en la creación de contenido para *marketing* y escritura creativa).

Correctores y editores automáticos. Estas herramientas utilizan algoritmos avanzados para corregir errores gramaticales y sugerir mejoras en el estilo, optimizando la claridad y la calidad del texto. Ejemplos: Grammarly (corrección gramatical, sugerencias de estilo y mejora de la legibilidad) y ProWritingAid (edición integral de textos, con análisis detallado del estilo de escritura y la estructura).

Cómo utilizar la inteligencia artificial en la escritura profesional: pasos prácticos

- **Paso 1 (definir el objetivo del texto):** antes de utilizar la IA, es crucial tener claro el propósito del texto.
- **Paso 2 (crear un *prompt* claro y específico):** un *prompt* es el texto o la entrada que se introduce en un modelo de IA para iniciar o dirigir una respuesta. Así, un buen *prompt* guía al modelo de IA para generar la información que se necesita. Los siguientes son algunos ejemplos de cómo formular *prompts* en el contexto de la terapia ocupacional:
  - Para un informe clínico: el *prompt* genera un informe sobre el progreso de un paciente con parálisis cerebral infantil en un programa de terapia ocupacional. Incluye evaluación de habilidades motoras, logros y recomendaciones para el siguiente período.
  - Para material educativo: el *prompt* crea un documento educativo sobre las técnicas de integración sensorial utilizadas en la terapia ocupacional para niños con trastorno del procesamiento sensorial. Incluye objetivos, actividades y ejemplos prácticos.
  - Para un plan de intervención: el *prompt* desarrolla un plan de intervención terapéutica para un paciente adulto mayor con artritis reumatoide. Incluye objetivos, ejercicios recomendados y adaptaciones para mejorar la funcionalidad en actividades diarias.
- **Paso 3 (revisar y editar el contenido generado):** una vez que la IA genera el contenido, es esencial revisarlo para asegurarse de que cumpla con los estándares profesionales.

Cómo crear un *prompt* correcto

El *prompt* puede ser una frase, una pregunta, una instrucción o un conjunto de palabras que el modelo usa como base para generar su salida. Ejemplos de *prompts*:

- Pregunta: «¿Cuál es la capital de Francia?».
- Instrucción: «Escribe un resumen sobre la teoría de la relatividad».
- Entrada de texto: «Describe el proceso de fotosíntesis en las plantas».

A continuación, se muestran algunos consejos para crear *prompts* efectivos:

Ser claro y específico. Cuanto más claro y detallado sea el *prompt*, más probable será que se obtenga un resultado útil y relevante. Se deben evitar las generalidades y se recomienda incluir detalles que guíen la respuesta.

 Ejemplo

- Menos específico: «Escribe sobre terapia ocupacional».
- Más específico: «Escribe un artículo sobre los beneficios de la terapia ocupacional en pacientes geriátricos con demencia, enfocándote en la mejora de la autonomía en las actividades de la vida diaria».

Proporcionar contexto. Se debe brindar información contextual para ayudar a la IA a comprender mejor la tarea o el tema. Esto puede incluir el público objetivo, el propósito o el estilo de la respuesta.

 Ejemplo

Contexto: «Estoy escribiendo para un público académico especializado en neurociencia y necesito un análisis detallado de los efectos de la terapia ocupacional en la plasticidad cerebral».

Definir el formato. Si se tiene una idea de algún tipo de formato en mente, como un ensayo, una lista, un artículo o una descripción, debe indicarse claramente. Esto asegura que la respuesta siga la estructura que se espera.

 Ejemplo

«Proporciona una lista de 5 estrategias para mejorar la motricidad fina en niños con dificultades en el desarrollo motor».

Establecer el tono y el estilo. Indicar el tono y el estilo deseado puede influir en la forma en que el modelo responde.

 Ejemplo

«Escribe una reseña de libro en un tono informal y amistoso».

Utilizar ejemplos. Proporcionar ejemplos de lo que se espera puede guiar al modelo en la dirección correcta. También se puede hacer referencia a conceptos clave o marcos teóricos, si se trata de un tema académico o técnico.

 Ejemplo

«Utilizando el modelo de ocupación humana, describe cómo se puede adaptar el entorno de trabajo para una persona con movilidad reducida».

Ser conciso. Un *prompt* conciso y directo evita confusiones y ayuda a obtener respuestas más precisas.

 Ejemplo

«Explica los beneficios de la terapia ocupacional en pacientes con demencia de 50 a 60 años».

Hacer preguntas claras y directas. Si se está buscando una respuesta específica, se deben formular preguntas claras y directas. Hay que evitar que la pregunta sea ambigua.

 Ejemplo

«¿Cuáles son las principales ventajas de utilizar la terapia ocupacional en el tratamiento de trastornos de ansiedad en adultos jóvenes?».

Limitar el alcance, si es necesario. Si se desea una respuesta más concisa o enfocada en un aspecto en particular, se debe limitar el alcance de la solicitud. Esto ayuda a evitar respuestas demasiado largas o generales.

 Ejemplo

«Dame un resumen de 200 palabras sobre la historia de la terapia ocupacional en España».

Reajustar o refinar, según sea necesario. Si no se obtiene la respuesta que se esperaba, se debe ajustar el *prompt*. Se pueden agregar más detalles, hacer la solicitud más clara o redirigir el enfoque para obtener una respuesta más alineada con las necesidades específicas.

 Ejemplo

- Primer intento (*prompt* inicial): «Escribe sobre terapia ocupacional».
- Resultado: un texto general sobre terapia ocupacional, sin mucha profundidad ni enfoque específico.
- Segundo intento (ajuste del *prompt*): «Escribe un artículo de 300 palabras sobre los beneficios de la terapia ocupacional en pacientes geriátricos con demencia, enfocándote en mejorar la autonomía en actividades de la vida diaria».
- Resultado: un artículo más enfocado y detallado, que aborda la terapia ocupacional en un contexto específico y con el énfasis en la autonomía de los pacientes.
- Tercer intento (más ajustes): «Escribe un artículo académico de 500 palabras sobre cómo la terapia ocupacional puede mejorar la autonomía en actividades de la vida diaria en pacientes geriátricos con demencia, utilizando ejemplos prácticos y citando estudios recientes sobre este tema».
- Resultado: un artículo académico más largo, con ejemplos prácticos y referencias a estudios actuales, más alineado con lo que se esperaba.

Usar términos adecuados. Asegurarse de que el vocabulario y la terminología son precisos y apropiados para el tema. Si se usa un término técnico, hay que asegurarse de que se entienda en el contexto adecuado.

 Ejemplo

«Explica cómo el modelo canadiense de desempeño ocupacional se aplica en la rehabilitación de pacientes con enfermedades neurodegenerativas».

Siguiendo estos principios, se puede maximizar la efectividad de los *prompts* y lograr que las respuestas sean más útiles, precisas y relevantes para los objetivos deseados.

Cómo referenciar el uso de la inteligencia artificial

Referenciar la utilización de la IA en un documento depende del estilo de citación que se utilice (APA, Vancouver, etc.) y del propósito del documento. Existen algunas pautas generales para citar el uso de la IA en diferentes contextos, especialmente cuando se emplean herramientas como ChatGPT u otras plataformas generativas.

Las recomendaciones generales para referenciar la utilización de la IA son las siguientes:

- Especificar la herramienta y la versión, es decir, incluir el nombre del modelo (p. ej., ChatGPT [versión GPT-4]).
- Mencionar el proveedor o creador (p. ej., OpenAI o la empresa propietaria de la herramienta).
- Incluir la fecha de uso o publicación.
- Proveer el enlace de acceso directo al sitio oficial del modelo de la IA que se utilizó.
- Aclarar el propósito o especificar cómo se utilizó la IA (p. ej., para generar un borrador, como herramienta de corrección, etc.).

Si se utilizó una herramienta como Chat-GPT, se puede mencionar de esta forma: «El análisis de este informe fue asistido por inteligencia artificial (OpenAI, 2024)».

Para incluirlo en las referencias, se puede escribir: OpenAI (2024). ChatGPT (versión GPT-4) [modelo de inteligencia artificial]. https://chat.openai.com

En conclusión, la integración de la inteligencia artificial en la escritura profesional abre un abanico de posibilidades que pueden transformar la forma en que los terapeutas ocupacionales desarrollan y documentan su trabajo. Desde la creación de contenidos hasta la optimización de informes, la IA facilita un proceso más ágil y eficiente. Sin embargo, es esencial que su uso sea consciente y equilibrado, garantizando que, aunque las herramientas automatizadas sean de gran ayuda, no se pierda el enfoque humano y reflexivo en la práctica profesional. En este sentido, adoptar la IA como una herramienta complementaria, que respete las necesidades contextuales y éticas del ejercicio en terapia ocupacional, permitirá un avance significativo sin sacrificar la calidad ni la ética del trabajo realizado. La revisión de este texto fue asistida por una herramienta de inteligencia artificial (OpenAI, 2023).

 Ejemplo del uso de la inteligencia artificial para la corrección de un informe de evolución: caso Carlos Pérez

---

Informe de evolución original (con errores de redacción)

Paciente: Carlos Pérez, 45 años, diagnóstico de lesión medular a nivel cervical C4. Ingreso al servicio de Terapia Ocupacional el 5 de enero de 2024, derivado por el equipo médico tras haber pasado por intervención quirúrgica para estabilizar la columna. El paciente presenta tetraplejia, con limitación total de la movilidad en los miembros superiores e inferiores. En la evaluación inicial se observa la presencia de espasticidad en miembros superiores e inferiores, más acentuada en las piernas.

Durante las primeras semanas de intervención, se trabajaron ejercicios de movilidad pasiva de miembros superiores e inferiores, y se realizaron actividades para prevenir contracturas musculares. Además, se implementaron sesiones de esti-mulación táctil en la parte superior del cuerpo y se comenzaron a enseñar técnicas de respiración para mejorar la ventilación pulmonar. La paciente mostró cierta disposición hacia las actividades propuestas, aunque presentó resistencia en algunos momentos, especialmente durante las sesiones de respiración.

A lo largo de las semanas, Carlos ha mostrado progresos en términos de tolerancia a las sesiones de terapia, mejorando su capacidad de relajación, y la espasticidad se ha moderado ligeramente en las piernas. Sin embargo, no ha habido cambios significativos en la movilidad de los miembros superiores. El paciente continúa con las limitaciones funcionales graves, no mostrando progresos sustanciales en la activación voluntaria de los músculos de los brazos. Se mantiene bajo observación para evaluar posibles avances en futuras sesiones.

(Continúa)

✓ **Ejemplo del uso de la inteligencia artificial para la corrección de un informe de evolución: caso Carlos Pérez (*cont.*)**

Informe de evolución corregido

Paciente: Carlos Pérez, 45 años, diagnóstico de lesión medular a nivel de C4. Ingresó al servicio de terapia ocupacional el 5 de enero de 2024, derivado por el equipo médico tras una intervención quirúrgica para estabilizar la columna. El paciente presenta tetraplejia, con limitación total de movilidad en los miembros superiores e inferiores. En la evaluación inicial se observó espasticidad en los miembros superiores e inferiores, más pronunciada en las extremidades inferiores.

Durante las primeras semanas de intervención, se trabajaron ejercicios de movilidad pasiva de los miembros superiores e inferiores, además de realizar actividades preventivas para evitar contracturas musculares. Se implementaron también sesiones de estimulación táctil en la parte superior del cuerpo y técnicas de respiración para mejorar la ventilación pulmonar. Aunque el paciente mostró inicialmente cierta resistencia, especialmente durante las sesiones de respiración, con el tiempo ha mostrado mayor disposición y tolerancia a las actividades propuestas.

A lo largo de las semanas, Carlos ha experimentado progresos en su capacidad de relajación y ha presentado una leve reducción en la espasticidad de las piernas. Sin embargo, no se han observado cambios significativos en la movilidad de los miembros superiores. El paciente sigue manteniendo limitaciones funcionales graves, sin avances sustanciales en la activación voluntaria de los músculos de los brazos. Se continuará con la terapia y se mantendrá en observación para evaluar avances en futuras sesiones.

Identificación de las correcciones

- **Claridad en la redacción:** se aclararon algunos términos ambiguos como «más acentuada» por «más pronunciada», lo que mejora la precisión del informe.
- **Corrección de la gramática y la fluidez:** se reestructuraron algunas oraciones para evitar repeticiones innecesarias, como «durante las primeras semanas de intervención» y «se trabajaron ejercicios de movilidad pasiva de miembros superiores e inferiores», lo que facilita la lectura.
- **Consistencia en los tiempos verbales:** se mantuvo la coherencia temporal en todo el informe, corrigiendo el uso del tiempo verbal en frases como «la paciente mostró cierta disposición» a «el paciente mostró inicialmente cierta resistencia», para mantener la uniformidad en el tiempo pasado.
- **Mayor precisión:** se ajustaron algunas expresiones para ser más precisas, como «el paciente continúa con las limitaciones funcionales graves» por «el paciente sigue manteniendo limitaciones funcionales graves».
- **Reducción de redundancias:** se evitó la repetición de palabras o frases innecesarias, como «mejorando su capacidad de relajación», que se cambió por «ha experimentado progresos en su capacidad de relajación», para hacer el texto más conciso.

Estas correcciones mejoran la precisión, la claridad y la fluidez del informe, haciendo que sea más comprensible para el lector.

 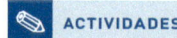 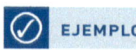

Referencias bibliográficas

American Occupational Therapy Association. Guidelines for documentation of occupational therapy. 2013. Disponible en: http://www.aota.org/Practitioners/Official/ Guidelines/41257.aspx?FT=.pdf

American Occupational Therapy Association. Occupational therapy practice framework: domain and process, 4ª ed. Am J Occup Ther 2020; 74 (Suppl. 2): 7412410010p1-7412410010p87.

American Occupational Therapy Association. Occupational therapy practice framework: domain and process, 4ª ed. Am J Occupational Ther 2020; 74 (Suppl. 2): 7412410010. https://doi.org/10.5014/ajot.2020.74S2001

Angier M. Setting S-M-A-R-T goals. 1995. Disponible en: http://www.positiveath.net/ideasMA20_p.htm

Asociación Española de Protocolo. [Internet] Recomendaciones en relación con el lenguaje inclusivo en cuanto al género. Disponible en: https://www.aeprotocolo.org

Bass-Haugen JD. Health disparities: examination of evidence relevant for occupational therapy. Am J Occup Ther 2009; 63: 24-34.

Bonder BR. Psychopatology and function, 2ª ed. Thorofare: Slack, 1995.

Bobath B. Adult hemiplegia: evaluation and treatment, 3ª ed. Heinemann Medical Books, 1990.

Brennan C, Robinson M. Documentation: getting it right to avoid Medicare denials. OT Pract 2006; 11:10-5.

Christiansen C, Baum C. Enabling function and well-being. Thorofare: Slack, 1991.

Christiansen C, Baum C. Occupational therapy: enabling function and well-being, 2ª ed. Thorofare: Slack, 1999.

Christiansen CH, Baum CM. Occupational therapy: overcoming human performance deficits. Thorofare: Slack, 1991.

Christiansen CH, Baum CM. Occupational therapy: enabling function and well-being, 2ª ed. Thorofare: Slack, 1997.

Cole MB, Tufano R. Applied theories in occupational therapy: a practical approach. Thorofare: Slack, 2008.

Crepeau E, Cohn E, Schell B. Willard & Spackman. Terapia ocupacional, 10ª ed. Madrid: Editorial Médica Panamericana, 2005.

Day RA. Cómo escribir y publicar trabajos científicos, 3ª ed. Washington, D.C.: Organización Panamericana de la Salud, 2005; p. 195-206.

Doran GT. There's a S.M.A.R.T. way to write management's goals and objectives. Manag Rev 1981; 70:35-6.

Dunn W, Brown C, McGuigan A. The ecology of human performance: a framework for considering the effect of context. Am J Occup Ther 1994; 48(7): 595-607.

Early MB. Mental Health. Concepts and techniques for occupational therapy assistant, 2ª ed. Philadelphia: Lippincott-Raven, 1996.

Ferland F. Le modèle ludique: le jeu, l'enfant en situation de hándicap physique et la thérapie occupationnelle. Montréal: Éditions du Renouveau Pédagogique (Éditions Roca), 2004.

Fernández-López JA, Fernández-Fidalgo M, Geoffrey R, Stucki G, Cieza A. Funcionamiento y discapacidad: la clasificación internacional del funcionamiento (CIF). Rev Esp Salud Publica 2009; 83: 775-83. Disponible en: https://scielo.isciii.es/scielo.php?script=sci_arttext&pid=S1135-57272009000600002

Fisher AG, Marterella A. Powerful practice: a model for authentic occupational therapy. Fort Collins: Center for Innovative OT Solutions, 2019.

Gateley CA, Borcherding S. Documentation manual for occupational therapy: writing SOAP notes, 3ª ed. Thorofare: Slack, 2012.

Gillen G, Brown C. Willard and Spackman's occupational therapy, 14ª ed. Philadelphia: Wolters Kluwer, 2023.

Guise JM, Lowe M. Improving communication in health care through SBAR. J Health Commun 2006; 12: 1-7.

Hemphill B, Quake Peterson C, Werner P. Rehabilitation in mental health: goals and objectives for independent living. Thorofare: Slack, 2001.

Hinojosa J, Kramer P, Crist P. Evaluation: where do we begin? En: Hinojosa J, Kramer P, eds. Evaluation: obtaining and interpreting data, 3ª ed. Bethesda: American Occupational Therapy Association, 2010; p. 21-40.

International Pronouns Day. [Internet]. Disponible en: https://pronounsday.org

Kashman N, Mora J, Glaser T. Using video tapes to evaluate children with autism. OT Pract 2000; 5:12-5.

Kettenbach G. Writing patient/client notes: ensuring accuracy in documentation, 4ª ed. Philadelphia: F. A. Davis Company, 2009.

Kettenbach G. Writing SOAP notes, 4ª ed. Philadelphia: F. A. Davis Company, 2009.

Kielhofner G. Conceptual foundations of occupational therapy, 3ª ed. Philadelphia: F. A. Davis Company, 2004.

Kielhofner G. Conceptual foundations of occupational therapy practice, 4ª ed.). Philadelphia: F. A. Davis Company, 2009.

King GA, McDougall J, Palisano RJ, Gritzan J, Tucker MA. Goal attainment scaling: its use in evaluating pediatric therapy programs. Phys Occup Ther Pediatr 1999;19:31-52.

Kiresuk T, Sherman R. Goal attainment scaling: a general method for evaluating community mental health programs. Community Ment Health J 1968; 4:443-53.

Kiresuk T, Smith A, Cardillo J. Goal attainment scaling: applications, theory and measurement. Hillsdale: Lawrence Erlbaum Associates, 1994.

Law M, Baum C, Dunn W. Measuring occupational performance: supporting best practice in occupational therapy. Thorofare: Slack, 2001.

Mahoney FI, Barthel DW. Functional evaluation: The Barthel Index. Maryland State Medical Journal 1965;14(2):61-5.

McClain LH. Documentation. In: W. Dunn, ed. Pediatric occupational therapy. Thorofare: Slack, 1991; p. 213-44.

Mailloux Z, May-Benson TA, Summers CA et al. Goal attainment scaling as a measure of meaningful outcomes for children with sensory integration disorders. Am J Occup Ther 2007;61:254-9.

Meyer PJ. Creating S.M.A.R.T goals. 2002. Disponible en: http://achievement.com/smart.html

MSBAR for Students. SBAR initiative. Cambridge: Institute for Healthcare Improvement, 2007. Disponible en: http://www.sbarinitiative.com

OpenAI. ChatGPT (versión GPT-4) [modelo de inteligencia artificial]. San Francisco, CA: OpenAI, 2023. Disponible en: https://chat.openai.com

Organización Mundial de la Salud. Clasificación internacional del funcionamiento, de la discapacidad y de la salud (CIF). Ginebra: Organización Mundial de la Salud, 2001.

Pellegrini CM. Guía CARE. Material de elaboración propia, no publicado, 2022.

Pellegrini M. Fundamentos del paradigma de ciencia de la ocupación. En: Terapeutas ocupacionales, Servicio Andaluz de Salud. Vols. I y II. Sevilla: Editorial MAD, 2007; p. 402-13.

Pellegrini M. Introducción a la ciencia de la ocupación [libro digital EPUB]. Bernal: Universidad Virtual de Quilmes, 2016.

Pellegrini Spangenberg M. El proceso de terapia ocupacional. En: Sánchez O, Polonio B, Pellegrini M, eds. Terapia ocupacional en salud mental: teoría y técnicas para la autonomía personal. Madrid: Editorial Médica Panamericana, 2012; p. 135-54.

Pellegrini Spangenberg M. Proceso de evaluación para el diagnóstico ocupacional. En: Sánchez O, Polonio B, Pellegrini M, eds. Terapia ocupacional en salud mental: teoría y técnicas para la autonomía personal. Madrid: Editorial Médica Panamericana, 2012; p. 185-96.

Pellegrini Spangenberg M, Viana Moldes I. Desarrollo social. El juego como elemento organizador. La importancia de la familia en el proceso socializador. En: Polonio B, Castellanos M, Viana Moldes I, eds. Terapia ocupacional en la infancia. Madrid: Editorial Médica Panamericana, 2008; cap. 4.

Perinchief JM. Management of occupational therapy services. In: Neistadt ME, Crepeau EB, eds. Willard and Spackman's occupational therapy, 9th ed. Philadelphia: Lippincott, 1998; p. 772-90.

Purdue Online Writing Lab (OWL). 2010. Writing business letters. Purdue University. Disponible en: https://owl.purdue.edu/owl/subject_specific_writing/professional_technical_writing/letter_formats.html

Quinn L, Gordon J. Functional outcomes: documentation for rehabilitation. Clifton Park: Thomson Delmar Learning, 2003.

Sabath A. Business writing: a guide to professional communication. Upper Saddle River: Prentice Hall, 2002.

Sames KM. Documenting occupational therapy practice, 2ª ed. Upper Saddle River: Pearson, 2008.

Sames KM. Documenting occupational therapy practice, 3ª ed. Boston: Pearson, 2015.

Sames KM. Documenting with CARE: general tips for good documentation. En: Sames KM, ed. Documenting occupational therapy practice, 3ª ed. Boston: Pearson, 2015; p. 59-65.

Sames KM, Berkeland DM. Documentation in occupational therapy: requirements for practice. Thorofare: Slack, 1998.

Stewart KB. Purposes, processes, and methods of evaluation. En: Case-Smith J, ed. Occupational therapy for children, 4ª ed. St. Louis: Mosby, 2001; p. 190-213.

Tiffany EG. Psychiatry and mental health. En: Hopkins HL, Smith HD, eds. Willard and Spackman's occupational therapy, 6ª ed. Philadelphia: Lippincott, 1983.

Trombly Latham CA. Occupational therapy for physical dysfunction, 6ª ed. Philadelphia: Lippincott Williams & Wilkins, 2008.

Weinstock-Zlotnik G, Hinojosa J. (2004). Bottom-up or top-down evaluation: is one better than the other? Am J Occup Ther 2004;58:594-9.

Yerxa EJ. Health and human spirit for occupation. Am J Occup Ther 1998;52:412-8.